A
imperatriz
e o
médico
inglês

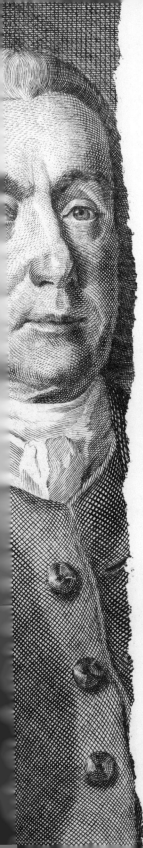
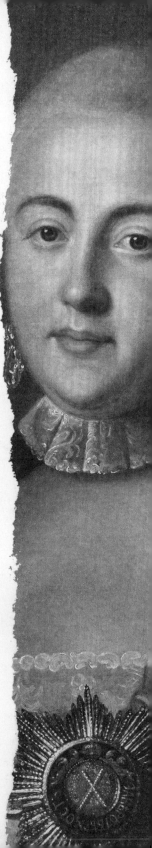

LUCY WARD

A imperatriz e o médico inglês

Como Catarina, a Grande, desafiou um vírus mortal

Tradução de Alyne Azuma

Título original: *The Empress and the English Doctor: How Catherine the Great Defied a Deadly Virus*
Copyright © 2022, Lucy Ward
Tradução para a língua portuguesa © 2023 Casa dos Mundos / LeYa Brasil, Alyne Azuma
Os direitos de tradução de *The Empress and the English Doctor: How Catherine the Great Defied a Deadly Virus* foram adquiridos pela LeYa Brasil / Casa dos Mundos Produção Editorial e Games Ltda. mediante acordo com Oneworld Publications por intermédio de Villas-Boas & Moss Agência e Consultoria Literária.

Todos os direitos reservados e protegidos pela Lei 9.610, de 19.02.1998.
É proibida a reprodução total ou parcial sem a expressa anuência da editora.

Editora executiva
Izabel Aleixo

Produção editorial
Ana Bittencourt, Carolina Vaz e Rowena Esteves

Preparação
Ilana Goldfeld

Revisão
Eduardo Carneiro

Diagramação, projeto gráfico e adaptação de capa
Alfredo Rodrigues

Desgin de capa
Hayley Warnham

Imagens de capa
© Jaron James

Mapa
Erica Milwain

Adaptação do mapa
Kelson Spalato

Índice
Jaciara Lima

Dados Internacionais de Catalogação na Publicação (CIP)
Angélica Ilacqua CRB-8 / 7057

Ward, Lucy
    A imperatriz e o médico inglês: como Catarina, a Grande, desafiou um vírus mortal / Lucy Ward; tradução de Alyne Azuma. - São Paulo: LeYa Brasil, 2023.
    400 p.

Bibliografia
ISBN 978-65-5643-235-9
Título original: The Empress and the English Doctor: How Catherine the Great Defied a Deadly Virus

1. História da Rússia 2. Catarina II, Imperatriz da Rússia, 1729-1796 3. Epidemia
I. Título II. Azuma, Alyne

22-4553   CDD 947

Índices para catálogo sistemático:
1. História da Rússia

LeYa Brasil é um selo editorial da empresa Casa dos Mundos.

Todos os direitos reservados à
Casa dos Mundos Produção Editorial e Games Ltda.
Rua Frei Caneca, 91 | Sala 11 – Consolação
01307-001 – São Paulo – SP
www.leyabrasil.com.br

Para Liam

Nota sobre nomes, locais e datas

Como Thomas Dimsdale descobriu, os nomes russos, com seus patronímicos e diversos diminutivos afetuosos, podem ser uma espécie de corrida de obstáculos para leitores e falantes não russos. Optei por não seguir com rigidez nenhuma regra sobre a transliteração: em vez disso, meu objetivo foi manter a clareza e a facilidade na leitura. Onde havia uma versão consagrada, eu a usei – por isso, Catarina, e não Ekaterina/Yekaterina. Omiti patronímicos. Às vezes, a grafia em citações diretas pode ser diferente da forma escolhida por mim.

Muitos nomes de locais mencionados no livro mudaram nos últimos 250 anos, uma vez que as fronteiras da Europa foram deslocadas com as marés da história. Os nomes que Thomas encontrou em suas jornadas são usados aqui, seus equivalentes modernos podem ser encontrados nas notas. Ambos estão incluídos no mapa.

Junto a nomes e locais, o tempo também pode gerar confusão, já que dois calendários distintos estavam em uso na Europa no século XVIII. A Rússia seguia o calendário juliano, que à época das inoculações ficava onze dias atrás em relação ao calendário gregoriano, introduzido na Grã-Bretanha e no continente para lidar com uma divergência cada vez maior entre datas e o ano astronômico. Os escritores usavam a notação EA (estilo antigo, juliano) ou NE (novo

8   A IMPERATRIZ E O MÉDICO INGLÊS

estilo, georgiano) para diferenciá-los. A maioria das fontes dos acontecimentos da primeira visita longa de Thomas à Rússia usa datas em estilo antigo, então fiz o mesmo. O registro da segunda viagem é extraído em grande parte do diário de Elizabeth Dimsdale. Segui o padrão dela e mantive as datas no novo estilo.

Sumário

Mapa 10

Prefácio: O bisturi prateado 11

Introdução: O monstro das pústulas 17

1. O médico 32

2. A loteria mortal 65

3. A imperatriz 100

4. O convite 129

5. Os preparativos 162

6. As inoculações 191

7. A nova moda 218

8. O impacto 247

9. A celebridade 274

10. O último encontro 300

Epílogo: O legado 331

Agradecimentos 347

Sugestões de leitura 351

Notas 357

Créditos das imagens 387

Índice 389

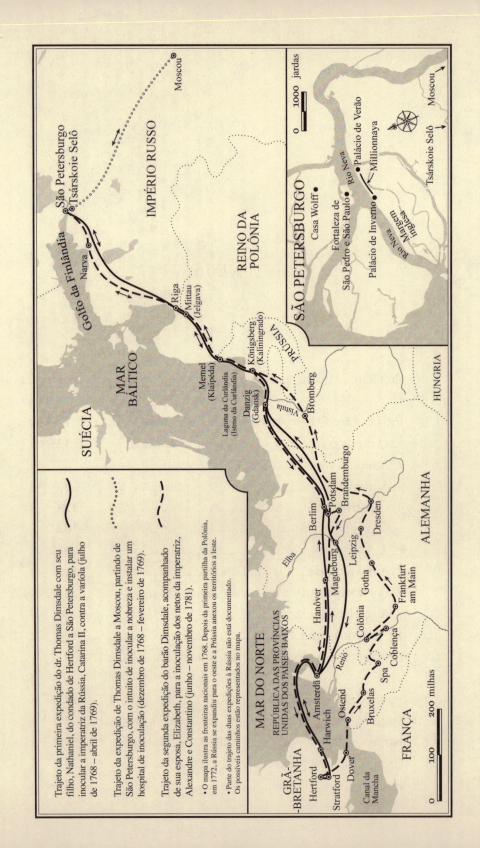

Prefácio
O bisturi prateado

"O senhor foi convocado para possivelmente o trabalho mais importante já confiado a qualquer cavalheiro. À sua habilidade e à sua integridade provavelmente serão submetidas nada menos que a vida de duas das maiores figuras do mundo, cujas segurança e tranquilidade estão intimamente conectadas com a felicidade deste grande império."
Conde Panin, conselheiro de Catarina II da Rússia e tutor de seu filho, o grão-duque Paulo, ao dr. Thomas Dimsdale, agosto de 1768

"Собою подала пример" (Ela usou a si mesma como exemplo)
Medalha comemorativa que marca a inoculação de Catarina II da Rússia contra a varíola, ocorrida em 1772

Às nove horas de uma noite fria de outubro de 1768, uma carruagem chegou aos portões da Casa Wolff, nos arredores de São Petersburgo, com uma solicitação urgente. Depois de semanas de preparativos secretos, o chamado tinha, enfim, vindo do palácio de inverno, onde a imperatriz Catarina II esperava impacientemente por Thomas Dimsdale, seu médico inglês.

Preparado, mas desconfortável com a tarefa diante de si, Thomas embarcou, sem demora, no carro com o filho, Nathaniel, estudante de medicina. Nathaniel carregava uma criança que dormia, Alexander, um menino de 6 anos, pequeno para a idade, enrolado em pele devido ao frio do outono e ao início de uma febre.

Ao deixar os portões guardados da Casa Wolff, a residência de verão de um mercador requisitada como hospital de isolamento, o trio percorreu as vias iluminadas por uma lua quase cheia em direção ao rio não muito longe do sul. As águas vastas e acinzentadas do Neva ainda não estavam congeladas, e o condutor atravessou uma ponte flutuante e foi até os fundos do palácio de inverno, longe da agitação da margem. Ao parar, como combinado, num portão perto da grandiosa fachada da rua Millionnaya, os dois médicos e o garoto foram logo conduzidos a uma escadaria nos fundos. No andar de cima, o barão Alexander Cherkasov, presidente da Faculdade de Medicina de São Petersburgo, formado em Cambridge, que atuaria como intérprete os aguardava.

Ao atravessar às pressas as passagens suntuosamente decoradas até o cômodo determinado, Thomas tinha motivos para ficar apreensivo. Ao longo de décadas de experiência, o médico de 56 anos havia refinado a prática de inoculação contra a varíola: infectar pacientes de propósito com uma dose pequena e controlada do próprio vírus mortal para gerar imunidade futura contra a doença brutal. O tratado que virara referência no qual explicava seus métodos, publicado no ano anterior, em 1767, já estava na quarta edição. Sua influência se espalhou pela Europa e confirmou a Inglaterra como o centro global especializado no tratamento preventivo.

Mesmo assim, apesar de seu histórico impecável de milhares de inoculações bem-sucedidas, desde aristocratas abastados pagando altas quantias até órfãos mais pobres que ele imunizava de graça, Thomas sabia que aquele era o momento em que os riscos eram maiores. Não apenas sua reputação estava em jogo, mas também toda a reputação do procedimento médico em que ele acreditava com tanta veemência para combater uma das maiores ameaças à saúde já vistas. Se houvesse um desastre – e seus testes russos na Casa Wolff produziram resultados preocupantemente inconsistentes –, o próprio conceito de ciência teria seu nome maculado em benefício do preconceito e da superstição.

E, se o medo por sua profissão não fosse suficiente, havia sua segurança e o impacto em seu país a se considerar. Na Inglaterra, o próprio rei Jorge III acompanhava seu progresso, enquanto diplomatas em Londres e em São Petersburgo trocavam atualizações ansiosas e desejavam que toda essa questão tão politicamente perigosa acabasse rápido. Na cidade mercantil inglesa de Hertford, a família de que ele havia se despedido com relutância três meses antes rezava por um retorno seguro. Para Thomas, o perigo era acentuado pela promessa da imperatriz – caso as coisas dessem errado – de uma carruagem a postos para levá-lo em segurança a um iate ancorado no golfo da Finlândia, pronto para zarpar rumo à Inglaterra. Ter a morte dela nas mãos de um estrangeiro desencadearia uma reação imediata envolvendo vingança: ele havia testemunhado o brilho da vida na corte russa, mas também a sombria brutalidade fora dela. Se não conseguisse fugir imediatamente, o dr. Thomas poderia pagar com a vida.

Tudo isso preocupava o médico quaker, que adentrava o pequeno aposento no qual Sua Majestade, a imperatriz Catarina II, esperava a sós, a mente calma e o semblante em perfeita serenidade. Maravilhado com a resolução dela, Thomas pegou um estojo de prata e madre-pérola mais ou menos do tamanho da palma de sua mão e abriu a tampa com dobradiças, revelando três lancetas com cabo de pérola acomodadas em seu interior. Ele pegou uma, se ajoelhou ao lado de Alexander, que ainda dormia, e expôs o braço do garoto para ver o ponto onde lhe fizera a inoculação alguns dias antes. Com o bisturi, o médico perfurou a bolha e transferiu uma gota da substância infectada para a ponta da lâmina. A imperatriz levantou suas mangas bordadas, e o médico fez perfurações mínimas na pele branca, uma em cada antebraço, para então levar uma gota de fluido a cada incisão.

Demorando quase o mesmo intervalo de tempo necessário para lançar um par de dados, o procedimento foi concluído. A imperatriz da Rússia tinha sido voluntária e inoculada de maneira deliberada com varíola: a antiga e terrível doença que se estimava ter matado 60 milhões de pessoas ao longo de séculos e desfigurado e cegado incontáveis outras. O histórico de Thomas era impecável, mas cada movimento da lâmina trazia um risco. Agora, enquanto Catarina ia se deitar e os médicos e o garoto saíam para o frio da noite de São Petersburgo, não havia nada a fazer além de esperar.

Bem cedo, na manhã seguinte ao encontro secreto no palácio de inverno, Catarina foi de carruagem até Tsárskoie Selô, uma elegante propriedade real a pouco mais de trinta quilômetros de São Petersburgo. Ali, vestida contra o frio, ela caminhou pela bem-cuidada área verde que continua quase intocada até atualmente, percorrendo as trilhas margeadas por árvores enquanto as últimas folhas se espalhavam e eram levadas pelo vento. Depois de um jantar simples – um caldo leve, vegetais e frango cozidos –, a imperatriz dormiu por quase uma hora e acordou revigorada.

O humor de Catarina, seu médico notou, estava "tranquilo e animado", mas durante a noite uma dor surgiu em volta das duas incisões nos braços e as articulações começaram a ficar doloridas. Febre e tontura a acometeriam na noite seguinte. O vírus da varíola, um dos mais agressivos de que se tinha conhecimento até então, havia chegado à corrente sanguínea da imperatriz, e, enquanto o organismo dela se preparava para resistir, não havia caminho de volta.

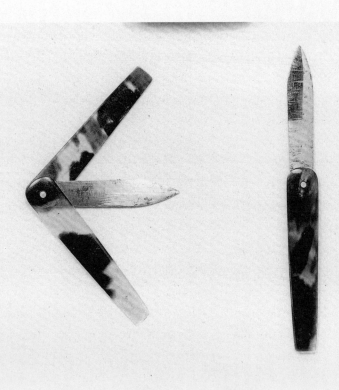

Lanceta médica, século XVIII.

Introdução
O monstro das pústulas

"O mais terrível de todos os ministros da morte."
Thomas Babington Macaulay

Esta é a história de um encontro dos mais íntimos. Mas não se trata de uma história de amor – pelo menos, não no sentido convencional. O vínculo entre o médico inglês Thomas Dimsdale e Catarina, a Grande, da Rússia, não era romântico, mas, a seu modo, foi profundamente físico – e mais perigoso – do que as relações sexuais que com tanta frequência ofuscaram o legado dela. O relacionamento com o médico, que durou até a morte da imperatriz, aos 67 anos, foi mais significativo que os casos fugazes com alguns de seus amantes. Esse relacionamento protegeu-lhe a vida e a de seu filho e herdeiro, e, mais tarde, de dois de seus netos, além de lançar um programa de inoculação por todo o seu vasto império.

Juntos, tanto a imperatriz quanto o médico arriscaram a vida: ela, com o procedimento em si, apesar de ter pesado cuidadosamente os prós e os contras, e ele com as prováveis consequências desastrosas que viriam se o pior acontecesse. A dupla havia discutido de antemão o plano secreto de forma detalhada, às vezes com o médico sentado na ornamentada cama de sua paciente junto ao amante dela, o conde

Gregório Orlov. Com o fim do verão e a chegada dos dias mais frios de outono, havia se formado um vínculo de respeito que duraria a vida toda. O médico estava ansioso e a imperatriz, determinada, porém ambos compartilhavam a mesma opinião.

A inoculação da imperatriz da Rússia, quando foi revelada, ficou famosa no mundo todo: publicada em jornais nos Estados Unidos, comentada nos cafés de Londres, celebrada na poesia da França e da Alemanha. Enquanto outras casas reais, lideradas por reis britânicos georgianos, haviam inoculado suas crianças, Catarina II foi a única monarca reinante a se submeter ao procedimento – um gesto de coragem que nunca foi esquecido. Ela fez o que pôde para divulgar suas ações por muitos motivos, mas seu objetivo era demonstrar, usando o próprio corpo, a forma mais poderosa disponível na época para combater a maior calamidade do século XVII: a varíola. Seu intuito era desafiar o preconceito e promover a ciência.

A imperatriz e seu médico compartilhavam um propósito, mas a relação era, sob diversos aspectos, um encontro de opostos. Catarina, governante da Rússia havia seis anos em 1768, não só havia tomado a Coroa à força do marido, o instável Pedro III, como também havia se mantido no poder após o assassinato dele cometido por aliados dela alguns dias depois. Ousada, carismática e bastante astuta politicamente, a imperatriz de 39 anos presidia a corte resplandecente e amante dos prazeres de São Petersburgo. Seu estilo era informal, brincalhão até, mas seu intelecto era ágil e curioso. "Sou uma dessas pessoas que amam o porquê das coisas", escreveria ela ao barão Friedrich Grimm, jornalista e um de seus muitos correspondentes entre a elite intelectual da Europa.

Nascida uma princesa germânica de menor prestígio e forçada jovem a um casamento estratégico com o herdeiro do trono russo, Catarina aprendera rápido o valor diplomático da exibição. Ela havia usado seu batismo na Igreja ortodoxa e sua coroação teatral como ferramentas para promover seu amor pelo país de adoção, além de ter aproveitado a iconografia dos retratos oficiais para apresentar sua forma única do poder feminino. Quando da chegada de Thomas, nem a geografia imponente da Rússia era capaz de conter a ambição da imperatriz. Ela se preparou para uma guerra de conquista de território contra a Turquia, ao sul, enquanto se voltava para o Ocidente, para os grandes poderes da Europa do Iluminismo, em busca de inspiração artística e cultural e dos mais recentes conhecimentos científicos e filosóficos.

Enquanto Catarina era uma mulher totalmente pública, Thomas Dimsdale, um médico de origem quaker que vivia numa grande propriedade rural perto da cidade mercantil inglesa de Hertford, era, em sua essência, um homem discreto. Vestido de maneira modesta – um terno escuro e uma peruca de médico encaracolada com cuidado –, o pai de sete crianças vinha de uma família de médicos. Ele havia trabalhado como cirurgião e médico do Exército antes de concentrar seus esforços na tecnologia emergente da inoculação contra a varíola. Junto a sua lucrativa atividade clínica em Hertfordshire, Londres e arredores, Thomas havia desenvolvido as técnicas mais recentes e eficazes para esse procedimento preventivo e as publicado num tratado que o alçou à notoriedade internacional. Apesar do sucesso, a fama pessoal não era sua ambição. De maneira meticulosa, ele fazia experimentos, registrava e analisava suas descobertas, tomando o cuidado de não correr riscos que pudessem causar dano a seus pacientes ou lesar a preciosa reputação do processo de inoculação.

Tanto a imperatriz quanto o médico escreveram sobre seu encontro: registrar a inoculação, em toda a sua fisicalidade cruel, era fundamental para sua missão compartilhada de divulgar o procedimento. Isso foi esquecido em parte porque outras pessoas assumiram o controle da história de Catarina, escolhendo, após sua morte, retratar seu corpo como uma arma de desejo lascivo, em vez de um símbolo de prática médica de vanguarda.

Mas o acontecimento também ficou no passado porque a inoculação – um termo originado do latim *inoculare*, que significa enxertar um novo broto ou "botão" de uma planta em outra – em si foi praticamente esquecida. Novas descobertas encobriram um "século perdido" na história da imunização, cujos avanços impressionantes foram precursores, talvez, da técnica mais importante da medicina conhecida pela humanidade: a vacina.

A inoculação funcionava com base no princípio de combater fogo com fogo. Para serem protegidos da varíola, os pacientes recebiam voluntariamente uma dose mínima do próprio vírus através de uma gota de pus de alguém que tivesse contraído a doença – de forma natural ou inoculada. A gota era injetada na pele perfurada, transmitindo uma versão leve da doença e a mesma imunidade vitalícia de uma infecção natural. O procedimento, conhecido por séculos em outras partes do mundo como uma prática popular, chegou à Europa no início do século XVIII proveniente da Turquia. Lá, mulheres mais velhas armazenavam inóculo (matéria infectada para inoculação) numa casca de noz e picavam as crianças com nada mais sofisticado que uma agulha de ponta romba. Os pioneiros dessa prática na Inglaterra lhe deram uma roupagem ocidental – introduzindo mudanças perigosas que, mais adiante, seriam eliminadas de novo –, mas, de toda forma, se depararam com a oposição anti-inoculação instantânea de céticos e religiosos convencidos de que apenas Deus podia controlar a disseminação da doença. Os inoculadores persistiram e, graças a um esforço globalizado inédito, um método seguro e confiável emergiu, trazendo um risco mínimo. Ele foi tão bem-sucedido na Inglaterra, que médicos visionários, incluindo Thomas Dimsdale, contemplaram a perspectiva extraordinária de que a varíola, uma calamidade que já durava séculos, pudesse ser erradicada por completo.

Mesmo assim, a inoculação enfrentou obstáculos importantes. O agente da doença, o vírus ativo da varíola, seria sempre uma ferramenta médica perigosa que exigia um manuseio cuidadoso. E, mais importante, os pacientes inoculados se tornavam contagiosos por um curto período, o que significava o risco de que eles transmitissem a doença mortal para outras pessoas enquanto protegiam a si mesmos.

Foram essas preocupações que levaram Edward Jenner, um médico de Gloucestershire, um inoculador que havia sofrido com uma inoculação malfeita na infância, a investigar rumores de que variantes menos graves do vírus que afetavam animais de criação também poderiam gerar imunização para a varíola em humanos, sem oferecer o risco de introduzir a doença em si. A tecnologia da inoculação já estava comprovada e disponível: Jenner só precisava modificá-la para testar sua teoria. Em 1796, ao extrair pus de bolhas de varíola da mão de uma ordenhadora que havia sido infectada enquanto fazia a ordenha e o transferir para o braço do filho de seu jardineiro por meio de uma lanceta, o médico chamou o processo de "inoculação de varíola bovina". Quando o procedimento adaptado foi testado, comprovado e divulgado, ele ficou conhecido por um nome baseado no termo em latim para vaca, *vacca*.

A vacinação, um desenvolvimento revolucionário que fazia uso da reação imunológica do corpo a uma versão leve da doença para se proteger de uma versão mortal, demorou menos de uma década para percorrer o mundo, substituindo com rapidez a inoculação. Seu mecanismo de ação permaneceu um mistério até, muito depois naquele século, o microbiologista francês Louis Pasteur e o médico alemão Robert Koch comprovarem a teoria dos germes da doença. Por sugestão de Pasteur, a palavra *vaccine* (vacina) se tornou um termo genérico para tratamentos contendo vírus ou bactérias usados para produzir imunidade contra uma doença infecciosa.*

A vacinação mudou o mundo, mas ela não teria acontecido sem a inoculação. O século do progresso imunológico no qual Jenner nasceu

---

* A terminologia da inoculação é complexa e muitas vezes gera confusão, o que contribui para equívocos disseminados sobre a história do procedimento pré-Jenner. Atualmente, *vacinação* é usada de forma genérica, mas, durante o século XIX, ela se referia apenas ao uso de varíola bovina para prevenir a varíola. Depois da descoberta de Jenner, a inoculação antiga – usando varíola para combater varíola – foi cunhada genericamente de *variolação* (do vírus da varíola), para diferenciá-la de vacinação. O termo variolação não é usado neste livro porque foi introduzido apenas no século XIX.

abriu caminho para um dos avanços da medicina mais importantes da história, que salvaria milhões de vidas. Décadas antes de sua publicação histórica, médicos estavam testando, refinando o método que ele mais tarde adaptaria, num intercâmbio de conhecimentos, e lutando para obter uma melhor compreensão dos princípios que viabilizariam esse próximo passo crucial. Num furor de colaboração internacional, artigos e tratados médicos atravessaram as fronteiras da Europa e das colônias em toda a América, formando, aos poucos, um corpo de conhecimento e autoridades no assunto. A inoculação apareceu em jornais, periódicos, sermões, anúncios, cartas, quadrinhos e poemas. Inoculadores amadores, mães aristocráticas, mulheres e homens escravizados, filósofos, órfãos, prisioneiros e princesas, todos desempenharam um papel. Edward Jenner muitas vezes é chamado de pai da vacina, mas ela teve muitos avôs e avós que também merecem seu lugar na história.

A varíola, o temido "monstro das pústulas", como a Inglaterra do século XVIII a conhecia* por causa das densas pústulas características, foi uma doença inigualável em seu horror e poder letal. Não havia cura, e nenhuma viria a ser descoberta. Hoje em dia, enquanto o mundo enfrenta novas crises sanitárias, perdemos a memória herdada do terrível impacto do monstro, ainda que sua sombra macabra viva nas profundezas da nossa imaginação. Derrubando impérios e devastando populações, a varíola causou destruição pelo globo por milênios, mudando os rumos da história enquanto causava morte e mutilação em todas as camadas da sociedade.

No auge, a doença foi "o mais terrível de todos os ministros da morte", conforme escreveu o historiador Thomas Babington Macaulay em 1848.

---

* No Brasil, a varíola também é conhecida como "bexiga". (N. da T.)

> A varíola sempre esteve presente, enchendo cemitérios de cadáveres, atormentando com um medo constante todos os que ainda não tinham sido contaminados, deixando aqueles cuja vida foi poupada com vestígios hediondos de seu poder.[1]

Pele marcada, cicatrizes que parecem queimaduras, membros lesionados e cegueira eram lembretes muito visíveis e constantes da virulência destruidora do vírus. Entre os sobreviventes que ficaram brutalmente desfigurados estava Pedro, marido de Catarina, cujo rosto inchado e cheio de marcas sua jovem noiva tinha passado a considerar "medonho".[2] O vírus era considerado praticamente inevitável: como dizia um provérbio da época, "poucos escapam ao amor e à varíola".

Sabemos exatamente quando a varíola acabou: ela foi declarada erradicada pela Organização Mundial da Saúde (OMS) em 1980 e continua sendo a única doença varrida da face da Terra por intervenção humana.[3] Só nas primeiras oito décadas do século XX, ela matou uma estimativa de 300 milhões de pessoas.[4] Identificar sua origem, entretanto, é mais complicado. Ninguém sabe onde nem quando a varíola começou a afetar humanos, ainda que seja provável que a doença tenha se adaptado de forma gradual, talvez tendo se originado como um dos vírus relativamente inofensivos da família Poxvírus dos animais domesticados quando os seres humanos começaram a viver em comunidades agrícolas ou do contato com animais selvagens. Descobertas arqueológicas revelam que o vírus já estava bem estabelecido no Mediterrâneo oriental e no vale do Indo três mil anos atrás, e lesões parecidas com as da varíola marcavam o rosto de múmias egípcias do segundo milênio a.C. No século IV d.C., textos que descrevem de forma detalhada sintomas conhecidos com os da varíola foram escritos na China e na Índia.

Mais trezentos anos se passaram, e a doença tinha se instalado na Europa, aos poucos se espalhando com a movimentação dos comerciantes, dos cruzados e invadindo exércitos, até que, no século XVI, ela havia se entranhado na maior parte do continente. Com os conquistadores e o tráfico de escravos, o vírus viajou para as Américas. Por não encontrar qualquer imunidade a ela, seu veneno ajudou a acabar com os Impérios Asteca e Inca, além de ceifar populações originárias do continente americano.

Na Inglaterra, a rainha Elizabeth I foi envolta num tecido escarlate enquanto enfrentava a doença em 1562. Seus médicos recorreram à crença antiga, porém infundada, de que a cor vermelha repelia o vírus. Ela entrou em coma, mas sobreviveu, para sempre marcada pelas cicatrizes que seriam cobertas com um pó branco que se chamava ceruse veneziano.

Um século depois, a varíola se tornou o maior algoz da Europa, superando a peste bubônica em virulência e tirando centenas de milhares de vidas todos os anos pelo continente. Daqueles que contraíam a doença, 1 em cada 5 morria, e as crianças eram as vítimas mais prováveis.

Mesmo os que haviam evitado a doença durante a infância raramente escapariam dela para sempre. Em março de 1685, o escritor John Evelyn registrou em seu diário a morte da filha Mary por varíola, aos 19 anos, "para a nossa indescritível tristeza e aflição [...] minha menina querida, doce e adorável, como posso me despedir de toda a sua generosidade, toda a sua virtude, sem a amargura da tristeza e a relutância de um pai que a ama?". Em menos de seis meses, sua outra filha, Elizabeth, também seria vítima da doença, acompanhando a irmã no túmulo.

Monarcas não estavam a salvo de um flagelo que não distinguia posição nem status. Na Grã-Bretanha, a rainha Maria II sucumbiu a uma forma especialmente agressiva do vírus em 1694, para profunda tristeza do marido, Guilherme de Orange. Guilherme, duque de Gloucester, único filho sobrevivente da sucessora do casal, a rainha Ana, morreria da mesma doença com apenas 11 anos, não muito tempo depois. O garoto era o último herdeiro da linhagem real dos Stuarts e, com a morte de Ana, o trono britânico passou para a casa

Hanôver. Mais uma vez, a varíola havia criado um desvio no curso da história.

Mas, apesar de todas essas ondas de morte, e suas consequências políticas, o pior estava por vir. No século XVIII, todo o poder destrutivo da varíola percorreu a Europa. Não havia onde se esconder. Epidemias devastadoras varreram o continente, com avanços e recuos em ciclos que levaram as crianças menores e aqueles que tinham escapado ao vírus no passado. Em Londres e em outras grandes cidades, a doença tinha se tornado endêmica. Uma estimativa de 400 mil mortes por ano, apenas na Europa, no que se tornou a era da varíola.[5]

No decorrer dessas décadas, o vírus infectou não apenas corpos individuais, mas também todos os aspectos da sociedade. Sua presença cultural na Inglaterra foi inevitável: cartas de família ecoam medos de contágio e lamentos pela perda de entes queridos, diários registram o luto íntimo, romances e poemas exploram o poder dramático da morte e da deformação para criar reviravoltas e potencializar emoções. Até mesmo as sóbrias contagens dos registros paroquiais oferecem um vislumbre ocasional do verdadeiro custo humano por trás dos números.

Em Little Berkhamsted, perto da casa de Thomas Dimsdale em Hertford, os registros paroquiais falam do enterro, em janeiro de 1768, de George Hodges, um pobre aldeão de "aproximadamente 10 anos". Depois de vê-lo doente por alguns dias, uma anotação acrescentada pelo vigário afirma que os pais do garoto buscaram a orientação do dr. Thomas, que enfrentou "trinta centímetros de neve" à noite para chegar à residência simples da família. Ao encontrar George coberto de sujeira e feridas,

> o médico, com uma humanidade que lhe era peculiar, o lavou, removeu todas as terríveis obstruções e, através de seus cuidados, preservou a vida do garoto por alguns dias. Quando do nosso retorno ao curato, ele me contou que se tratava de varíola, do pior tipo.[6]

Ainda que os cuidados de Thomas possam ter aliviado seu sofrimento, a vida de George não pôde ser salva.

Enquanto os filhos dos pobres morriam em números incalculáveis, os palácios da Europa se mantinham mais vulneráveis que nunca ao flagelo. Cinco soberanos reinantes foram destronados pela varíola no século XVIII, incluindo o imperador Pedro II da Rússia, em 1730, neto de 14 anos do czar Pedro, o Grande, nas primeiras horas do dia de seu casamento. Em Viena, Maria Teresa, imperatriz de Habsburgo, se recuperou da doença, mas, até 1767, a varíola varreu sua corte, levando-lhe o filho, as duas filhas e duas noras.

Não foi nenhuma surpresa que, um ano depois, na Rússia, a imperatriz Catarina II tenha sido tomada pelo medo da varíola afligi-la e também seu filho de 13 anos, o grão-duque Paulo, que tinha a saúde frágil. A doença havia irrompido mais uma vez em São Petersburgo e, na primavera, Catarina deixou a capital, dividindo seu tempo entre seus palácios espalhados pela costa arejada do golfo da Finlândia ou protegidos no campo. "Fugi de uma casa para outra, e me bani da cidade por cinco meses inteiros, por não querer colocar a mim e nem meu filho em risco", escreveria a imperatriz tempos depois para Frederico, o Grande, rei da Prússia.[7]

Mas não seria possível evitar o vírus para sempre. Para proteger a si mesma, o seu herdeiro e o seu trono, a imperatriz precisava de uma solução permanente. Com a chegada do verão, Catarina tomou a importante decisão de que ela mesma e o filho receberiam a inoculação e deu início ao plano que colocaria Thomas Dimsdale, de uma pequena cidade mercantil inglesa, numa jornada de mais de 2.700 quilômetros por terra até a capital da Rússia.

Enquanto este livro era escrito, durante a pandemia da covid-19, a vacinação voltou a ocupar o centro das atenções globais. As técnicas usadas para nos proteger contra a nova doença a varrer o planeta utilizam as tecnologias mais inovadoras, do uso de fragmentos de proteína para reproduzir o vírus até a engenharia genética do DNA a fim de produzir proteínas e desencadear uma reação imunológica.

Os sofisticados métodos de laboratório da ciência moderna parecem estar a um mundo de distância da abordagem de enfrentar "fogo com fogo" dos inoculadores de varíola do século XVIII, com suas agulhas, lancetas e gotas de pus infectado extraído diretamente de um corpo humano febril. Mas existe uma conexão direta entre eles, e o princípio por trás de ambos é exatamente o mesmo: estimular de maneira artificial o sistema imunológico com o intuito de mobilizar as defesas do corpo e nos proteger de doenças.

Não foi apenas a ciência da vacinação da covid-19 que reproduziu as experiências de nossos ancestrais, que lutaram para combater a varíola. Assim como nós, eles usaram o isolamento e a quarentena para tentar conter a disseminação do vírus e arcaram com dificuldades econômicas, escolas e comércios fechados, além de enfrentar as pressões no sistema de saúde conforme as epidemias atacavam. Famílias abastadas usavam as cicatrizes da varíola como uma espécie de passaporte de imunidade ao contratar empregados. Quase 250 anos atrás, um médico de Chester elaborou um plano detalhado de isolamento e monitoramento de contato, amparado por pagamentos que funcionavam como licenças para garantir que qualquer pessoa com o potencial de ter sido infectada pudesse ficar em casa e com multas para quem não obedecesse.

Numa época em que não havia um sistema de saúde pública na Grã-Bretanha, Thomas Dimsdale e outros pressionaram por programas nacionais de inoculação geral contra a varíola com o objetivo de proteger os pobres e, no fim das contas, erradicar por completo a doença do país. A ideia da inoculação compulsória, em especial para as crianças pobres, foi apresentada por alguns, mas nunca adotada no século XVIII fora de instituições como o Hospital Foundling, em Londres, destinado ao acolhimento de órfãos e crianças abandonadas.

A vacinação contra a varíola se tornou obrigatória apenas em meados do século XIX, o que desencadeou motins.

Desde sua introdução na Europa, a inoculação foi recebida com resistência e ceticismo, assim como com apoio. Para tentar convencer os incrédulos, os proponentes recorreram aos dados, exatamente como os governos de hoje fazem com gráficos e apresentações, para demonstrar a eficácia da inoculação em comparação com a varíola natural. Como seus equivalentes modernos, promovendo as doses contra a covid-19, os defensores da inoculação do século XVIII logo descobriram que a psicologia do risco é complexa, e as estatísticas puras e as promessas de proteção de longo prazo têm, em geral, menos apelo à mente humana que uma ameaça iminente, não importa seu tamanho.

Quando os números falham, o poder dos exemplos pode ter êxito. Catarina, a Grande, mesmo como uma governante absoluta que poderia ter imposto a inoculação a seu povo, na verdade, preferiu se tornar um modelo, usando a própria recuperação segura para convencer os súditos a fazerem o mesmo. Cultos religiosos, fogos de artifício e medalhas especialmente gravadas divulgaram sua recuperação, enquanto as celebridades, os influenciadores e políticos de hoje postam fotos se vacinando contra a covid-19 nas redes sociais, e o palácio de Buckingham rompeu com sua habitual política de não comentar questões de saúde da família real para anunciar que a rainha foi vacinada.

A vacinação resistiu ao teste do tempo como uma das intervenções de saúde pública mais poderosas do planeta. A varíola foi erradicada mais de quarenta anos atrás graças a uma campanha orquestrada pela Organização Mundial da Saúde. Em 2017, o número de crianças vacinadas no mundo todo contra uma série de doenças foi de mais de 116 milhões, o número mais alto já registrado. A Iniciativa Global de Erradicação da Pólio, o maior esforço internacional coordenado de saúde pública da história, registrou uma queda de 99% nos casos de poliomielite desde seu lançamento, em 1988, e sua erradicação está no horizonte.[8] Enquanto este livro era escrito, a vacinação contra a covid-19 provou ser uma arma poderosa no combate ao coronavírus, ainda que sua distribuição profundamente desigual tenha escancarado o tamanho da desigualdade global.

Apesar desses marcos, a vacina nunca conseguiu vencer por completo o ceticismo enfrentado pelos primeiros inoculadores, e a hesitação vacinal – termo para a demora ou recusa em vacinar, apesar de sua disponibilidade – e o completo sentimento antivacina estão emergindo de novo, alimentados por uma mistura complexa de políticas populistas, reação negativa contra especialistas e plataformas de mídia social que oferecem desinformação no mundo todo em menos tempo do que o necessário para inocular uma criança. A desconfiança pública em relação às vacinas e aos serviços de saúde que as administram está crescendo mais rápido não nos países mais pobres, mas nas nações abastadas do Ocidente: um estudo global sobre confiança nas vacinas descobriu que o ceticismo era mais alto na Europa do que em qualquer outra região.[9] "As ansiedades relativas à vacina não são novas, mas a disseminação viralizada de preocupações, reforçada por um atoleiro de desinformação on-line, está cada vez mais conectado e global", escreveu a autora do estudo na publicação médica *The Lancet*.[10] Durante a pandemia da covid-19, governos ocidentais intervieram para fortalecer a confiança do público nas novas vacinas, exigindo que gigantes das mídias sociais removessem postagens enganosas e promovessem mensagens cientificamente corretas.

Consultores especializados da OMS alertaram em 2018, oito anos depois do início da "Década das Vacinas", que os ganhos da imunização duramente conquistados podem ser facilmente perdidos. Em 2019, a OMS declarou uma reação emergencial na Europa depois de uma onda de casos de sarampo, e cancelou o status de sarampo erradicado de quatro países, incluindo o Reino Unido, enquanto os índices de imunização ficaram abaixo do nível necessário para uma proteção de toda a população ou "imunidade coletiva". No mesmo ano, a organização classificou a hesitação vacinal como uma das dez principais ameaças sanitárias do mundo.

Assim como os debates do século XVIII, o ceticismo de hoje em relação à vacina destaca como a inoculação é um espelho do seu tempo. O pensamento esclarecido, com sua ponderação racional acerca dos danos maiores e dos menores, entra em conflito com a relutância do público de correr um risco inicial ou desafiar o que quer que a Providência Divina tivesse reservado. A economia ruim também teve seu papel: Thomas Dimsdale comentou com sarcasmo que as parcimoniosas paróquias inglesas, às vezes, podiam ser convencidas a financiar inoculações para os pobres porque enterrar os mortos pela varíola era uma opção mais cara.[11] Atualmente, os governos consideram a vacinação contra a covid-19 um benefício de saúde pública, mas também uma forma de ajudar a impulsionar economias frágeis depois de meses de *lockdown*.

Na era da internet, ferramentas de comunicação de massa instantânea e sem filtro combinadas com uma desconfiança cada vez maior em relação a especialistas, autoridades tradicionais e até à ciência em si colocaram a vacinação no centro de guerras culturais contemporâneas. O conceito de imunidade coletiva, no qual uma grande maioria deve ser vacinada para manter uma doença sob controle, criou novas tensões entre a liberdade do indivíduo e os interesses do Estado de promover um benefício coletivo. Mensagens de saúde pública cheias de estatísticas sobre a segurança massiva das vacinas podem ser abafadas por declarações apelativas criadas para serem compartilhadas sobre supostos danos individuais. Um procedimento que tem origem na medicina não convencional, transmitida por mulheres mais velhas que armazenavam matéria viral viva em cascas de nozes, de repente é retratado como uma ferramenta de opressão da norma vigente.

Mas, se a inoculação expõe as preocupações específicas de cada era, sua lembrança também nos indica uma constante: os altos e baixos da natureza humana. Enquanto buscam novas formas de lidar com o ceticismo em relação a vacina, a OMS e outros órgãos de saúde pública percorrem um caminho trilhado repetidas vezes em séculos passados. A inoculação, em especial de uma criança, afeta nossas emoções mais profundas e persistentes – amor, medo da morte – e nossas vulnerabilidades mais sombrias: preconceito, egoísmo, irracionalidade.

Thomas Dimsdale e sua paciente real foram unidos pela inoculação cerca de 250 anos atrás, mas suas esperanças, seus medos e suas motivações complexas são profundamente identificáveis. Catarina II superou seu terror de infância da varíola para se submeter ao procedimento pelo bem de um filho de quem nunca foi muito próxima e de uma população que ela meio que desprezava, mas queria proteger. Seu médico superou a angústia que sentia e colocou a própria vida em risco ao apostar no sucesso da descoberta médica em que acreditava ardentemente. Membros da corte que teriam preferido pular no rio Neva congelado do que se submeter a um novo tratamento estrangeiro passaram a considerar a prática o auge da moda de uma hora para outra.

Em meio ao turbilhão de emoções sobre a inoculação de Catarina, tudo se baseou em fatos. Quaisquer medos e ambições que os tivessem motivado, médico e paciente acreditavam, sem sombra de dúvida, na ciência da inoculação e em seu poder de derrotar uma das maiores calamidades humanas. Ambos tiveram o cuidado de documentar o acontecimento e divulgá-lo fielmente para promover ao máximo essa prática. Em sua busca por desafiar o preconceito e incentivar a confiança nas evidências, tanto a imperatriz quanto o médico inglês queriam que sua história fosse contada.

1
O MÉDICO

"Um cavalheiro de grande habilidade em sua profissão
e da maior humanidade e benevolência."
Registro paroquial de Little Berkhamsted, 1768

O nascimento de Thomas Dimsdale foi registrado na forma de um elegante certificado manuscrito. O recém-nascido veio ao mundo em 29 de maio de 1712, o sexto filho e o quarto menino de John e Susannah Dimsdale, da paróquia de Theydon Garnon, no condado de Essex, Inglaterra. O documento foi assinado por sete testemunhas.

Uma segunda página também listava, de um lado, a data de nascimento de Thomas e de alguns de seus irmãos e irmãs. No verso daquela folha, havia algo de inesperado: uma receita médica. Para curar pedras nos rins, dizia o texto, adicione açafrão, cúrcuma, pimenta e casca de sabugueiro a três quartilhos de vinho branco, e tome a mistura assim que acordar pela manhã e pouco antes de dormir à noite. "É adequado", concluía a observação, "provocar o vômito antes".[1]

O remédio anotado era um dos muitos da residência dos Dimsdales. O pai de Thomas, John, era médico, assim como o pai dele, Robert, tinha sido. Na geração anterior, que data da Guerra Civil Inglesa, o bisavô de Thomas – defensor ativo da causa do Parlamento – dividia-se

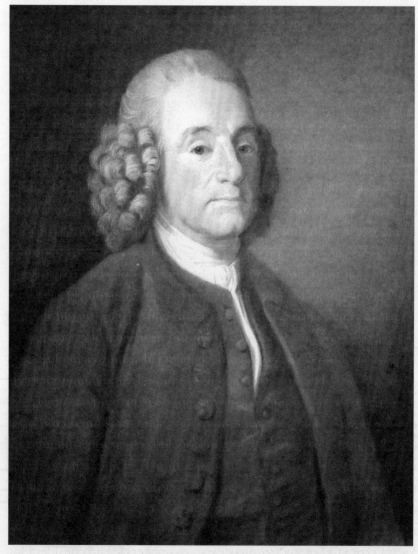

O barão Thomas Dimsdale, retrato de Carl Ludwig Christinecke, 1769.

34 A IMPERATRIZ E O MÉDICO INGLÊS

entre administrar uma estalagem no vilarejo de Hoddesdon, em Hert-fodrshire, e atuar como cirurgião-barbeiro.[2] John Dimsdale havia se estabelecido como médico em Epping, uma pequena cidade mercantil que ficava entre pastagens e aldeias dispersas no interior, a cerca de 27 quilômetros de Londres, na direção nordeste, bem na beira da longa faixa de floresta antiga que mantém seu nome. Ali, além de tratar aqueles que podiam pagar por seus serviços, ele mantinha o cargo de *overseer for the poor* – uma espécie de superintendente apontado para administrar auxílio à população pobre – de Theydon Garnon, ofere-cendo serviços de saúde básicos para as muitas residências carentes cuja única rede de segurança era a assistência social da igreja local.

A certidão de nascimento caseira oferecia outra pista sobre a linhagem da família Dimsdale. Eles eram quakers: membros da deno-minação puritana dissidente que emergiu da Guerra Civil no século anterior. Por se recusar a reconhecer a autoridade da Igreja anglicana e de seu "clero mercenário", membros da Sociedade Religiosa dos Amigos, como os quakers eram formalmente conhecidos, rejeitavam os registros paroquiais e mantinham os próprios registros indepen-dentes de nascimento, casamento e morte. Deus está dentro de cada indivíduo, acreditavam eles, e seus fiéis temem sua palavra.

Na época do nascimento de Thomas, os quakers eram oficial-mente tolerados na Inglaterra, mas a experiência de perseguição ainda era recente na memória da família. O avô, Robert Dimsdale, nascido depois da fronteira do condado de Hertfordshire, tinha se convertido nos primeiros anos revolucionários do movimento, depois da restau-ração da Monarquia na Inglaterra, quando os quakers enfrentaram objeções violentas, apreensão de propriedades e perseguição por sua recusa em fazer o juramento de lealdade à Coroa ou pagar o dízimo. Mesmo com toda a sua filosofia de paz, os quakers foram considerados uma ameaça à ordem social. Robert foi preso por um curto período em 1661 por não frequentar a igreja, e foi encarcerado de novo quase imediatamente por nove anos por "praticar medicina sem ter uma licença". Seu trabalho como médico, ainda que sem formação, parecia ter feito tanto sucesso que ameaçou seus rivais conformistas.

Porém ele tinha seus limites. Cansado da opressão, Robert se juntou a milhares de dissidentes em busca de uma liberdade religiosa real e "uma vida pacífica" no Novo Mundo, onde o quaker irlandês William Penn e outros quakers haviam obtido nada menos que três colônias americanas. Parando apenas para arrematar dois mil hectares na Pensilvânia como *first purchaser* – os primeiros investidores e colonizadores da área – em 1682, ano em que a frota de Penn fez uma travessia tempestuosa até a nova colônia, o médico emigrou com a esposa e sua jovem família para se assentar em outro canto de terra que havia sido adquirida anteriormente no condado de Burlington na província de Nova Jersey ocidental.

Do lado oposto da margem do rio Delaware para quem olha da Pensilvânia, Nova Jersey ocidental já era uma colônia estabelecida que prosperava sob os princípios quakers de tolerância, austeridade e liberdade política e religiosa combinados com diligência, honestidade e iniciativa. Os colonizadores europeus encontraram uma área esparsamente povoada, rica em fauna e flora e promissora para a agricultura. Apesar de não duvidarem de seu direito de colonizar, eles assinaram tratados com os povos originários Lenni-Lenape da área, desenvolvendo relações pacíficas que representavam um contraste gritante com outras colônias.

Ainda que Robert, talvez saudoso dos prados e bosques familiares do sudeste da Inglaterra, fosse voltar com a família em 1689, sua emigração temporária e seus investimentos lhe trouxeram um aumento de riqueza, de status como membro tanto da legislatura como da corte local de Burlington, Nova Jersey ocidental, além da experiência de viver numa comunidade fundada nos dogmas de sua fé. Descrito pelo próprio Penn como "um homem bom e sério, ingenhoso [sic] e correto", ele transmitiria tais princípios para os filhos e os filhos deles, assim como a profissão da família: a medicina.

Thomas, o bebê cuja data de nascimento fora anotada no verso de uma receita médica, era filho de John Dimsdale, o primogênito de Robert. A família vivia nos limites de Epping numa bela casa em estilo Tudor chamada Kendalls, uma das propriedades adquiridas por Robert quando retornou das colônias e passada para John, que também herdaria o consultório médico do pai. Um agrupamento de habitações e anexos que pertenciam à propriedade eram ocupados por comerciantes, enquanto um prado que ficava no terreno oferecia refúgio do barulho e da movimentação, além de espaço para as crianças brincarem.[3]

Ao norte, a uma curta distância de Kendalls, ficava a recém-construída Casa de Reunião Quaker da cidade, uma construção com teto de palha e tijolos vermelhos frequentada pelos Dimsdales para os cultos discretos e bastante silenciosos típicos de sua religião. Mantendo a tradição, John Dimsdale se casou com uma mulher da mesma fé, Susannah Bowyer, que trouxe contatos e dinheiro da família para a já lucrativa profissão do marido. "Casar-se fora" – escolher um cônjuge de outra religião – era fortemente desaconselhado pelos quakers, e esforços consideráveis eram feitos para trazer de volta aqueles que tivessem se afastado do rebanho, como o jovem Thomas descobriria mais tarde.

Naquela época, porém, Thomas e seus sete irmãos e irmãs eram criados num lar confortável e mergulhado nos valores quakers. Princípios de verdade, igualdade, não violência e justiça não eram apenas metas abstratas, mas um código a ser seguido, individualmente e no mundo. Mais adiante no século XVIII, os quakers se tornariam vozes de liderança nos movimentos pela abolição do tráfico inglês de escravos, pela reforma social, pelo pacifismo e pela saúde pública – todas causas que Thomas Dimsdale defenderia pessoalmente. Susannah Dimsdale, em seu testamento de 1751 para Thomas e seu único outro filho vivo, Joseph, ainda exortava os filhos a seguir sua religião e a criar a próxima geração nela. "Desejo que vocês dois vivam em

O médico   37

afeto e amor verdadeiro um pelo outro, e que vivam a prática do que vocês sabem ser o certo dentro de seu coração e rejeitar todo o mal, de modo a servir de bons exemplos para seus filhos." A marca da vida familiar quaker guiou Thomas Dimsdale, e sua lealdade e dedicação por essa fé nunca o abandonaram, apesar das diferenças que estavam por vir. Da mesma forma, sua rede de amigos e conhecidos quakers teria papéis fundamentais em sua carreira, incluindo no convite para ir à Rússia que mudaria sua vida para sempre.

A criação de Thomas lhe trouxe uma segunda força definidora na vida, além de sua fé: a prática da medicina. "Vivi com meu pai e frequentei seu consultório de física,* o que era muito importante e abrangente", escreveria ele tempos depois.[4] John Dimsdale foi um cirurgião que foi impedido por sua religião de frequentar a escola de medicina das duas universidades inglesas, Oxford e Cambridge, e aperfeiçoou suas habilidades ao lado do pai em Nova Jersey ocidental e em Essex. Ele era remunerado pela paróquia para tratar seus habitantes sob a Lei dos Pobres elisabetana, o sistema inglês de organização local para auxílio da população carente centralizado na igreja e financiado pela taxação dos imóveis locais e pelo dízimo. De acordo com essa lei, todas as paróquias precisavam amparar "os fracos, os incapazes, os velhos, os cegos" e outras pessoas impossibilitadas de trabalhar, atendendo às necessidades básicas deles como alimentos, roupas, combustível e atendimento médico. Não havia um sistema nacional de saúde nem de auxílio centralizado. Em Epping, algumas pessoas – entre elas "Old Queen" (ou Rainha Velha) e "Beggar Betty" (ou Betty Pedinte) – recebiam pagamentos em dinheiro, enquanto outros moradores ganhavam mantimentos e artigos: casacos, meias, feixes de lenha e sapatos reformados.[5]

---

* Termo usado antigamente para englobar o conjunto de conhecimentos relativos à saúde, sua prevenção e manutenção, bem como ao tratamento e à cura de doenças, ferimentos e traumatismos. (N. da T.)

Os recursos e a generosidade das paróquias em oferecer auxílio aos pobres variava muito dentro do país, mas registros de pagamentos para John Dimsdale (e depois para Robert, irmão mais velho de Thomas) pelos *overseers* de Theydon Garnon revelam montantes consideráveis pelo atendimento médico. Foram feitos pagamentos regulares, muitas vezes por serviços não especificados, que iam de 5 a 18 libras até a morte de John, em 1730, quando um pagamento retroativo por quaisquer valores extraordinários devidos pelos cuidados dos pobres foi autorizado pela paróquia. De modo geral, o médico recebia mais de 5% da verba anual total dos *overseers* – uma quantia que, de tempos em tempos, gerava reclamações de contribuintes abastados e reivindicações desaprovadoras por autorização pré-tratamento.

De todas as demandas dos cofres paroquiais ingleses, uma em particular se destaca. Um registro nos livros de Theydon Garnon em 1724 diz: "De 3 de abril, pago por Mary Godfrey quando teve varíola £3/3/0. Pago ao sr. Dimsdale por Mary Godfrey £1/7/".[6] As breves linhas trazem à tona não apenas o caso de Mary, mas também uma doença tão predominante e grave que absorveu entre um quinto e um décimo de todos os fundos de auxílio aos necessitados da paróquia.[7] O tratamento dos pacientes de varíola era especialmente caro e exigia cuidado atento por diversas semanas e a possibilidade de tratamento subsequente no caso de distúrbios que persistiam por um longo tempo. Os pobres, incapazes de trabalhar quando estavam doentes ou cuidando de familiares, enfrentavam dificuldades financeiras graves, e o custo dos enterros representava um peso ainda maior para os cofres paroquiais.

A voz não registrada dos próprios pobres desapareceu, mas vislumbres do seu sofrimento ainda existem. No vilarejo de Little Horkesley, em Essex, uma carta registra a experiência da família de George Patterson, cuja esposa e os cinco filhos contraíram varíola.

O filho de cerca de 13 anos que ficou doente na quinta-feira está cheio de manchas-roxas, de modo que não é provável que ele viva por muitos dias, ao que parece [...] agora, a esposa provavelmente está doente, dados os sintomas de sempre [...] eles começam a ter necessidade de mantimentos [...] é preciso fazer provisões dessa ordem, eles não têm aquecimento nem nada do que necessitam, cada moeda servindo para pagar a refeição seguinte [...] Se o filho morrer, haverá custos para enterrá-lo.[8]

Thomas Dimsdale, acompanhando as visitas do pai, não poderia deixar de testemunhar o impacto brutal da varíola, tanto nas vítimas individualmente quanto na comunidade como um todo. A uma viagem de carruagem de distância, em Londres, para onde ele logo se mudaria para sua formação como cirurgião no Hospital St. Thomas, a doença era endêmica, sendo responsável por uma em cada oito mortes em 1725.[9] Nas áreas rurais, como Essex, sua presença oscilava, mas a ameaça de epidemias devastadoras estava sempre presente. E, naquele momento, parecia não haver uma forma de combatê-la.

O vírus da varíola, o agente microscópico em forma de tijolo que causava a doença, ainda era desconhecido para os Dimsdales e seu mundo médico, mas os sintomas lhes eram bastante familiares. Depois de infectar o corpo pela boca ou pelo nariz, ele ficava incubado por cerca de doze dias, espalhando-se gradualmente pela corrente sanguínea do paciente. Só então, enquanto os infectados se tornavam altamente contagiosos, os primeiros sinais externos da doença apareciam: febre, dor de cabeça e enjoo eram seguidos por erupção cutânea no rosto e depois no corpo. Esta então se transformava em centenas de pústulas que exsudavam, exalando um cheiro nauseante, grudando de forma dolorosa nas roupas de cama e impedindo a alimentação e a ingestão de líquidos, se obstruíssem a garganta. Nos piores casos, conhecidos como varíola "confluente", milhares de manchas se juntavam e formavam uma massa roxa que costumava ser fatal.

Cerca de uma semana depois do início da febre, se o paciente não tivesse septicemia nem falência de órgãos, as feridas secavam e descamavam. Finalmente, depois de um mês de sofrimento, a maioria dos sobreviventes ficava com cicatrizes consideráveis e aprofundadas, muitas vezes acompanhadas de cegueira ou danos irreversíveis nas articulações. Josiah Wedgwood, da renomada família inglesa de ceramistas, sobreviveu à varíola em 1742, aos 11 anos, mas a articulação infeccionada e enfraquecida de seu joelho direito o impediu de operar a roda de oleiro tradicional e acabou resultando em amputação.[10]

Para tentar entender a varíola, os médicos do começo do século XVIII contavam com uma doutrina baseada na teoria humoral clássica. Definida por Galeno, o médico mais influente do Império Romano que, por sua vez, havia bebido na fonte da tradição hipocrática da Grécia Antiga, o conceito identificava quatro humores vitais – sangue, fleuma, bile negra e bile amarela – que precisavam se manter estáveis para garantir a saúde. Um desequilíbrio nesse turbilhão de fluidos corporais causava doenças e sintomas como diarreia, suor e sangramento que eram interpretados como os esforços do corpo de restaurar o equilíbrio expelindo o excesso de líquido pelos poros e orifícios. No século IX, Rasis, um pesquisador persa, desenvolveu a ideia de identificar a varíola como uma doença distinta, o que explicou como o resultado de uma tendência inerente do sangue de fermentar e excretar os dejetos produzidos através da pele.[11] De acordo com sua influente teoria, todo mundo nascia com a varíola latente no corpo, e a expulsão era um processo natural.

Bebendo diretamente na fonte dessas ideias da Antiguidade, a maioria dos médicos da Europa ainda tratava a varíola tentando auxiliar e acelerar a tentativa "natural" do corpo de remover o "veneno" do sangue, trazendo-o para a superfície e afastando-o dos órgãos internos. Os pacientes eram mantidos o mais aquecidos possível, bem enrolados em cobertores, em cômodos com calor suficiente e sem circulação de ar, a fim de estimular o processo de fermentação e forçar tanto o suor quanto o contágio a sair pelos poros. A cor vermelha, simbólica do calor, também era vista como uma auxiliar na cura, e o imperador José I de Habsburgo, Áustria, estava encapsulado em "20 metros de tecido de lã inglesa escarlate" quando morreu de varíola, em 1711.[12]

Uma abordagem rival, desenvolvida pelo brilhante médico inglês Thomas Sydenham cinquenta anos antes, defendia que, em vez de auxiliar a febre dos pacientes, o fundamental era suprimi-la mantendo a temperatura do corpo baixa. O chamado "método frio" permitia aos pacientes se levantar da cama, abrir as janelas e até sair para dar uma volta fora de casa. A ideia, um desafio direto à teoria dos humores, era polêmica, mas se tornaria de importância vital para o desenvolvimento da inoculação.

Além dos tratamentos de frio ou de calor, os médicos podiam escolher entre uma gama de outros métodos para ajustar o desequilíbrio de humores purgando o organismo da matéria mórbida. Sangrias, usando a lâmina afiada de uma lanceta ou sanguessugas vivas, eram muito usadas para reduzir a febre. Datando dos tempos clássicos, era uma terapia consagrada para uma gama de males até o século XIX, quando experimentos mostravam sua ineficácia. Purgantes eram prescritos para induzir a diarreia e eméticos para o vômito. A alimentação também tinha um papel no tratamento da varíola, sobretudo porque uma vida de luxo e grande consumo de alimentos gordurosos eram considerados culpados por desencadear a perigosa "fermentação inata". Carnes, especiarias e álcool eram proibidos, substituídos por vegetais, caldos e outros pratos simples. Remédios herbais e químicos de duvidosa valia também podiam ser ministrados.

A incerteza acerca da eficácia dos muitos tratamentos desconcertantemente contraditórios para a varíola não impedia um enérgico debate entre os médicos. Boletins iam e vinham, cada um apresentando novas combinações de técnicas consagradas e em grande parte

42 A IMPERATRIZ E O MÉDICO INGLÊS

ineficazes, baseadas em experiências pessoais. Os temperamentos às vezes se exaltavam. Em 1719, os ilustres médicos John Woodward e Richard Mead se envolveram num duelo físico improvisado e constrangedor sobre eméticos ou purgantes serem o melhor tratamento para pacientes de varíola. "Renda-se ou morra!", exclamou Mead (o entusiasta do vômito), quando seu oponente escorregou e caiu. "Qualquer coisa é melhor que as suas ideias", respondeu Woodward.[13]

Mesmo com todo o entusiasmo, os médicos da época não conseguiam "curar" a varíola nem fazer muita coisa para aliviar o sofrimento dos pacientes. De acordo com a compreensão deles acerca da doença, os tratamentos tinham uma base racional, mas, na prática, os métodos-padrão – sangramento ou suor e, às vezes, a perfuração das pústulas e administração de colírios adstringentes – costumavam ser ineficazes e, com frequência, prejudiciais. A riqueza ou a fama não podiam comprar um tratamento bem-sucedido. Wolfgang Amadeus Mozart, cujo pai, Leopold, tinha optado por contar com a "graça de Deus", em vez de inocular o filho, foi medicado com um "pó negro" do armário de remédios da família depois de contrair varíola em Viena durante a epidemia de 1767. A substância, um preparado purgante que continha sementes de cróton e escamoneia, não fez nada para conter a doença.[14] O prodígio de 11 anos ficou muito doente, e suas pálpebras ficaram tão inchadas que todos temeram que sua visão nunca mais fosse recuperada. Quando ele finalmente melhorou, o alívio de seu pai era palpável. Numa carta enviada da Morávia em 10 de novembro, Leopold escreveu: "*Te Deum Laudamus!* O pequeno Wolfgang se recuperou da varíola são e salvo!".[15]

Médicos de formação acadêmica e status dentro da comunidade médica, posicionados acima de cirurgiões e boticários, diagnosticavam e tratavam quem podia pagar por um atendimento em domicílio que consistia em observação e discussão. Eles adaptavam tratamentos de acordo com os sintomas e o estilo de vida dos pacientes e consideravam fatores ambientais, como, por exemplo, a estação do ano. Enquanto os

O médico 43

cirurgiões lidavam com a parte externa do corpo, os médicos diplomados mantinham o monopólio da medicina interna e usavam a teoria humoral e a experiência pessoal para prever o desenvolvimento e o desfecho da doença. Exames físicos eram raros: os médicos britânicos se limitavam a auscultar a respiração, provar a urina para estabelecer a doçura, analisar a força e o ritmo dos batimentos e observar a coloração da pele. Enfermidades eram vistas como um conjunto de sintomas voláteis. O paciente e a sua constituição encontravam-se no cerne do tratamento, em vez de uma doença específica. Os médicos considerados mais habilidosos eram os que melhor conseguiam personalizar seus tratamentos às necessidades e aos hábitos individuais de cada paciente, apesar de muitas intervenções fazerem mais mal do que bem.

Assim como a doença era pouco compreendida, o mesmo ocorria com sua disseminação. A mera universalidade da varíola, e o rápido avanço de surtos, sugeria que a doença era inata: ela existia enquanto "semente" dentro do organismo e podia ser ativada por certas condições externas. Os médicos se perguntavam se poderiam ser miasmas – exalações pútridas e malcheirosas encontradas em ambientes sujos e lotados – desencadeando a doença ou, numa outra hipótese, contaminando os pacientes de alguma forma? Ou seria a infecção uma forma de contágio, no qual algum agente específico e invisível era transmitido entre indivíduos? Talvez o próprio medo fosse o suficiente para desencadear as sementes dormentes?

Não havia como ter certeza. A única estratégia eficaz disponível para conter a varíola era o isolamento: sempre que possível, os pacientes eram tratados remotamente, e cada vez mais "casas da peste" eram construídas em áreas distantes e desabitadas, onde os cuidados básicos podiam ser oferecidos. O medo do contágio pelos cadáveres significava que os enterros eram rápidos, muitas vezes em meio à escuridão da noite e em locais fora da cidade, em vez de no cemitério. "O devido cuidado é tomado para enterrar os mortos de modo privado, e oferecer a devida ventilação até que os demais estivessem em condições de voltar para casa sem o perigo de infectar outras pessoas", anotou Thomas Dimsdale num de seus tratados. "Esse método, quando seguido devidamente, impedia que a doença se disseminasse e evitava que a vizinhança fosse infectada de modo generalizado."[16]

O número de mortos pela varíola nunca pôde ser contado com precisão. A maior parte dos dados da Inglaterra dos séculos XVII e XVIII foi obtida dos Relatórios de Mortalidade de Londres, o sistema introduzido em 1603 para registrar semanalmente, em cada paróquia da capital, o número de batismos e enterros e, de 1629 em diante, de *causa mortis* conhecidas à época. A princípio, a varíola aparecia junto ao sarampo, mas se tornou uma categoria própria em 1652, quando esses documentos começaram a registrar um aumento nas mortes causadas pela doença na cidade. O sistema estava longe de ser perfeito e dependia de "pesquisadores", em geral mulheres idosas empregadas para olhar os cadáveres e identificar a causa da morte. Apesar de muitas terem experiência com cuidados em casa ou enfermagem, elas não tinham acesso, por serem mulheres, a uma formação médica profissional e, às vezes, aceitavam subornos daqueles que relutavam em ter seu espaço comercial associado a uma doença contagiosa e fatal. Enquanto isso, crianças podiam morrer antes que as erupções típicas da varíola aparecessem, e a morte seria atribuída a "febres", mais uma vez distorcendo as estatísticas. Mesmo supondo que os números estejam abaixo dos casos reais, esses relatórios demonstravam claramente que, no início do século XVIII, a varíola estava se tornando mais virulenta e o ciclo da epidemia estava se acelerando. O vírus tinha ganhado um novo ritmo mais acelerado. Em média, a varíola era responsável por 1 em cada 20 mortes registradas na capital no começo do século e 1 em cada 10 mortes nos anos 1750. Em anos epidêmicos, como 1752, quando a doença fez mais de 3.500 vítimas, a proporção disparou para 1 em cada 7 mortes.[17]

Para os nove décimos da população inglesa que vivia fora de Londres, os índices de mortalidade da varíola variavam drasticamente de acordo com a intensificação ou diminuição das epidemias. Um grande intervalo entre ataques significava menos imunidade dentro da comunidade local, e o monstro das pústulas podia se alastrar com uma força avassaladora, deixando muitas vítimas em seu rastro. Do mesmo modo, o medo da doença era grande nas áreas rurais, e alguns camponeses tomavam medidas elaboradas para se isolar da possibilidade de contato. Para fugir da doença, os pais do poeta quaker John Scott tiraram a família de Londres e foram para o vilarejo de Amwell, Hertfordshire, protegendo o talentoso e jovem filho ao mantê-lo fora da escola e afastado do mundo literário. Apenas em 1766, quando foi inoculado com sucesso por Thomas Dimsdale aos 35 anos, Scott finalmente se libertou do "medo dessa perturbação" e pôde visitar a capital de novo, onde só havia estado uma vez em vinte anos.[18]

Para a maioria das pessoas, em especial as pobres, medidas tão draconianas para evitar a doença eram impossíveis. Como o matemático francês Charles-Marie de La Condamine declararia mais tarde, num discurso histórico em defesa da inoculação, a varíola lembrava um rio profundo e caudaloso que quase todo mundo precisava atravessar, e os que ainda não o tinham feito viviam com medo de serem forçados a mergulhar a qualquer momento.[19] Não havia muita alternativa além da aceitação fatalista, e era preferível que os filhos contraíssem varíola quanto antes, quando a perda econômica para a família seria menos significativa. Mesmo assim, as crianças representavam a vasta maioria das mortes por varíola – 90% das vítimas fatais da doença nas cidades britânicas tinham menos de 5 anos, ao passo que um sétimo de todas as crianças russas e um décimo das nascidas na Suécia morriam de varíola por ano.[20] Era aconselhado que os pais não registrassem seus filhos até que tivessem sobrevivido às garras da doença. Um memorial na igreja de St. Michael em Bishop's Stortford, a cidade em Hertfordshire onde a irmã de Thomas Dimsdale vivia, recebeu a inscrição do nome de sete filhos da família Maplesden. Seis deles, com idades entre 5 e

20 anos, morreram num intervalo de cinco semanas no outono de 1684. O sétimo faleceria em junho do ano seguinte.

Os efeitos econômicos das devastações causadas pela varíola nas comunidades eram tão gritantes quanto o impacto em cada família. O custo debilitante de cuidar dos pacientes pobres e auxiliar os lares em que o provedor morria teve um impacto direto na capacidade das paróquias de cumprir suas obrigações de manutenção da infra-estrutura – como as de cuidar de estradas e pontes. Em 1712, três paróquias responsáveis por uma ponte de madeira na movimentada estrada de Chelmsford para Braintree, em Essex, explicaram numa solicitação para o tribunal local que "nesta temporada muito preju-dicada em razão da varíola", os fundos eram insuficientes para pagar pelos reparos.[21]

Um surto de varíola numa cidade menor dificultava a vida coti-diana, prejudicava o comércio porque feiras e mercados eram inter-ditados, e clientes e fornecedores se mantinham afastados. As escolas costumavam fechar por semanas para impedir a disseminação da doença, prejudicando o aprendizado dos alunos e mergulhando os proprietários em dívidas, enquanto os cultos e ritos das igrejas, como batismos e casamentos, também eram afetados. As instituições legais e governamentais eram paralisadas quando surtos interrompiam suas rotinas, causando a suspensão de inquéritos e julgamentos ou a transferência deles das áreas de contágio. Joseph King escreveu ao secretário do tribunal de Chelmsford para se desculpar por não participar do júri:

> Eu deveria ter comparecido prontamente, mas fui informado de que a varíola está por toda parte em Chelmsford e região, e nem eu, nem minha esposa, nem meus filhos pegamos a doença. Isso me causa tanto medo e terror que não ouso me arriscar, então humildemente imploro a Vossa Excelência que me desculpe desta vez.[22]

Mesmo quando a epidemia arrefecia, as multidões se mantinham distantes, forçando as autoridades locais a divulgar avisos públicos declarando que a comunidade estava livre da varíola e suas atividades tinham sido retomadas.

Toda a visibilidade da doença, não apenas durante uma crise, mas nas cicatrizes físicas que ela deixava, assombrava as interações diárias. Famílias abastadas, com medo do contágio, colocavam anúncios nos jornais locais em busca de criados que já tivessem contraído varíola, como sua pele atestaria. Na direção contrária, aqueles que procuravam emprego deixavam claro que já estavam a salvo da doença e, estando imunes, não representariam um risco para quem os contratasse. Uma jovem que procurava trabalho como ordenhadora ou arrumadeira se descreveu como "uma garota séria, que teve varíola e pode ser muito bem recomendada por sua honestidade".

Aprendizes, que firmavam compromissos e fugiam de seus mestres, descobriam que sua pele era mencionada em avisos oferecendo recompensas por seu retorno. O *Ipswich Journal* publicou a descrição de um aprendiz de ferreiro chamado Robert Ellis, de "aproximadamente 20 anos", que havia fugido em Lowestoft: "Ele tem cabelo ruivo, o rosto salpicado de sardas, com marcas da varíola e pernas tortas".[23] Um anúncio para a captura do salteador Dick Turpin em 1735 o descreveu como "um homem alto, de pele clara, muito marcad' pela varíola [...] usa um casaco surrado cinza-azulado e uma peruca clara natural".[24]

Os leitores dos muitos jornais que surgiram durante o século XVIII encontravam numerosos anúncios de unguentos e bálsamos para aliviar as cicatrizes da varíola, publicados por médicos "fajutos" e empreendedores, mas não qualificados, que ocupavam a base da pirâmide em termos de prestígio da profissão. "O Famoso Elixir Estimulante do Dr. Daffy", oferecido pelo preço proibitivo de 2 xelins por 275 mililitros, supostamente curava tudo, de escorbuto e gota até ressacas e hemorroidas, além de ser "um remédio certeiro para a varíola e o sarampo".[25] Cadernos de receitas familiares, que costumavam conter tanto pratos quanto remédios, também traziam instruções para tratamentos herbais caseiros para os sintomas e as cicatrizes da varíola.

Para as mulheres, em especial as de classes mais altas, a desfiguração causada pela doença tinha consequências particularmente prejudiciais. A perda de uma beleza imaculada não resultava apenas numa tristeza pessoal: um rosto destruído significava menos pretendentes a casamento. As sobreviventes marcadas pagavam um preço econômico considerável, uma vez que seu valor de mercado, medido pela aparência e pelo status, despencava de uma hora para outra. Para poupar as vítimas ricas do horror do próprio reflexo, os espelhos eram retirados das paredes, enquanto máscaras e véus garantiam que sua nova feição não aterrorizasse os estranhos. Mas esses gestos apenas salientavam a perda não apenas da posição social de uma mulher, mas de sua identidade: se ser mulher significava ser bonita, uma pessoa cheia de cicatrizes podia ser uma mulher de fato?

Mesmo em meio a essas questões existenciais, foram encontradas formas de garantir que o mercado de casamentos continuasse ativo. Surgiu um gênero de poesia galante, no qual versos prontos com títulos como "Para uma dama, em sua recuperação da varíola" tinha como objetivo criar um modelo a ser usado por pretendentes em declarar que seu amor não dependia de aparências. Metáforas desajeitadas eram colocadas a serviço de reconhecer o inescapável e, ainda assim, reivindicar a ideia de beleza: "Diga, um sol menos brilhante nasceu porque marcas cobrem seu rosto?".[26]

Diante da calamidade que foi a varíola, entretanto, a poesia, junto com bálsamos, elixires, sanguessugas e o resto, nunca seria suficiente. Apenas uma nova abordagem radical desafiaria uma doença cada vez mais agressiva que fazia cada vez mais vítimas. Enquanto o jovem Thomas Dimsdale começava a estudar a arte da medicina sentado no joelho de seu pai, notícias de uma inovação médica que finalmente mudaria as possibilidades na batalha contra a varíola estavam chegando de Londres, a poucos quilômetros de distância. De início, ela não seria defendida na Inglaterra por um médico, mas por uma mulher que carregava as cicatrizes físicas e emocionais da varíola.

Lady Mary Wortley Montagu era uma aristocrata, uma mãe e uma mulher de inteligência perspicaz, determinação e coragem. Ela também era rebelde, elegante, extremamente bem relacionada, além de ter total compreensão do poder da influência. A combinação era imbatível: ela reconhecia a importância médica da inoculação e sabia que podia divulgá-la servindo de exemplo.

Filha de Evelyn Pierrepont, conde de Kingston, membro *whig** do Parlamento britânico, lady Mary cresceu exposta a redes políticas e cortes, o que lhe trouxe uma noção precoce do mundo público e de seu lugar nele. Ela era uma leitora voraz, escrevia poesia e tinha aprendido latim por conta própria. "Vou escrever uma história tão incomum que, não importa quão simplista seja, ela terá um ar de romance, ainda que não haja uma sílaba inventada nela", declarou ela em sua autobiografia adolescente.[27]

Em 1712, ano em que Thomas Dimsdale nasceu, Mary desafiou os desejos do pai de um casamento arranjado com o político anglo-irlandês Clotworthy Skeffington e fugiu para se casar com o político e aristocrata Edward Wortley Montagu. Igualmente famosa por sua beleza, sua sagacidade e seu intelecto, lady Mary logo ganhou destaque na corte e entre a elite aristocrática e literária de Londres.

No entanto, o status social não oferecia proteção contra a varíola: a doença atacava a "excelência" tão implacavelmente quanto os pobres. Em 1713, William, o amado irmão mais novo de Mary, morreu em decorrência da varíola e, dois anos depois, aos 26 anos, ela também contraiu a doença. Lady Mary se recuperou, mas teve o

---

*   Partido político inglês favorável ao progresso e à reforma. (N. da T.)

rosto marcado pelas cicatrizes e perdeu os cílios, deixando-a com um característico olhar penetrante e uma sensação de beleza perdida que a acompanharia o resto da vida.

Recém-saídos dessa experiência, os Montagus viajaram para a Turquia em 1717, onde Edward havia sido nomeado embaixador da corte otomana de Constantinopla. Pouco depois de chegar, Mary descobriu um procedimento médico tradicional que, para seu espanto, desafiava esse vírus brutal: a inoculação. Ela observou que, todo mês de setembro, famílias davam festas da varíola nas quais até dezesseis crianças eram tratadas. No método turco, escreveu ela animada para uma amiga de infância, lady Sarah Chiswell, mulheres mais velhas usavam uma agulha para depositar uma gota de pus das pústulas de um paciente de varíola em diversos pontos das veias das crianças, para então cobrir o ferimento com pedaços de casca de noz. Elas pegavam uma versão leve da doença e, em seguida, tinham imunização permanente. "A varíola, tão fatal e tão comum entre nós, aqui é totalmente inofensiva, graças à invenção da *ingrafting*, que é o nome dado por eles", relatou ela. "Todo ano, milhares se submetem a esse procedimento [...] não existe nenhum exemplo de alguém que tenha morrido em decorrência dele [...] sou suficientemente patriota para me dar ao trabalho de levar essa invenção tão útil para a Inglaterra."[28]

Mary era uma mulher de palavra. Ela conseguiu que seu filho Edward, de 5 anos, fizesse uma inoculação dolorosa, mas bem-sucedida, "com uma senhora grega" usando uma agulha de ponta romba enferrujada, com a presença do cirurgião da embaixada, Charles Maitland, e então voltou para Londres ansiosa para divulgar o procedimento.[29] O momento para seus propósitos foi perfeito. Em abril de 1721, depois de um inverno tão quente que as rosas floresceram em janeiro, a varíola aniquilou a capital "como um anjo da destruição". Enquanto cada vez mais conhecidos sucumbiam à doença, Mary chamou Maitland para inocular sua filha de 3 anos, também chamada Mary.[30] Com relutância, o cirurgião concordou, mas insistiu que dois médicos estivessem

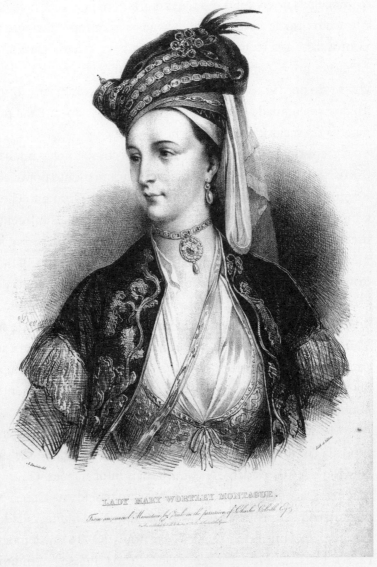

Lady Mary Wortley Montagu.

presentes durante o procedimento, "não apenas para checar a saúde e a segurança da criança, mas, da mesma forma, para testemunhar a intervenção, e contribuir com o crédito e a reputação dela". A garotinha foi inoculada nos dois braços sem sangria nem purgação preparatórias e teve um caso de varíola "ideal e favorável", com apenas alguns poucos pontos distintos.[31] Quando três membros ilustres da Escola Real de Medicina, provavelmente incluindo o então presidente, sir Hans Sloane, chegaram para ver a jovem paciente, eles a encontraram "brincando no quarto, animada e bem, com a varíola atuando".[32] Foi a primeira inoculação realizada na Inglaterra.

O episódio foi um marco, mas, assim como muitos marcos científicos, teria sido possível chegar àquele mesmo ponto por outra rota. Relatos de inoculações na China e no Império Otomano chegavam à Inglaterra desde o início do século, de forma mais influente pelo médico de origem grega Emanuele Timoni, cujo breve registro do método usado em Constantinopla foi apresentado em 1714 para a Royal Society.[33] A inoculação tinha chegado à cidade por volta de 1672, relatou Timoni, introduzida por circassianos e georgianos da região do Cáucaso a leste, do outro lado do mar Negro. Depois de superar "dúvidas e suspeita", ela se tornou amplamente aceita e um sucesso triunfante: "desde o procedimento, tendo sido realizado em pessoas de todas as idades, todos os sexos e diferentes temperamentos [...] nenhuma foi encontrada morta pela varíola".

Membros da Royal Society, a famosa academia científica britânica fundada cinquenta anos antes e que se vangloriava de ter sir Isaac Newton como presidente, pediram mais informações. Um segundo médico, Giacomo Pylarini – um veneziano nascido na Grécia que havia exercido sua profissão em Moscou, Emirna e muitas cidades pelo caminho –, confirmou a técnica e relatou em 1716 que a inoculação tinha sido usada com sucesso nos Bálcãs e no Cáucaso por muitos anos antes de se espalhar pelas comunidades cristãs na Turquia.[34] Em ambos os casos, os artigos foram publicados no *Philosophical Transactions*, periódico da Royal Society, e membros do respeitável corpo discutiram os conceitos. Não houve qualquer tentativa de ir além: o arraigado conservadorismo médico garantiu que, por 21 anos, nenhum experimento clínico sequer fosse conduzido para testar o estranho procedimento realizado por mulheres mais velhas em terras estrangeiras.

Da mesma forma, a comunidade médica inglesa não se dignou a dar atenção às práticas de medicina não convencional utilizadas no seu próprio quintal para enfrentar a varíola. Em partes da Escócia e do País de Gales, era um costume antigo dos camponeses "comprar a varíola": pagar algumas moedas por crostas que seriam colocadas nas mãos ou esfregadas na pele das crianças, talvez com a ideia de transferir a doença de uma pessoa para outra, como uma cura para os afetados.

No fim, nem os relatos científicos nem os hábitos existentes lançaram a inoculação na Inglaterra. Em vez disso, o catalisador foi o exemplo dado por uma mulher determinada e bem informada, apaixonadamente convencida da valia de sua causa e disposta a apostar a vida dos filhos nisso. A inoculação da pequena Mary Montagu não apareceu nos jornais, mas a posição e as conexões de sua mãe garantiram que a notícia logo se espalhasse pelas redes influentes de Londres. Um dos médicos que observaram a recuperação da criança, o dr. James Keith, solicitou de imediato o procedimento para Peter, seu filho de 6 anos, depois de ele próprio perder os dois filhos mais velhos para a varíola na epidemia de 1717. Ao inocular a filha na Inglaterra, na presença de poderosos médicos como testemunha, lady Mary ofereceu credibilidade a costumes orientais "exóticos" antes considerados pouco mais que uma curiosidade científica. Seu ato privado como mãe ganhou dimensão pública.

Para as elites da capital, a inoculação se tornou uma nova tendência, bem como Mary esperava que acontecesse. Levando a filha como evidência de uma recuperação saudável e da confiança na imunização, ela percorreu as residências de Londres divulgando sua causa. A epidemia de varíola que persistia contribuiu para sua campanha solitária, e a presença de lady Mary estava sendo exaustivamente solicitada. Horace Walpole (filho mais novo do primeiro-ministro Robert Walpole) estava entre as primeiras crianças aristocratas a se submeter ao procedimento, junto aos filhos do embaixador austríaco e do futuro escritor Henry Fielding e de seus irmãos.[35] Em 1723, Mary estava contando para a irmã que "lady Bing inoculou os dois filhos [...] Acredito que eles vão ficar muito bem [...] A cidade toda está fazendo o mesmo, estou sendo levada de um lugar a outro e tão solicitada para visitar as pessoas que sou forçada a ir para o campo me esconder".

Das famílias ilustres que logo seguiriam seu exemplo, uma delas possuía mais influência que todas as outras juntas: a família real. Graças a sua ascendência, seu charme e sua astúcia, Mary já era bem conectada na corte e visitava o palácio de St. James com frequência. Ali, jogava cartas com o rei Jorge I, o príncipe nascido em Hanôver que ascendeu ao trono britânico em 1714 após a morte da rainha Ana, e se juntou ao círculo de sua nora, Carolina de Ansbach, princesa de Gales, uma mulher inteligente e atenta à ciência.

Quando Ana, a filha mais velha de Carolina, escapou por pouco de morrer de varíola ao mesmo tempo que a pequena Mary Montagu foi inoculada, não foi de surpreender que a mãe dela, ansiosa para proteger suas duas filhas mais novas da doença, tivesse buscado mais informações sobre o novo procedimento. Incentivado pela princesa, um grupo de médicos, incluindo sir Hans Sloane, conseguiu pedir ao rei permissão para realizar um estudo clínico de inoculação em prisioneiros condenados em Newgate, oferecendo um indulto aos voluntários selecionados.

Com Carolina e o marido, o futuro Jorge II, como patronos oficiais, o chamado Experimento Real foi lançado em agosto de 1721 com uma explosão de publicidade. Não houve preocupações éticas. Três homens e duas mulheres, criminosos condenados por roubo, incluindo de perucas, dinheiro e seda persa, todos jurando nunca ter contraído varíola, foram inoculados nos dois braços e na perna direita por Maitland sob o olhar atento de Sloane e do médico pessoal do rei. Numa terceira mulher, crostas de varíola trituradas foram colocadas no nariz – uma tentativa de reproduzir uma técnica de inoculação alternativa usada na China. Cerca de 25 médicos, cirurgiões e boticários foram testemunhas do teste.

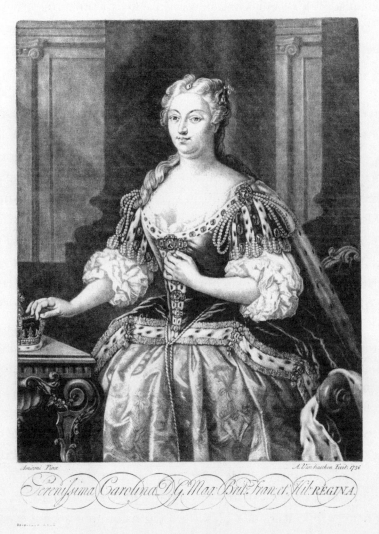

Carolina de Ansbach, princesa de Gales.

Cinco dos prisioneiros desenvolveram os sintomas esperados – algumas dúzias de manchas e uma febre baixa – e logo se recuperaram (apesar de a técnica do nariz ter se revelado ser extremamente desconfortável), enquanto um dos homens não teve sintomas. Foi descoberto que esse prisioneiro havia mentido numa tentativa de obter a liberdade: ele já tinha contraído varíola. O experimento convenceu Sloane de que a inoculação provocava uma versão leve da doença, e que ela não surtia efeito em quem já tinha contraído varíola naturalmente.

Mas havia um fator-chave que precisava ser verificado: a versão leve provocada de maneira artificial pela inoculação de fato resultaria em imunidade completa em relação à doença natural? A única forma de ter certeza seria expor um dos prisioneiros inoculados à varíola, e Elizabeth Harrison, 19 anos, foi enviada para cuidar de uma série de pacientes, incluindo um garotinho com quem ela deveria compartilhar a cama no decorrer da doença dele. Elizabeth continuou bem, e Sloane e os demais médicos obtiveram a comprovação desejada.

Cogitando inocular suas duas filhas mais novas, a princesa Carolina ainda não estava convencida. Para testar o procedimento em crianças, ela pagou por mais um estudo clínico em outro grupo cujos corpos eram efetivamente considerados propriedade do Estado: seis órfãos retirados da paróquia de St. James em Westminster. As crianças também se recuperaram bem, e um anúncio no *London Gazette* informou que elas ficariam expostas numa casa no Soho todas as manhãs e tardes para "satisfazer os curiosos".[36]

Com a bênção do avô Jorge I e a permissão do Parlamento, as princesas Amélia, 11 anos, e Carolina, 9 anos, foram finalmente inoculadas pelo cirurgião do rei, Claude Amyand, com a assistência de Maitland e a supervisão de Sloane, em abril de 1722.[37] As meninas, assim como os prisioneiros e os órfãos, logo se recuperaram, e o príncipe e a princesa de Gales as exibiram com pompa em eventos da corte, onde as duas apresentaram danças especialmente coreografadas para demonstrar sua saúde notável.[38] Assim como Mary

Wortley Montagu, e Catarina II, da Rússia, décadas depois, Carolina de Ansbach reconheceu que, sozinhos, fatos científicos costumavam não ser o suficiente para acabar com as dúvidas sobre a inoculação: a conexão humana e o poder do exemplo também eram essenciais.

A família real hanoveriana tinha se tornado uma forte defensora da inoculação contra a varíola, e assim continuaria no decorrer do século XVIII. Jorge I enviou Maitland a Hanôver para inocular seu neto Frederico, e escreveu uma recomendação sobre o procedimento para sua filha, Sofia Doroteia, rainha da Prússia.[39] A princesa Carolina e o futuro Jorge II continuaram tratando a família, que estava crescendo. Mais tarde, Jorge III e a rainha Carlota fariam a inoculação de todos os seus quinze filhos e filhas e, apesar de dois terem morrido com o procedimento, o defenderam sem hesitação, apoiando sua divulgação fora do país por médicos ingleses como Thomas Dimsdale.

Porém, enquanto o príncipe e a princesa de Gales defendiam esse avanço revolucionário da medicina, a reação anti-inoculação já estava começando. Na pressa de atender às demandas das famílias da elite, duas tragédias muito divulgadas ocorreram: o filho de 4 anos de um conde inoculado por Maitland faleceu depois do procedimento e um criado em Hertford sucumbiu depois de contrair varíola de uma criança inoculada na casa onde trabalhava. O primeiro caso revelou que o procedimento em si apresentava riscos, enquanto o segundo demonstrou uma dura verdade: pacientes inoculados ainda podiam, durante a recuperação, infectar outras pessoas com varíola natural.

William Wagstaffe, um médico do Hospital St. Bartholomew e membro da Royal Society, salientou o perigo de um contágio acidental numa longa carta aberta, publicada poucas semanas depois do Experimento Real.[40] Inocular um paciente, argumentou Wagstaffe, era como deliberadamente atear fogo a uma casa e reduzir uma vizinhança a cinzas, mesmo que a primeira casa não fosse destruída. "Quando não apenas aqueles que são inoculados, mas também as pessoas infectadas por eles, podem morrer da enfermidade, está na hora de todo pai examinar o que está fazendo e de o inoculador se considerar responsável por todas as consequências", bradou ele.

Tentando, assim como todos os seus contemporâneos, entender a nova tecnologia em termos da teoria humoral clássica, ele alertou que o material da pústula inserido no sangue dos pacientes não poderia ser eliminado adequadamente da pele e argumentou que a dose apropriada para um paciente individual não tinha sido compreendida. Havia "todo tipo de incerteza nesse experimento", sem garantias de que a imunização aparentemente conferida seria permanente.

Os médicos diplomados não deveriam se precipitar para encorajar um procedimento que ainda não tinha sido suficientemente amparado por fatos ou pela razão, escreveu Wagstaffe, comentando, numa alusão indireta ao inovador casal real, que "a moda de inocular a varíola havia vingado até o momento, a ponto de ser adotada nas melhores famílias". Enquanto Mary Wortley Montagu teve a presença de espírito de aproveitar e disseminar a sabedoria de idosas turcas, o médico preconceituoso menosprezou a inoculação exatamente por causa de sua origem feminina e oriental.

> A posteridade dificilmente vai acreditar que um experimento praticado apenas por algumas mulheres ignorantes, num povo iletrado e irracional, poderia de repente, e com tão pouca experiência, prevalecer numa das nações mais civilizadas do mundo, a ponto de ser recebido no palácio real.

O cirurgião Legard Sparham, outro crítico, considerou a inoculação "um dos escândalos da era", comparável à recente Bolha dos Mares do Sul, o infame colapso financeiro causado pela ganância e pela manipulação da bolsa de valores.[41] Sparham, que acreditava que o processo injetava "veneno" na corrente sanguínea e produzia uma varíola perigosamente grave, foi rápido em manifestar sua objeção fundamental, a qual sempre seria feita contra a inoculação e sua sucessora, a vacinação: por que os indivíduos deveriam ser deliberadamente expostos a um risco para a saúde para conter um risco futuro que poderiam conseguir evitar?

O procedimento era equivalente a um homem com dor de dente aconselhar o amigo a arrancar o próprio dente para não sofrer do mesmo mal no futuro, afirmou Sparham, ou a um soldado pedir a seu camarada para lhe dar um tiro com o propósito de prepará-lo para a possibilidade de morrer em combate. "Num Estado são e sensato, pelo artifício mercenário e ardiloso de alguns, os miseráveis são convencidos a mudar sua condição de saudável para adoecido: a expectativa de um dia ficar doente, por uma certa enfermidade agora, sob a pretensão de uma segurança futura."

Sparham, um homem que nunca usava uma frase simples quando poderia recorrer ao floreio, também foi um dos primeiros críticos a falar da inoculação em termos de sorte – algo que, num formato mais rigoroso, mais tarde se tornaria um conceito fundamental para promover a nova tecnologia. "Que as inclinações da humanidade possam instigá-la a lançar um dado por sua vida, quando não existe tal necessidade, pois existe uma possibilidade de sobreviver ao acaso, é uma questão a ser muito admirada", escreveu o cirurgião, com ironia. Ele concluiu com um dos primeiros ataques aos médicos que foram os pioneiros responsáveis: "Nossa situação é desesperadora, e esses cavalheiros, esses novos operadores, estão gentilmente nos oferecendo os materiais para a nossa destruição".

Profissionais de medicina céticos, com seus tratados e boletins, não eram o único grupo a se opor ao procedimento ultramoderno: alguns líderes religiosos também tinham objeções e alertavam que o procedimento desafiava a vontade de Deus. Do púlpito da igreja de St. Andrew em Holborn, Londres, o reverendo Edmund Massey condenou a inoculação como uma prática pecaminosa e diabólica, afirmando que o próprio diabo havia sido o primeiro inoculador quando, como a Bíblia contava, torturou Jó com a praga dos furúnculos.[42]

Deus tinha enviado a doença "para testar nossa fé ou para punir nossos pecados", sentenciou ele. Portanto, a prevenção da varíola interferia com o plano divino. Sem o medo da punição, a que pecados o homem poderia se entregar?

Ao tentar controlar a doença, o clérigo vociferou, os médicos estavam efetivamente brincando de Deus.

> Não hesitarei em chamá-la de Operação Diabólica que usurpa uma autoridade que não está fundada nem nas leis da natureza nem na religião, que tende, nesse caso, a banir a Providência Divina do nosso mundo e promover o aumento do vício e da imoralidade.

Os ataques à eficácia e à moralidade da inoculação incitaram um contra-ataque imediato de seus defensores. John Arbuthnot, médico, matemático e sátiro escocês, saiu em defesa do procedimento e publicou uma réplica detalhada e fulminante para Woodward e Massey que seria comentada nos cafés e bares de Londres e arredores.[43] Seu folheto, publicado de forma anônima em setembro de 1722, não mediu palavras, acusando ambos os homens de preconceito e os "anti-inoculadores" (possivelmente a primeira ocorrência escrita do termo para os precursores dos "antivacina" de hoje) de terem opiniões "inconsistentes e instáveis" em sua corrida precipitada para desacreditar a nova tecnologia.

Arbuthnot contra-argumentou com números, usando os Relatórios de Mortalidade de Londres para calcular as mortes por varíola natural em 1 a cada 10 casos enquanto estimou as vítimas fatais da inoculação em 1 a cada 100. O argumento estabeleceu o importante princípio de comparação, mas o matemático não forneceu dados para corroborar sua estimativa.

A inoculação dava aos pacientes uma chance muito maior de sobreviver à varíola do que contrair a doença naturalmente, explicou Arbuthnot, uma vez que lhes permitia escolher circunstâncias vantajosas: uma estação do ano favorável, um momento em que os humores do corpo estivessem equilibrados e um "estado tranquilo e ameno", a chance de se preparar com uma dieta modesta, e não uma "bebedeira". O procedimento não era visto como uma forma de evitar ou conter a varíola. Na verdade, era um meio para os indivíduos enfrentarem uma versão leve da doença da maneira mais segura possível e com o máximo de preparo e controle.

Às queixas de Woodward de que era errado produzir uma doença artificialmente, Arbuthnot respondeu que, em muitas práticas medicinais comuns – purgação, sangrias, amputações –, os próprios médicos instigavam um processo natural como forma de prevenção, bem como de cura. Aliás, sem experimentos, como qualquer descoberta médica seria feita? "Em todas essas questões, o homem costumava ser governado pelo bom senso e por fortes probabilidades; não existe certeza absoluta em nenhuma questão humana."

O médico de língua afiada tinha ainda menos disposição para o reverendo Massey, que parecia ter "deixado a divindade de lado" e estava brincando de médico. O clérigo não havia apresentado prova alguma de que infligir a doença para bons propósitos era errado aos olhos de Deus e – considerando que qualquer um que ainda não tivesse contraído varíola tinha as "sementes" da doença potencialmente fatal dentro de si – um médico tinha a obrigação de fazer o que tivesse maior probabilidade de salvá-lo do perigo. Da mesma forma, optar pela inoculação não era um sinal de falta de fé em Deus por parte do paciente. Se um homem pulasse de uma janela para escapar de um incêndio, escreveu Arbuthnot, "sem dúvida isso não poderia ser considerado falta de confiança na Providência Divina, mesmo que ele o tivesse feito antes de correr grande perigo". Afinal, de toda forma, no futuro Deus poderia, por meio da Providência, resgatá-lo de um incêndio.

Poucos meses depois da inoculação real, linhas de batalha foram estabelecidas na Inglaterra. Numa guerra inflamada de folhetos publicados, proponentes e críticos da nova tecnologia estabeleciam, e expressavam aos berros, argumentos que seriam ecoados daquele século em diante. A introdução da inoculação da varíola, o primeiro procedimento médico preventivo do mundo, já havia abalado crenças estabelecidas e dividido opiniões de forma dramática. E, enquanto a polêmica aflorava, a doença continuava sua trajetória selvagem, fazendo mais vítimas que nunca.

Notícias da impressionante descoberta médica atravessavam a capital em folhetos e jornais, mas não havia evidências de que ela houvesse modificado o trabalho do médico quaker John Dimsdale em suas rondas por Essex, com o jovem filho Thomas aprendendo a seu lado. O cirurgião continuava a tratar vítimas de varíola, assim como outros pacientes, com as técnicas da medicina tradicional dos humores, contando com sangrias e purgações para reequilibrar o corpo e eliminar a doença.

Em 1730, com apenas 55 anos, John Dimsdale viria a falecer. Robert, seu filho mais velho, assumiu o trabalho do pai, e Thomas, que tinha 18 anos, foi enviado a Londres para completar seus estudos em medicina. Diferentemente do avô, encarcerado décadas antes por exercer a medicina sem uma licença, e do pai, Thomas conseguiu fazer seu treinamento como cirurgião num hospital, o St. Thomas, em Southwark. No início do século, junto a um extenso programa de treinamento, a formação médica no hospital havia sido regulamentada: o processo aleatório no qual os estudantes se tornavam aprendizes de cirurgiões de forma *ad hoc* foi substituído por regulamentos para controlar a entrada e restringir o número de estudantes atribuídos a cada profissional. Essa também era uma oportunidade de participar de palestras e de aula de dissecação oferecidas por especialistas ilustres no hospital.

Thomas se tornou aprendiz, escreveria ele depois, "do dr. Joshua Symonds, um hábil anatomista que à época era um dos cirurgiões do Hospital St. Thomas e dava aulas de anatomia no auditório dali, e, logo depois da minha chegada, foi eleito Demonstrador de Anatomia do Salão de Cirurgiões".[44] O estudo da anatomia era o curso mais prestigioso ministrado pelo hospital, que oferecia uma formação prática da melhor qualidade. Os estudantes enchiam a sala enquanto cadáveres eram habilmente dissecados pela nata da profissão médica. Quando Symonds faleceu, o jovem médico quaker se inscreveu para continuar sua formação com o sucessor dele e mais três médicos "de grande distinção, cuja clínica tive a vantagem cotidiana de frequentar". Foi um grande salto em comparação com as visitas domésticas de Theydon Garnon. Thomas estava aprendendo no ambiente médico mais vanguardista e que oferecia mais experiência prática do país, e com os melhores dos melhores.

Durante seu estágio, a família Dimsdale foi acometida por uma tragédia que não era de todo inédita. Susannah, irmã mais velha de Thomas, que era casada e vivia em Hertfordshire, morreu aos 24 anos de varíola e parto prematuro. "Minha filha querida [...] partiu deste mundo em 20 de fevereiro de 1732 de varíola e de um parto que chegou antes da hora; seu filho veio a falecer alguns dias depois e foi enterrado no túmulo dela em Bishop's Stortford", escreveu a mãe, Susannah Dimsdale, em seu diário.[45] Como Mary Wortley Montagu, Thomas havia perdido uma irmã querida para o monstro das pústulas. Enfrentar essa doença fatal sempre teria um caráter pessoal para ele.

Sua formação seria concluída dois anos depois, e Thomas se estabeleceu como cirurgião com apenas 22 anos. Um belo jovem com um rosto franco, uma covinha no queixo e uma expressão séria. Ele começou sua carreira não em Essex, mas em Hertford, onde havia herdado a propriedade e a clínica de sir John Dimsdale, um primo de seu pai que não tivera filhos. Mantendo a tradição quaker, os Amigos de Enfield, antigo local de culto do recém-chegado, forneceram uma carta de recomendação manuscrita para a Casa de Reunião em Hertford assinada por seis testemunhas. Em 29 de maio de 1734, eles relataram que:

sua interação foi ordeira durante sua residência entre nós, além de livre e desimpedido de todas as pessoas em relação a casamento no que lhe diz respeito. Assim, nós o recomendamos aos seus melhores cuidados e sua supervisão, uma vez que ele vem de pais valorosos; esperamos e desejamos que seja preservado numa humilde situação, trilhando a verdade.[46]

Durante cinco anos, o jovem cirurgião desenvolveria sua nova clínica e atenderia às expectativas consideráveis da fé em que estivera mergulhado desde o nascimento. Mas em 1739 ele faz algo totalmente inesperado que, pelo menos por um tempo, o afastou de seus Amigos puritanos. Thomas se casou com alguém de fora de sua religião.

2
A LOTERIA MORTAL

"Todos têm um bilhete, e todo ano muitos
são sorteados com a Morte."
Charles-Marie de La Condamine[1]

A luz entrava pelas altas janelas de arco, inundando a igreja de St. Benet Paul's Wharf, no centro histórico e financeiro de Londres, enquanto Thomas Dimsdale se casava com Mary Brassey, única filha do representante de Hertford no Parlamento inglês, em 13 de julho de 1739. A igreja, erguida por Christopher Wren com tijolos de um tom escuro de vermelho e pedra de Portland, ficava entre o rio Tâmisa e a obra-prima de Wren, a catedral de St. Paul, no coração da capital. Em seu interior, o casal proferiu seus votos diante de um padre da Igreja anglicana, uma desobediência direta ao fato de que a fé quaker rejeita o sacerdócio em favor da "luz interna" de cada indivíduo. O casamento entrou para os registros da paróquia, enquanto a detalhada documentação dos quakers relatou com estupefação que Thomas tinha escolhido uma noiva de fora – e os esforços de sua comunidade para convencê-lo a se arrepender.

Socialmente, o casamento era adequado, até vantajoso, para o jovem cirurgião. O pai de Mary, Nathaniel Brassey, era banqueiro e político, filho de um rico banqueiro quaker, ainda que ele mesmo não partilhasse da mesma fé. A mãe, Bithia, era filha de sir John Fryer, baronete, comerciante e ilustre leigo presbiteriano. Para os quakers de Hertford, no entanto, casar-se com alguém de outra religião era uma "conduta indecorosa" que desafiava a pureza da comunidade e não podia ser ignorada. Dois membros locais, John Pryor e Thomas Grubb, foram incumbidos de visitar Thomas em casa e "tentar trazê--lo à razão" diante de sua ofensa.[2] Eles, de fato, fizeram a visita, mas os registros da Casa de Reunião de Hertford mostram que, apesar de Thomas estar disposto a ouvir educadamente, os esforços foram em vão. "No momento, ele não parece propenso a ouvir a Verdade", dizia a anotação, solicitando uma visita futura. Essa segunda tentativa também fracassou, mas os Amigos, persistentes, decidiram "com ternura [...] para com ele" oferecer mais uma oportunidade para Thomas reconhecer sua transgressão.

Nessa terceira visita, em 1741, Thomas informou a Pryor e Grubb que não tinha nada mais a oferecer aos Amigos, e eles finalmente perderam a esperança "de que ele fosse levado à razão e ao reconhecimento de tal ofensa". Foi redigida uma declaração contra o médico, afirmando que ele havia se casado com uma pessoa "não pertencente à nossa Sociedade religiosa, de forma contrária à Boa Ordem e à disciplina estabelecida entre os Amigos", e não havia reagido adequadamente a diversas oportunidades de se desculpar. A reunião considerou suas ações "inconsistentes com a Verdade que ele havia professado com nosso povo" e declarou que "não era possível manter a unidade com ele como membro da nossa Sociedade Religiosa até que demonstre um arrependimento sincero por sua ofensa". A declaração foi lida e, em 1742, entregue a Thomas. O jovem criado como um quaker devoto, cuja linhagem remontava ao princípio da religião, fora – na terminologia característica – "renegado".

Desafiar as restrições de sua comunidade religiosa numa pequena cidade mercantil, e a provável desaprovação de sua família, exigiu coragem por parte de Thomas Dimsdale, assim como um tanto de teimosia. Tendo chegado cuidadosamente a uma decisão, ele não era o tipo de homem que mudaria de ideia. Thomas amava Mary Brassey e, se casar com ela significava se colocar diante de um padre, ele estava disposto a assumir as consequências e talvez até recebê-las de braços abertos. Ser renegado representava uma escapatória para a disciplina claustrofóbica dos Amigos, libertando-o para dedicar-se às suas ambições na medicina e construir a fortuna que ele valorizava mais do que se permitia admitir.

Os recém-casados não poderiam prever que o sacrifício de Thomas lhes traria apenas alguns poucos anos de felicidade. Em fevereiro de 1744, depois de menos de cinco anos de um casamento que não havia gerado filhos, Mary faleceu. Thomas ficou desolado. Viúvo aos 32 anos e perdido sem a mulher por quem ele havia abandonado sua fé, o médico recorreu aos conselhos do amigo, o dr. John Fothergill, um talentoso médico quaker nascido em Yorkshire que havia começado sua formação no Hospital St. Thomas enquanto Thomas Dimsdale concluía seus próprios estudos.

Fothergill, que já era uma figura influente nos círculos quakers e médicos de Londres, e um homem cujo apadrinhamento mais tarde mudaria a vida de Thomas, ofereceu uma distração. Ele encorajou o jovem viúvo inconsolável a se juntar à sua campanha para angariar fundos para o Exército inglês, que enfrentava os jacobitas, os escoceses rebeldes que tentavam depor o rei Jorge II, de Hanôver, e recuperar o trono britânico para a família real Stuart, que era católica.[3] Com a maior parte das tropas britânicas presas no continente devido à guerra que ocorria na Europa, os escoceses, liderados pelo príncipe Carlos Eduardo Stuart, o "jovem pretendente", conseguiram avançar pelo sul e adentrar a Inglaterra em 1745, chegando a Derby e seguindo rumo à capital. Regimentos voluntários ingleses se reuniram para defender a causa real, mas, com poucos suprimentos e roupas insuficientes, eles não estavam preparados para o frio de um inverno especialmente rigoroso. Os quakers, proibidos por seus princípios pacifistas de lutar por seu país ou financiar armamentos, optaram por arrecadar dinheiro para oferecer aos soldados – cerca de 10 mil homens – calças e coletes de abotoamento duplo de lã.[4] Era uma causa prática para a qual Thomas podia contribuir sem peso na consciência.

Roupas inadequadas não eram o único problema que afligia as tropas inglesas que tentavam conter o avanço do príncipe Carlos e dos rebeldes jacobitas: havia uma preocupação generalizada com a falta de médicos e cirurgiões para cuidar dos doentes e feridos. Nisso, finalmente, havia uma oportunidade para Thomas oferecer não apenas doações, mas também ajuda especializada. Ainda enlutado, sem nenhuma responsabilidade que o mantivesse em Hertford e "totalmente descomprometido em relação aos negócios", ele mais uma vez buscou o aconselhamento de Fothergill e ofereceu seus serviços voluntários e gratuitos como médico do Exército.[5] Viajou para o norte com o propósito de se juntar ao Exército real sob o comando do príncipe Guilherme Augusto, duque de Cumberland, em Preston, Lancashire, e seguiu com as tropas para Carlisle, onde o destacamento se rendeu e os escoceses recuaram pela fronteira.

Aliviado por finalmente ter sido útil, Thomas voltou para casa em Hertford, onde, inesperadamente, a felicidade esperava por ele. Em junho de 1746, apenas dois meses depois de as forças britânicas derrotarem de forma brutal e definitiva o exército jacobita na Batalha de Culloden, Thomas se casou pela segunda vez, escolhendo novamente uma esposa fora de sua comunidade religiosa. Thomas uniu-se a Ann Iles, prima de sua primeira esposa, na capela do Hospital Aske, em Hoxton, Londres, uma bela construção que pertencia à Venerável Companhia dos Armeiros, uma das mais antigas guildas mercantis da capital. Assim, Thomas Dimsdale, o forasteiro quaker, se tornava um homem aceito pela sociedade londrina. Ann, do vilarejo de Roxford, perto de Hertford, trouxe um dote de 9 mil libras, uma quantia tão considerável que sua família redigiu um acordo pré-nupcial que estabelecia o que deveria acontecer com o dinheiro se o casamento não saísse como planejado.

Depois de um período de luto e do exílio autoimposto de sua comunidade quaker local, Thomas não estava mais sozinho. Apesar da cautela de seus sogros, seu segundo casamento duraria mais de 32 anos, geraria sete filhos vivos e, quando Ann faleceu, Thomas escreveria que "nós dois consideramos nossa união a mais feliz que poderíamos ter". Ele atribuiria isso ao "temperamento cativante e submisso" da esposa e "sua terna consideração por mim". Ele confessaria: "Estou ciente em meu coração de que tenho defeitos, ainda que meu amor fosse excepcional".[6] Ele também tinha segurança financeira, o que aliviava as preocupações que sempre o afligiram, mesmo enquanto sua carreira despontava. A apenas três gerações da pobreza e da prisão, e tendo nascido um não conformista, ele sabia que o dinheiro assegurava seu lugar no mundo. A fortuna de Ann se somou a uma herança considerável do primo de seu pai, John Dimsdale, que aumentou ainda mais depois da morte de dame Susannah Dimsdale, viúva de John, em 1745. O testamento de Susannah, com suas referências "a todas as minhas carruagens, carruagens leves, cabriolé, meus cavalos, meu gado e meu rebanho", se refletiu não apenas nos meios de transporte, mas na fortuna confortável de um bem-sucedido médico inglês.[7]

Em poucos anos, Thomas conheceu amor e perda, além de demonstrar duas vezes sua disposição para seguir o próprio coração e a própria mente, desafiando sua comunidade religiosa virtuosa, porém restritiva. Ele havia estabelecido sua carreira médica e estava disposto a abrir mão da vida confortável numa cidade mercantil para tratar os doentes e feridos num conflito durante um inverno rigoroso. Mesmo mantendo seu pacifismo quaker, ele tinha visto, em primeira mão, a realidade da guerra e a política que a impulsionava. Nessa época, o médico também havia começado a adotar um novo procedimento, uma descoberta tão importante que Thomas passou a desejar imediatamente que ela fosse usada de forma universal. Tratava-se da inoculação da varíola.

Quando Thomas Dimsdale começou a inocular pacientes em Hertford e em outras localidades, o debate sobre a tecnologia na Inglaterra tinha ido de uma furiosa guerra panfletária a um amplo consenso positivo, pelo menos na comunidade médica. A publicidade em torno da campanha de Mary Wortley Montagu e o subsequente Experimento Real despertaram interesse e polêmica intensos sobre o tratamento preventivo, mas nem mesmo os exemplos dados por pessoas influentes haviam resolvido a questão. Histórias de princesas, ladrões e órfãos deram lugar a algo que provaria ser crucial para a aceitação do procedimento. Era tudo uma questão de estatística.

Pouco tempo depois da inoculação dos prisioneiros de Newgate, em agosto de 1721, a cobertura dos jornais sobre o experimento chegou a Thomas Nettleton, um médico formado na progressista universidade holandesa de Utrecht que trabalhava em Halifax, em West Yorkshire. A epidemia de varíola que se alastrava pela Inglaterra castigava a cidade fabricante de tecido de lã e as aldeias montanhosas do entorno, matando tanto crianças como adultos. A experiência de Nettleton de visitar pacientes desesperadamente doentes, "cujos casos eram tão lamentáveis, para os quais não havia alívio", o fez tomar uma decisão radical: ele mesmo iria testar a nova técnica, "que prometia proteger muitas pessoas dessa cruel enfermidade com facilidade e segurança".[8] Usando como manual os registros de inoculações na Turquia publicados no periódico da Royal Society alguns anos antes, Thomas fez um corte no braço e na perna do lado oposto de seu primeiro paciente e inseriu duas ou três gotas de pus de uma vítima da varíola. Para sua satisfação, o procedimento funcionou "para além da minha expectativa". O paciente do teste se recuperou, e Nettleton inoculou mais de quarenta pessoas da região usando sua própria técnica improvisada sem nenhuma morte resultante e poucos efeitos colaterais sérios. A brutalidade da doença natural ficava evidente o tempo todo: ele registrou ter inoculado uma garota "de uma família que havia enterrado três filhos sucessivamente por causa da varíola".

Havia apenas um lado ruim: para o seu incômodo, os esforços de Thomas Nettleton foram recebidos com a "forte oposição" de muitos críticos "honestos e bem-intencionados" que acreditavam que essa prática era ilegal, incluindo alguns que divulgaram "relatórios falsos e infundados, nos quais essa questão foi muito deturpada". Os boatos haviam desencorajado a inoculação de algumas pessoas ou de seus filhos, que morreram de varíola. No instante em que o procedimento começou a ser aplicado, as *fake news* sobre anti-inoculação surgiram e começaram a se espalhar.

Nettleton, fazendo experimentos por conta própria fora de Londres e em busca de apoio que pudesse convencer seus opositores locais, compartilhou suas descobertas com William Whitaker, amigo e médico na capital. Whitaker encaminhou a carta para James Jurin, secretário da ilustre Royal Society, ele mesmo um médico importante e habilidoso matemático. Essa ligação provou-se inestimável. O incrível relato de Halifax foi lido para a Royal Society em maio de 1722, pouco depois da inoculação nas duas princesas, e Jurin imediatamente pediu mais informações. Nettleton respondeu com relatos da própria pesquisa, na qual havia decidido medir a segurança do novo procedimento "fazendo uma comparação até onde a experiência se estendesse" dos perigos relativos da varíola natural e inoculada.[9]

Após coletar dados sobre os índices de mortalidade da varíola em Halifax, em outras cidades de Yorkshire, bem como em Lancashire e Cheshire, que ficavam nas imediações, Nettleton descobriu que, das 3.405 pessoas que haviam contraído a doença naturalmente durante a epidemia, 636 haviam morrido – quase 1 em cada 5 –, enquanto todas as 61 pessoas que ele havia inoculado tinham sobrevivido. Ele dispôs esses números numa tabela simples que listava os casos e as mortes causadas pela varíola para cada local e recomendou uma abordagem comparativa para Jurin, acrescentando: "Estou ciente de que o senhor vai exigir um grande número de observações antes de chegar a quaisquer conclusões definitivas". Mesmo que houvesse mortes por inoculação, Nettleton destacou, seria pelo menos possível avaliar os números usando o que ele chamou de "Lógica do Mercador". "Declare as contas de lucro e prejuízo para descobrir para que lado pende a balança [...] e forme uma opinião em decorrência."

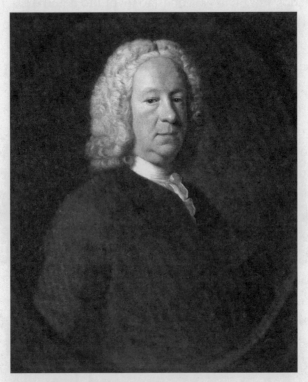

Dr. James Jurin, secretário da Royal Society.

A comparação direta dos índices de mortalidade de Nettleton parece banal hoje em dia, mas ela representou um marco na história da medicina. Sua análise de 1722 da segurança da inoculação da varíola é indiscutivelmente o primeiro exemplo conhecido do uso de quantificação numérica para avaliar uma prática médica.[10] Em vez da opinião subjetiva de um único médico determinado com base num punhado de casos, ou de uma tradição que confiava em instâncias que datavam dos tempos clássicos, o médico de Yorkshire estava usando dados obtidos diretamente para avaliar a nova tecnologia, e deixando os números falarem por si mesmos.

Enquanto a reação negativa à inoculação começava em Londres logo após o experimento com os prisioneiros de Newgate, Jurin aproveitou a abordagem de Nettleton para ajudar a divulgar a verdade sobre os riscos do novo procedimento. Ele também havia começado a explorar análises numéricas, mas, assim como Arbuthnot, havia baseado suas tentativas de descobrir o índice de letalidade da varíola natural nos dados históricos nos Relatórios de Mortalidade de Londres, as estatísticas de *causa mortis* notoriamente não confiáveis coletadas em todas as paróquias da capital. A partir desses registros, e das considerações que ele fez para levar em conta que muitas crianças pequenas haviam morrido de outras doenças antes de se depararem com a varíola, ele produziu tabelas que sugeriam que, em média, uma pessoa que sobrevivia à primeira infância tinha 1 em 7 ou 8 chances de morrer de varíola natural.

O exemplo de Nettleton revelou que era possível ir além e quantificar não apenas os índices de mortalidade de uma doença específica, mas o risco de morte da intervenção utilizada para combatê-la. Comparar os dois números – usando a "Lógica do Mercador" – ajudaria a responder pelo menos à primeira das duas questões-chave levantadas pela inoculação: seria o procedimento consideravelmente menos arriscado que a varíola natural, e será que ele garantia imunidade permanente? Jurin, assim como Nettleton, passara então a buscar dados em tempo real sobre a nova prática. Se, por um lado, o médico de Yorkshire havia coletado informações batendo de porta em porta e usando seus contatos pessoais nas cidades do Norte, por outro lado, o secretário da Royal Society obteve dados da colaboração pública de toda a Inglaterra e do exterior. Sua primeira varredura identificou quinze inoculadores pioneiros, principalmente profissionais da medicina, incluindo Nettleton e os cirurgiões reais Charles Maitland e Claude Amyand, mas também "uma mulher em Leicester" que havia conseguido tratar oito pacientes com sucesso. Ao todo, o grupo havia inoculado 182 indivíduos, dos quais apenas dois haviam morrido.[11]

Numa impressionante coincidência, experimentos também estavam sendo realizados nas colônias do outro lado do Atlântico, em Boston, na Nova Inglaterra. Lá, Cotton Mather, um ilustre ministro puritano, tinha ouvido o primeiro relato de inoculação de seu escravo, Onesimus, que havia explicado que o procedimento – ao qual ele mesmo se submetera – era uma parte rotineira da medicina na África setentrional, sua terra natal.[12] Como Nettleton, Mather havia lido relatos de inoculação no Império Otomano na publicação *Philosophical Transactions* e, reconhecendo a técnica descrita por Onesimus, havia escrito incrédulo para a Royal Society: "Como é possível que nada esteja sendo feito para desenvolver e testar esse procedimento na Inglaterra?". Quando um navio levou a varíola para Boston em 1721, ele convenceu um médico local, Zabdiel Boylston, a experimentar o procedimento. A iniciativa despertou uma intensa polêmica – uma granada acesa chegou a ser atirada numa sala onde um grupo de pacientes dormia, ainda que felizmente o pavio tenha caído. Um bilhete a acompanhava: "Cotton Mather, seu cachorro, maldito seja; vou inocular você com isso, com essa praga". Os resultados do experimento provaram ser mais robustos do que a granada: apenas 5 de quase 300 pessoas inoculadas morreram depois do procedimento, comparadas com quase 900 mortes de 5 mil bostonianos que contraíram a doença naturalmente durante a epidemia.[13]

Na sede da Royal Society, em Crane Court, Londres, perto da rua Fleet, Jurin, com uma grande papada sob a peruca que lhe chegava aos ombros, processava de maneira metódica os dados que chegavam em tempo real dos dois continentes. Finalmente, ele soprou para secar a tinta do novo conjunto de tabelas. Os últimos números, baseados na observação direta de fontes que ele destacou considerar confiáveis, indicavam que quase uma em cada cinco pessoas, ou seja, quase 19%, que haviam contraído varíola naturalmente nas epidemias recentes, independentemente da idade, haviam morrido. Enquanto isso, entre os inoculados, o índice de mortalidade na Grã-Bretanha era apenas 1 em cada 91 pessoas, ou pouco mais de 1%. Em Boston, onde os inoculadores haviam tratado uma gama mais abrangente de pacientes, incluindo mulheres grávidas e em trabalho de parto, o índice foi 1 em 60.[14]

A efetividade da relativa segurança da inoculação da varíola já parecia evidente, mas longe de pausar seu projeto de coleta de dados, Jurin redobrou os esforços. Decidiu elaborar relatórios anuais, "até que a prática da inoculação esteja estabelecida em terreno firme e duradouro, ou seja, justamente desacreditada". Apenas "fatos e experiência" determinariam a resposta. Todo ano, ele publicava anúncios no *Philosophical Transactions* pedindo que inoculadores da varíola lhe enviassem o histórico completo e fidedigno dos resultados de todos os seus pacientes, desencadeando uma enxurrada de respostas de médicos, cirurgiões, boticários e um punhado de inoculadores leigos na Grã-Bretanha e no exterior. Boylston atravessou o Atlântico com a finalidade de apresentar pessoalmente para a sociedade um livro detalhando cada inoculação que conduzira na Nova Inglaterra, incluindo bostonianos brancos e escravizados, além de especular por que o procedimento parecia funcionar.

Após verificar cada caso meticulosamente, procurar detalhes que faltavam e extrair os números importantes, Jurin e o dr. Johann Gaspar Scheuchzer, seu sucessor como secretário da Royal Society, publicaram as tabelas contendo os dados anuais que revelavam, por idade, os índices de mortalidade da varíola natural e da inoculada. Os relatórios também incluíram detalhes clínicos das mortes por inoculação com o objetivo de demonstrar transparência e permitir que os leitores fizessem as próprias avaliações. "Será meu empenho constante, livre de quaisquer perspectivas particulares, desempenhar o papel de historiador e, com toda a fidedignidade e imparcialidade possível, representar os fatos a partir da investigação", jurou Scheuchzer, defendendo-se de críticas de ambos os lados enquanto o debate sobre a inoculação se intensificava. Quando o projeto foi concluído, em 1729, haviam sido produzidos relatórios sobre 897 indivíduos inoculados na Grã-Bretanha e 329 em Boston e noutros países.[15] O índice geral de mortalidade ficou pouco abaixo de 1 em cada 50 pessoas – muito inferior que o da varíola natural, de 1 em cada 6.

A abordagem matemática de Jurin provaria ser uma mudança revolucionária, não apenas pelo peso das evidências favoráveis que foram geradas sobre a inoculação, mas porque o método em si representava a imparcialidade baseada em fatos diante de um debate acalorado e muitas vezes emotivo. Os relatos, por definição subjetivos e expressados por meio da linguagem, poderiam ser distorcidos ou interpretados para confirmar um viés preexistente; já os números, com todos os dados anônimos e exibidos com o mesmo peso e importância, permitiam uma análise mais fria. Thomas Dixon, um médico formado em Aberdeen e nascido em Bolton, Lancashire, foi um dos muitos correspondentes a parabenizar o secretário da Royal Society. Ele escreveu em 1726: "Creio que o método que o senhor utiliza para convencer o mundo com Fatos é justo e Imparcial, e preconceitos em relação à Inoculação não podem, acredito, ser removidos de outra forma".[16] O dr. John Woodhouse, de Nottingham, enviou seus "calorosos agradecimentos", prevendo que os registros anuais de Jurin "convenceriam todos os inimigos sobre essa prática e a consolidaria para o grande benefício da humanidade".

Apesar de todo o entusiasmo do dr. Dixon e de seus colegas, a tarefa de "convencer o mundo" revelaria ser muito mais desafiadora do que qualquer um poderia prever. Assim que os argumentos numéricos foram introduzidos na medicina, eles receberam as objeções familiares a qualquer estatístico moderno: estariam os fatos sendo contabilizados corretamente? As comparações possuíam, de fato, equidade? Os críticos comentaram que, como a maioria dos inoculados na Inglaterra eram pessoas abastadas e com boa saúde, os resultados não poderiam ser justificadamente confrontados com os de pessoas pobres que muitas vezes tinham saúde precária e, com frequência, morriam de varíola natural.

Um artigo de 1724 que enaltecia os esforços de Jurin de utilizar "fatos claros para estabelecer ou desmantelar esse procedimento" comentou, com ironia, que suas estatísticas não tinham contido em nada a oposição à inoculação:

> Com que violência e malícia ela não foi desqualificada e combatida? Quantas afirmações falsas não vimos, de ousadia despudorada, insultando a verdade, em nossos jornais públicos! Não, as tribunas também estremeceram, sob o zelo de clérigos furiosos [...]. Ela foi representada como homicídio doloso! Uma audácia nova e perversa! Um ataque à prerrogativa de Paraíso! Tirar a obra de Deus de Suas próprias mãos, para ser retocada pela arrogância do homem![17]

Mesmo enquanto as acusações eram disparadas, a base sobre a qual o conhecimento foi construído estava mudando irreversivelmente. A importância dada às pesquisas refletiam um foco cada vez maior da Grã-Bretanha no valor da experiência e nas evidências adquiridas de forma direta, em vez de teorias herdadas. A medicina chegou com um tanto de atraso à abordagem empírica, cujos princípios tinham sido estabelecidos durante a Revolução Científica do século XVII. O filósofo inglês Francis Bacon havia preparado o terreno para a reforma da "filosofia natural", como a nova ciência era conhecida, cem anos antes, exortando a rejeição aos dogmas das autoridades tradicionais e, em seu lugar, promovendo os questionamentos científicos baseados na observação metódica e em primeira mão da natureza e do raciocínio indutivo. O processo de contagem como base de análise foi fundamental: em *Nova Atlântida: A Grande Instauração*, um registro utópico de uma sociedade científica ideal, Francis Bacon descreveu um instituto de pesquisa no qual "compiladores" organizavam descobertas de experimentos em tabelas, "com o objetivo de lançar uma luz melhor para que observações e axiomas possam ser extraídos delas".

A imensa influência do "pai do empirismo" foi determinante na fundação da Royal Society em 1660, com seu foco na aquisição de conhecimento por meio da investigação experimental em primeira mão. A determinação dos membros em verificar todas as afirmações recorrendo a fatos foi encapsulada pelo categórico lema da sociedade: *Nullius in verba* – "não aceitar a palavra de ninguém".

Um dos primeiros membros da sociedade, que mais tarde se tornaria seu presidente, foi sir Isaac Newton, outro gigante da Revolução Científica cuja obra-prima de 1687, *Philosophiæ Naturalis Principia Mathematica* [Os princípios matemáticos da filosofia natural], revelou nada menos que as leis da física que regem o Universo. As leis de Newton para a dinâmica do movimento dos corpos e da gravidade universal ofereceram um novo modelo revolucionário da natureza no qual forças quantificáveis operavam de acordo com regras gerais passíveis de cálculo matemático. A filosofia natural consistia em "estabelecer essas regras por meio de observações e experimentos e, a partir daí, deduzir as causas e os efeitos das coisas", escreveu Newton no programa que propusera à Royal Society no início de 1703, seu 24° ano como presidente.

A medicina, tão firmemente integrada à tradição humoral clássica e à teoria baseada na autoridade individual dos médicos, havia resistido ao pensamento empírico, ainda que as atividades dos cirurgiões, mais abertas à observação direta, os deixassem mais dispostos a avaliar os tratamentos. A medicina começava então a absorver também a nova abordagem baseada em evidências e se tornar mais científica ou, na terminologia contemporânea, "filosófica". Se o movimento dos planetas e das marés podia ser medido e compreendido, por que não a organização interna e os mecanismos do corpo? Em lugar da vontade divina, do acaso ou da superstição, a doença não poderia ser entendida pela razão e pelas leis da natureza?

A inoculação da varíola, essa nova prática contraintuitiva cuja eficácia fora provada pela experiência, em vez de pela teoria antiga, se encaixava com perfeição no espírito científico emergente. Avaliado de forma sistemática por Jurin, um seguidor de Newton formado pela Universidade de Cambridge tanto em matemática quanto em medicina, seu risco comparativo poderia ser medido quantitativamente e os resultados, submetidos à investigação racional. A própria natureza da intervenção implicava habilidade: em vez de uma luta, com frequência infrutífera, para tratar uma doença muitas vezes fatal, os médicos agora podiam controlar seu surgimento, administrar sua gravidade e reduzir a quase nada seu poder de matar e mutilar.

Emblemática do método científico e prometendo a possibilidade de melhorar a saúde e a felicidade do ser humano, a inoculação viria a se tornar o exemplo dos princípios definidores do Iluminismo europeu do século XVIII, com seu impulso otimista de progresso cultural e intelectual obtido por meio da razão, na busca por mais liberdade e de um mundo melhor. O filósofo iluminista francês Voltaire, um dos pensadores mais ilustres do movimento e defensor ferrenho da inoculação, incluiu uma carta inteira exaltando o procedimento em suas *Cartas filosóficas*, uma série de críticas à política, à religião, à literatura, à ciência e ao governo ingleses baseadas em suas experiências enquanto morou em Londres de 1726 a 1728. Aplaudindo as defensoras pioneiras da inoculação lady Mary Wortley Montagu ("uma mulher de inteligência refinada e dotada de um intelecto tão grande quanto qualquer pessoa de seu sexo nos reinos britânicos") e princesa Carolina ("uma amável filósofa no trono"), por seu discernimento e sua liderança, ele tratou a inoculação firmemente como um tema iluminista, situada em seu livro em pé de igualdade com análises das ideias de Bacon e Newton.[18] Voltaire elogiou os esforços de quantificação cada vez mais influentes de James Jurin enquanto contrastou a aceitação da inoculação pelo pragmatismo inglês com a resistência em seu país natal e em outros lugares. Cerca de quarenta anos depois, o apoio contínuo e apaixonado do filósofo à inoculação, tanto como uma intervenção médica quanto como um símbolo do pensamento iluminista, ajudaria a convencer Catarina II, imperatriz da Rússia, a se submeter ao procedimento e introduzi-lo no Império Russo.

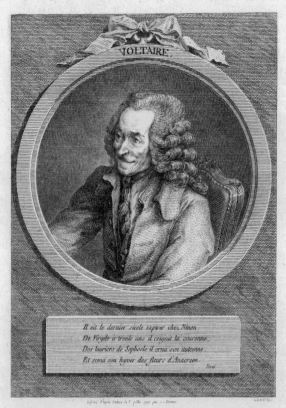

Voltaire (François-Marie Arouet).

Quando Voltaire retornou à França, a inoculação já era suficientemente reconhecida na Inglaterra, a ponto de ser citada numa das primeiras enciclopédias gerais publicadas em inglês, a *Cyclopedia*, de Ephraim Chambers. A publicação de 1728, com o subtítulo *An Universal Dictionary of Arts and Sciences* [Um dicionário universal de artes e ciências], definiu o procedimento como "utilizado para a transplantação das enfermidades de um sujeito a outro, em especial para o enxerto da varíola, que é uma prática nova entre nós, mas antiga e originária dos países orientais". As vantagens eram descritas com clareza: a inoculação oferecia a oportunidade de escolher um momento favorável do ano, a idade ideal e a condição de saúde do paciente, oferecendo a mesma imunidade que a varíola natural com "perigo praticamente nulo".

O relato da *Cyclopedia* sobre o "melhor método" refletia o fato de que, apesar de toda a simplicidade do método popular testemunhado por lady Mary Wortley Montagu na Turquia, os médicos na Inglaterra tinham, desde o início, modificado o procedimento para adequá-lo à sua própria convenção. Em vez da picada descomplicada com uma agulha de ponta romba feita pelas mulheres de Constantinopla, os médicos usavam uma lanceta para fazer incisões profundas, no braço e na perna do lado oposto do paciente, e inserir pequenos chumaços de gaze impregnados com pus contaminado com varíola que seriam enfaixados por diversos dias até serem removidos. De acordo com os princípios da medicina clássica, os pacientes da inoculação se submetiam a três semanas ou mais de preparativos para equilibrar os humores e garantir que o corpo estivesse em sua melhor condição para receber a transferência do veneno. A alimentação se mantinha simples e, em grande parte, vegetariana, o álcool era proibido, e os pacientes se submetiam a sangrias e purgações para alcançar um equilíbrio de fluidos corporais e ajudar a conter a febre. O regime continuava depois da inoculação, com médicos ajustando terapias e medicamente de acordo com a idade, a constituição e o estilo de vida de cada paciente. Incluindo o período de convalescença, o processo todo poderia levar dois meses, mesmo sem complicações como infecções nas incisões maiores.

Alguns críticos, incluindo a própria lady Mary, acusavam os médicos de complicar deliberadamente um procedimento simples numa tentativa de reforçar sua autoridade profissional e cobrar taxas mais altas aos clientes aristocratas ingênuos. Mas, enquanto a inoculação sem dúvida acabaria se tornando uma mina de ouro para alguns, os custosos preparativos e tratamentos eram menos uma questão de ganância que uma tentativa dos inoculadores – e de seus pacientes – de integrar a nova descoberta científica aos antigos paradigmas existentes. O pensamento iluminista e a análise quantitativa haviam aberto caminho para uma inovação radical, mas, a princípio, ela foi moldada de acordo com a centenária teoria dos humores e as práticas consagradas da medicina.

A complexidade, a duração e o alto custo resultante da inoculação garantiram que, durante cerca de vinte anos após sua introdução na Grã-Bretanha, o procedimento estivesse basicamente restrito a famílias de classe alta, que garantiam a proteção de seus filhos e muitas vezes, para impedir que a infecção chegasse à sua casa, a de seus criados. Relatos de algumas mortes e temores de que pacientes inoculados pudessem infectar os demais com a doença natural aumentaram a preocupação da população, mas foi principalmente uma queda na incidência da varíola que fez o entusiasmo com o procedimento diminuir. Até mesmo a família real, defensora convicta da inoculação, deixou o assunto um pouco de lado. Em novembro de 1743, o príncipe Jorge, de 5 anos, filho mais velho do príncipe e da princesa de Gales e futuro rei Jorge III, contraiu varíola, mas, de acordo com os relatos, "espera-se que ele esteja fora de perigo, por ter contraído uma variação favorável".[19]

A pausa foi breve. Uma ressurgência da varíola na Inglaterra nos anos 1740, que alcançou o patamar de uma nova epidemia nacional no início da década seguinte, gerou uma nova sensação de ameaça.

O medo sempre foi o entusiasta mais poderoso da inoculação, e a retomada da prática foi rápida. Enquanto as poucas mortes que tinham ocorrido poderiam alarmar os pacientes em potencial, com a população pobre ainda muito menos convencida do que as classes abastadas, as reservas que perduravam entre aqueles que exerciam medicina sobre a segurança e a eficácia da tecnologia tinham desaparecido. Thomas Frewen, médico em Rye, Sussex, comentou em seu ensaio de 1749 sobre a inoculação que "o sucesso que a acompanhou nos últimos anos parece, neste momento, tê-la estabelecido sobre uma base sólida, de modo a calar a boca de seus antagonistas e deixar que ela siga seu caminho".[20] Opositores da prática tinham sido muitos, reconhecia ele, mas "em grande parte, homens de pouca importância, que pretendiam vilanizar a arte e, além disso, promover falsos relatos e histórias forjadas, para terem algum recurso de argumento ou experiência". Ele clamou por um retorno à clareza dos dados do quadro geral: em vez de fazer o que Frewen chamou de "retomada mal-intencionada" dos poucos casos de inoculação que fracassaram, a humanidade deveria "pesar as vantagens acumuladas pelos números dessa prática".

Os irmãos mais novos do príncipe Jorge, o príncipe Eduardo e a lady Augusta, foram inoculados assim que ele adoeceu, usando matéria infectada das pústulas do irmão. O apoio ativo da realeza georgiana através da inoculação da própria família deu ao procedimento a aprovação mais alta na Grã-Bretanha, ainda que a ausência de qualquer forma organizada de saúde pública em âmbito nacional significasse não ter havido o correspondente a uma divulgação oficial da prática durante o século XVIII. Em vez disso, a profissão médica, na época ainda regulada de forma ineficiente, com suas hierarquias enfraquecidas e carência de qualquer sistema uniformizado de educação e qualificação, apenas continuou a inoculação de acordo com as demandas do mercado.

Para quem não podia pagar, a lacuna mais uma vez deixada pelo governo começou a ser ocupada por iniciativas beneficentes privadas.

Enquanto campanhas organizadas para oferecer a inoculação aos pobres só surgiriam mais tarde naquele século, o Hospital Foundling, fundado em 1739 em Londres pelo filantropo e capitão Thomas Coram, introduziu uma rotina de inoculação de "crianças expostas e abandonadas" – em geral, filhas de mães solteiras – que chegavam aos seus cuidados em 1744. Havia um forte apoio dessa política entre os ilustres diretores do hospital, incluindo o consultor da área médica Richard Mead, médico renomado e polímata de enorme importância, coletor e especialista em venenos que travou um duelo por causa do tratamento da varíola. Como os órfãos estavam sob os cuidados do hospital, e a inoculação era um procedimento comprovado que salvava vidas, a obrigatoriedade foi considerada totalmente aceitável. No fim de abril de 1756, 247 crianças tinham sido inoculadas. Entre elas, apenas uma havia morrido: um fato que o comitê administrativo divulgou orgulhosamente nos jornais.

O mesmo espírito filantrópico voltado para o alívio prático do sofrimento resultou na fundação de outra instituição de caridade revolucionária em 1746: o Hospital do Condado de Middlesex para Varíola e Inoculação, que mais tarde seria conhecido como Hospital da Varíola de Londres. Além de tratar os casos de varíola natural, rejeitados por outros hospitais da capital para evitar o contágio, ele foi o pioneiro ao se tratar da inoculação institucional. A prevenção da varíola estava começando a mudar de um tratamento caro e personalizado oferecido em lares aristocráticos para uma abordagem mais abrangente e focada em todas as classes. Afinal, como o relatório dos administradores observou, "as classes inferiores são pelo menos tão vulneráveis [à varíola] quanto aqueles de uma esfera superior da vida, ainda que sejam completamente incapazes de amparar a si mesmos diante de uma enfermidade tão terrível".[21]

A nova instituição, a primeira do tipo na Europa, teve início em tendas de lona antes de se mudar de vez para os prédios onde os pacientes se submetiam a quatro semanas de preparativos e quarentena.

Quando ficava claro que já não tinham contraído varíola natural, eles eram inoculados e passavam três semanas se recuperando numa área separada. O longo processo limitava muito o número de pacientes em potencial e, ainda que ele tenha gradualmente se expandido a ponto de inocular cerca de mil pessoas por ano e gerado apenas uma morte em quase seiscentos casos, o hospital foi criticado por atender principalmente os empregados de seus patronos ricos. Os vizinhos da instituição, temendo a disseminação da doença, tentaram sem sucesso solicitar seu fechamento e foram tão agressivos com os pacientes que recebiam alta que foi preciso que ela ocorresse sob o abrigo da noite.

Apesar das limitações, a especialização única e o método bem-sucedido do Hospital da Varíola logo atraíram médicos diplomados estrangeiros ansiosos para aprender sobre o progresso inglês com a nova tecnologia. Médicos de prestígio de Genebra, Suécia, Holanda e França levaram o novo conhecimento adquirido para seus países e para outras partes enquanto a influência do hospital se espalhava pela Europa. Houve até um visitante da Rússia: o barão Alexander Cherkasov, que havia estudado na Universidade de Cambridge e falava inglês fluente, foi observar a inoculação institucional em ação. Alguns anos depois, o barão – então presidente da nova Escola de Medicina em São Petersburgo – serviria de intérprete para Thomas Dimsdale, recepcionando-o em sua visita secreta ao palácio de inverno para inocular a imperatriz da Rússia.

Fora das instituições, a demanda cada vez maior por inoculação na Grã-Bretanha fez as antigas divisões se tornarem mais indistintas na profissão médica. Cirurgiões, tradicionalmente encarregados apenas das incisões manuais do procedimento, e os boticários, responsáveis por prescrever e dosar os medicamentos, forçaram sua entrada nas etapas mais lucrativas dos preparativos e dos cuidados posteriores tipicamente supervisionados por médicos, especialistas no funcionamento interno do organismo e, pelo menos em teoria, muito bem formados. Por sua vez, estes reclamavam amargamente dessa inclusão e optaram por operar eles mesmos a lanceta, oferecendo uma inoculação "completa" concorrente para pacientes que tivessem pelo menos 10 guinéus (quase cem dias de remuneração para um artesão habilidoso) para gastar. Amadores – alguns deles eficientes, outros que não passavam de charlatães – começaram a aparecer para preencher as lacunas do mercado, oferecendo o procedimento para aqueles que não podiam pagar as pesadas tarifas cobradas pelos médicos. Os altos valores da inoculação "excluiriam necessariamente grande parte, ou melhor, a maior parte da humanidade, de seus benefícios", alertou um colaborador da publicação mensal *Gentleman's Magazine* em 1752, no que foi um dos primeiros apelos pelo acesso universal ao procedimento. "Os pobres, de modo geral, estão totalmente excluídos de toda a participação nele."[22] Nem mesmo fazendeiros e artesãos, que viviam bem acima da linha da pobreza, poderiam pagar para proteger toda a sua família, e, no entanto, a intervenção era simples e podia ser realizada com segurança por não especialistas, até mesmo por donas de casa que não tivessem medo de agulha, observou o escritor. Ele ofereceu uma solução ousada. Uma rede do tamanho do reino de instituições de caridade seguindo a mesma linha do Hospital da Varíola era necessária para expandir o procedimento para "todas as camadas de pessoas"; os indivíduos deveriam escolher quem quer que considerassem competente para realizar a inoculação, e os médicos deveriam baratear seus preços e inocular os pobres de graça.

Em *Analysis of Inoculation* [Análise da inoculação], de 1754, um dos diversos tratados sobre o tema que saíam a toda das gráficas e circulavam pela Inglaterra e no exterior, James Kirkpatrick, um médico nascido na Irlanda, também lançou a ideia de um sistema nacional de hospitais de isolamento, de valores mais baixos e até da inoculação universal de crianças a partir de 5 anos.[23] Mas ele atacou a ideia de afastar os médicos diplomados, argumentando que conhecimento profissional era essencial para adaptar cada procedimento para a saúde e o estado humoral de cada paciente específico. Mesmo assim, sua longa publicação, que em pouco tempo foi considerada uma referência na área, definiu em detalhes precisos os regimes preparatórios de adequação a idades e constituições específicas, recomendando alguns grãos de ruibarbo como laxante para remover vermes nas crianças e, para os adultos, sangrias, vômitos e purgações com o metal tóxico antimônio e calomelano, um cloreto de mercúrio muito usado como cura para tudo. A dieta era exaustiva: o médico privilegiava "belos nabos macios e espinafre suculento" quando era a estação e reconhecia ter superado sua hesitação inicial sobre os benefícios do aspargo. Apesar de todo o seu foco na avaliação médica, a abordagem prescritiva de Kirkpatrick, baseada inicialmente na idade do paciente, sinalizava uma aproximação cada vez maior da padronização da inoculação que, no fim das contas, abriria caminho para um uso mais amplo.

Analysis of Inoculation, lido e traduzido em toda a Europa, era mais do que um manual médico. Ele abria com um furioso contra-ataque às contínuas objeções religiosas à inoculação. Longe de desafiar a vontade de Deus, argumentou Kirkpatrick, o procedimento era "um método descoberto pela Providência", a Razão Humana dada por Deus deveria direcioná-lo ativamente a buscar "uma prática tão incontestavelmente favorável à vida". A inoculação se alinhava de forma exata com os valores iluministas: ela se situava diretamente na "ampliação plácida da Razão e da luz do Sol", enquanto seus críticos preconceituosos estavam perdidos na escuridão. E depois da Providência e da Razão, o exemplo real era quase um endosso igualmente valioso – outra valiosa lição britânica que chegaria até a Rússia. O tratado era dedicado ao rei Jorge II, cuja "sagacidade e resolução" em inocular as filhas 25 anos antes "preservaria tantos milhares de seus súditos, seus filhos políticos".

Se alguns clérigos continuavam céticos, essas dúvidas não existiam no sistema médico britânico. Em 1755, a Royal College of Physicians deu à inoculação seu selo oficial de aprovação. Notando que o sucesso da prática na Inglaterra havia sido "deturpado pelos es-

88   A IMPERATRIZ E O MÉDICO INGLÊS

trangeiros", a instituição anunciou sua opinião de que as objeções iniciais haviam sido "refutadas pela experiência e que, no presente e de modo geral, ela tem sido mais estimada e praticada na Inglaterra do que nunca, e que a consideram uma prática das mais benéficas para a humanidade".[24]

Enquanto o apoio à inoculação havia crescido na Inglaterra, países vizinhos no continente europeu ainda eram céticos ou fortemente contrários. A varíola não era menos devastadora do outro lado do canal da Mancha, mas, apesar do turbilhão inicial de experimentos com a nova tecnologia na época das tão divulgadas inoculações reais na Grã-Bretanha, o procedimento não se consolidou na Alemanha nem na Itália. Na França, ele se tornou tema de uma guerra cultural em que os principais intelectuais estavam em disputa com o conservador sistema médico e a Igreja católica, extremamente resistente, gerando profundos debates acerca da natureza do risco e da tomada de decisões.

Em sua polêmica carta sobre a inoculação, publicada em 1733 e imediatamente banida na França, Voltaire observou que

> murmura-se pela Europa cristã que os ingleses são tolos e loucos: tolos porque passam varíola para os filhos para impedi-los de contrair a doença e loucos porque transmitem de propósito uma doença certamente temida para os filhos, apenas para impedir um mal incerto.

Enquanto isso, os ingleses "chamam os outros europeus de covardes e desnaturados: covardes porque têm medo de provocar um pouco de dor em seus filhos e desnaturados porque os expõem à morte por varíola em algum momento vindouro".[25]

Mesmo considerando a predileção de Voltaire pela provocação satírica e sua frustração com a rigidez das instituições de seu país natal (e as memórias de sua própria experiência brutal com a varíola na epidemia de Paris de 1723), foi um resumo bastante fidedigno das percepções mútuas dos dois países. Na França, apesar da morte de seu avô, o Grand Dauphin, de varíola em 1711, o rei Luís XV rejeitou o exemplo pioneiro da família real em Londres e nunca se arriscou a inocular os filhos, três dos quais morreram de varíola. Enquanto na Grã-Bretanha havia separação entre Igreja e Estado, e nem o governo nem a Royal College of Physicians assumiam responsabilidade pela saúde pública, na França a regulamentação médica era fortemente controlada pelo corpo docente das principais universidades. Um número limitado de médicos tinha autorização para estudar em cada instituição e recebia licença para atuar apenas em nível local, mantendo a profissão confinada num sistema vertical e corporativo que resistia a ideias novas, especialmente as estrangeiras. A Faculté de Médecine da Universidade de Sorbonne, em Paris, mantinha autonomia total em relação a questões médicas na capital, o que gerava uma disputa de poder permanente com os médicos reais do rei e maior sufocamento das inovações. Os médicos ingleses com espírito empreendedor podiam tratar qualquer um que confiasse em sua lanceta, enquanto seus colegas franceses precisavam desobedecer à lei para fazê-lo.

O apoio à inoculação na França não vinha dos médicos nem dos cientistas do país, como na Inglaterra, mas dos filósofos: os ilustres intelectuais públicos do Iluminismo cuja missão autodeclarada era não apenas entender e criticar o mundo, mas viver nele e mudá-lo para melhor. A *Encyclopédie*, a monumental enciclopédia geral do novo pensamento organizada por Denis Diderot e Jean d'Alembert e publicada a partir de 1751, definiu a figura do filósofo iluminista francês como "um homem civilizado que age em todos os assuntos de acordo com a razão, e que combina um espírito de reflexão e precisão com moral e qualidades sociáveis". Tal homem esforçava-se ativamente para ser guiado pela razão, mas não era um "sábio insensível" apartado da sociedade e que desejava negar emoções humanas. O verdadeiro filósofo iluminista francês se regozijava com a humanidade, trabalhando para não ser dominado por paixões, mas "para se beneficiar delas e fazer um uso racional delas [...] porque a razão o direcionava a fazê-lo".[26]

A inoculação da varíola, que reunia a ciência empírica e os mais profundos medos de pais e mães que queriam proteger os filhos do mal, era o epítome da combinação entre razão e sensibilidade que alicerçava o pensamento iluminista. Intelectuais franceses participavam do debate não apenas para lutar a favor do progresso da medicina acima do dogma e da superstição, mas também para encorajar indivíduos a direcionar suas emoções de forma racional. O que esses intelectuais promoviam não era tanto um debate intelectual quanto uma campanha cultural, e, por meio de artigos, panfletos e até poesia, eles apresentavam seus argumentos não para uma classe de médicos relutantes, mas para a opinião pública esclarecida. Para os homens letrados, a inoculação não era uma mera questão médica: ela afetava o bem-estar de toda a sociedade.

Em 1754, dois anos depois de uma epidemia de varíola em Paris que quase matou o filho mais velho do rei, o matemático e cientista Charles-Marie de La Condamine fez um discurso histórico em defesa da inoculação numa sessão pública da Académie Royale des Sciences em Paris.[27] A varíola, que o intelectual acreditava ser causada por "sementes" existentes no sangue, era praticamente universal. Ele argumentou: a doença era um "rio profundo e de águas rápidas" que quase todos precisavam atravessar, e 1 em cada 7 perdia a vida enquanto tentava nadar até a margem. A inoculação, que ele havia testemunhado em pessoa durante expedições para ao Peru e a Constantinopla, oferecia um barco trazido por Deus para a travessia da correnteza furiosa e salvava 99 de cada 100 vidas, de acordo com as estatísticas de Jurin. O processo trazia algum risco, reconhecia La Condamine, mas era algo tanto legalmente justificado quanto racional para um pai amoroso expor seu filho de forma voluntária a um perigo limitado para protegê-lo de outro perigo muito maior. Não havia uma terceira opção.

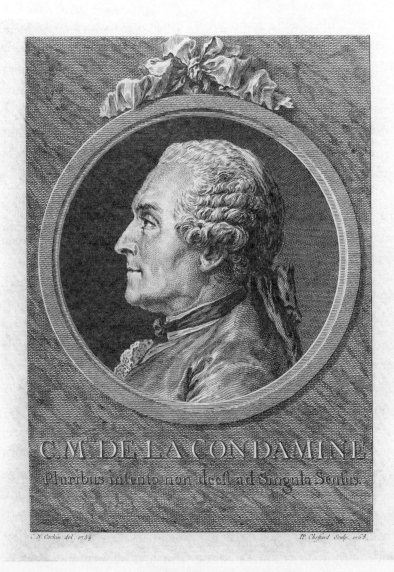

Charles-Marie de La Condamine.

"Se o preconceito não extinguir por completo a luz da razão no pai, se ele amar o filho com um amor esclarecido, não pode haver um momento de hesitação", afirmou ele para a plateia fascinada. "Essa não é uma questão de moralidade, é uma questão de cálculo. Por que deveríamos tratar como uma questão de consciência um problema aritmético?" No auditório, a retórica soou persuasiva, ainda que na prática criar os filhos tendo como base apenas fatores quantitativos fosse – e ainda seja – impossível. A verdade nua e crua das estatísticas anônimas estava a um mundo de distância da realidade emocional dos pais, na qual proteger uma criança pequena significava expô-la a uma lanceta cheia de vírus ativos.

La Condamine não tinha tais receios. O amor dos pais, expressado de forma racional, era uma questão de encontrar o equilíbrio em se tratando de riscos, como os indivíduos pesavam todos os dias os perigos menores, como viagens longas, caçadas ou críquete. A inoculação, justificou ele, mudava radicalmente as chances da "loteria forçada" da varíola: uma tômbola do destino em que todos participavam e muitos recebiam "o vazio da morte" todos os anos. Agora, pelo menos, o número de espaços vazios poderia diminuir, encolhendo para apenas 1 em cada mil.

Tendo buscado atrelar sentimentos privados à sua causa, La Condamine se voltou para uma motivação ainda quase não utilizada na Inglaterra em relação à inoculação: o interesse nacional. Os ingleses, "uma nação sábia e culta, nossos vizinhos e nossos rivais", haviam domado o "Minotauro" da varíola, enquanto os franceses continuavam reles espectadores. Ao não seguir o exemplo britânico de adotar a inoculação da varíola em 1723, bradou ele, a França perdeu quase 1 milhão de vidas "por nossa ignorância, nosso preconceito, nossa indiferença ao bem da humanidade. Sem dúvida precisamos confessar que não somos nem filósofos nem patriotas". A defesa da inoculação tratava não apenas de salvar os amados filhos de cada um: a prática também preservaria a população para o benefício do Estado. Uma vez que a força de trabalho era fundamental para aumentar a riqueza e o comércio de uma nação – o objetivo mercantilista da França e de seus vizinhos europeus –, era do interesse econômico de um país preservar a saúde e aumentar o número de seus cidadãos. Assim, os governos deveriam sancionar oficialmente a inoculação. Ele não chegou a exigir a obrigatoriedade, mas concluiu dizendo: "Num assunto relacionado ao bem-estar público, é dever de uma nação pensante esclarecer aqueles que são capazes de ver a luz, e liderar por meio da autoridade as massas, que não podem ser afetadas pelas evidências".

O discurso entusiasmado, aplaudido na Académie e muito difundido em sua forma impressa, despertou um novo interesse pela inoculação entre as famílias da elite na França e no restante da Europa. Em 1756, o príncipe de Bourbon, duque d'Orléans, lançou uma nova moda nos círculos aristocráticos parisienses quando convidou, direto de Genebra, o médico-celebridade Théodore Tronchin, de mais de 1,80 metro de altura e "belo como Apolo", de acordo com seu paciente Voltaire, para inocular seus dois filhos. Tronchin, que redigiria um longo ensaio defendendo a inoculação para a *Encyclopédie*, logo se tornou o assunto de Paris, segundo o relato do escritor e também enciclopedista Friedrich Melchior Grimm. "Todas as nossas mulheres vão se consultar com ele; sua porta está cercada, e a rua onde ele mora encontra-se cheia de carros e carruagens, igual às áreas próximas aos teatros."[28] Voltaire escreveu o primeiro de diversos tributos poéticos ao médico e paciente, comparando a descoberta médica à articulação feita por Newton das leis do Universo (e recordando aos leitores que ele havia sido um dos primeiros exponentes). Estilistas criaram *bonnets à l'inoculation*, acessórios para a cabeça com motivos da varíola – laços com pontos vermelhos – e *tronchines*, vestes mais soltas que o médico recomendava para encorajar as aristocratas sedentárias a se exercitar mais. Entre as famílias nobres da Europa continental, o poder do exemplo da realeza francesa e da moda começou a triunfar após a argumentação ter falhado. A duquesa de Saxe-Gotha, relatando a inoculação de seus filhos para Voltaire em 1759, escreveu: "Sabe, seguimos muito a moda e somos livres de preconceitos".[29] "A senhora é sábia em todas as questões", respondeu ele.

Mas, para a maioria, incluindo a tradição médica, a desconfiança em relação à nova tecnologia perdurava. Enquanto os debates fervorosos, relativos à varíola natural e à inoculada, continuavam ocorrendo na França, surgia uma nova forma de demonstrar as vantagens da inoculação: o cálculo de probabilidades. Encorajado por La Condamine, o físico e matemático suíço Daniel Bernoulli empregou uma sofisticada modelagem matemática para responder a uma pergunta: um governo baseado na razão deveria promover a inoculação universal para sua população desde o nascimento, mesmo que o procedimento, às vezes, fosse fatal? Em 1760, abrindo um novo caminho, tal qual Nettleton e Jurin fizeram antes dele, Bernoulli apresentou à academia o que é considerado o primeiro modelo epidemiológico do mundo para uma doença infecciosa. Sua complexa fórmula algébrica calculava a expectativa de vida em diferentes idades e então contabilizava o impacto da inoculação e da mortalidade da varíola, concluindo que inocular todas as crianças pequenas, mesmo considerando algum grau de risco no procedimento, aumentaria o tempo de vida de um cidadão, em média, até três anos.[30] Com base nisso, concluiu Bernoulli, seria sempre do interesse do Estado "privilegiar e proteger a inoculação de todas as formas possíveis, assim como um pai de família em relação a seus filhos".

Assim que a probabilidade – uma ramificação relativamente nova da teoria matemática – foi aplicada à inoculação, ela também passou a ser posta em xeque. Mais tarde, no mesmo ano, o matemático francês Jean d'Alembert reagiu com um alerta sobre reduzir a questão "a equações e fórmulas".[31] Os cálculos de Bernoulli, argumentou ele, tinham oferecido uma defesa racional para que o Estado apoiasse a inoculação, mas o interesse do governo não era necessariamente o mesmo dos indivíduos, e os dois deveriam ser tratados de forma distinta. Um governo pode sacrificar racionalmente algumas vidas para salvar outras, como ocorreu na guerra. Já um pai, sempre priorizaria proteger a vida dos filhos. Não apenas isso, a probabilidade não refletia de forma exata a psicologia do risco, destacou d'Alembert. A maioria das pessoas, em especial as mães pensando nos filhos, daria mais peso ao perigo imediato da inoculação, por menor que seja, do que o benefício de mais alguns anos de vida em algum momento do futuro.

Angelo Gatti, um ilustre médico italiano que realizava inoculações na França usando seu método pioneiro simplificado, também rejeitava o argumento dos filósofos de que o sentimento podia ser governado pela razão e pela matemática.[32] A única forma de tornar a inoculação universal era torná-la segura, propôs ele, recomendando que fossem abandonados os complicados preparativos médicos e alimentares que, com razão, Gatti acreditava fazerem mais mal do que bem. "Até que seja bastante seguro, ela nunca pode se tornar geral, e todos os cálculos feitos para demonstrar que um risco menor deve ser corrido em vez de um maior terão pouco peso para a multidão."[33] Gatti resumiu com perfeição as limitações permanentes da estatística como uma ferramenta de persuasão individual. "O ser humano será sempre mais afetado por um perigo presente, ainda que demasiadamente pequeno, do que um perigo muito maior, ainda que remoto e, em certa medida, incerto."[34]

Os debates franceses sobre a inoculação geraram ideias novas e contundentes, inúmeros panfletos, livros, poemas, cartas e até descobertas na modelagem epidemiológica, mas, para além dos círculos aristocráticos, havia mais controvérsias do que experimentos de fato. Enquanto argumentos matemáticos tinham sido decisivos para os médicos na Inglaterra, a comunidade médica francesa não fora convencida por eles, sobretudo porque a França tinha menos informações quantitativas sobre sua própria população. Em 1763, após mais uma epidemia de varíola e acusações de que infecções causadas pelas inoculações eram as responsáveis, o Paris Parlement, o principal tribunal da França, tomou uma atitude. Ele baniu a inoculação dentro de sua jurisdição – para a fúria dos filósofos – e pediu que os departamentos de medicina e teologia da Sorbonne chegassem a um parecer sobre a segurança da prática. O corpo docente do curso de medicina foi o primeiro, fazendo uma chamada para submissões de documentos de médicos de toda a Europa, e mesmo assim não saiu de um impasse, produzindo dois relatórios conflitantes e, no fim das contas, recomendando "tolerância". A inoculação continuou sem apoio oficial, mas foi a morte de Luís XV, causada pela varíola, em 1774, que finalmente mudou a postura da França. O novo rei, Luís XVI, e seus dois irmãos logo foram inoculados, e a família real francesa se tornou a última monarquia reinante na Europa a aceitar o procedimento. O atraso não diminuiu a oportunidade de ostentação: a rainha de Luís XVI, Maria Antonieta, desfilou um penteado alto e empoado, apelidado de *pouf à l'inoculation*, com uma serpente decorativa para representar o poder da medicina. O economista italiano Ferdinando Galiani escreveu em 1777: "Uma morte causada por varíola vale mais que as dissertações de La Condamine".[35]

Enquanto os franceses investigavam as implicações filosóficas da inoculação, na Inglaterra a prática avançava. Com a opinião médica firmemente de acordo em meados do século XVIII, e o apoio dos principais religiosos, as únicas limitações eram a confiança do público e o acesso ao procedimento. Benjamin Pugh, cirurgião e inoculador de Chelmsford, Essex, escreveu em 1753 para a *Gentleman's Magazine*: "Esse bem universal é a inoculação e, a despeito de a inveja ter feito tantos ataques a ela, ainda assim, feliz por seu reino, ela ganha terreno diariamente; a classe mais baixa tem aderido a ela bem rápido nestas partes".[36] A erosão das barreiras rígidas entre os praticantes de medicina resultou em médicos, cirurgiões e boticários oferecendo inoculações a uma ampla gama de preços, aos poucos colocando o procedimento ao alcance de uma parcela maior da população.

Entre esses cirurgiões, estava Thomas Dimsdale, que tempos depois registraria que a inoculação consistia em "uma parcela considerável" de seu trabalho desde o retorno do Exército e a realização de um segundo casamento, em 1746. Ainda que sua herança e a riqueza de sua nova esposa lhe tivessem possibilitado diminuir a atividade médica por alguns anos, o casal logo teria uma família notável da qual cuidar. Dos dez filhos nascidos, sete sobreviveram, e Susannah, mãe de Thomas, deixou instruções específicas de que eles deveriam ser criados de acordo com a fé quaker da família. Ela registrou em seu testamento:

> Não posso ficar tranquila sem lembrá-lo de tomar um cuidado muito especial para que [seus filhos] recebam educação religiosa, o que com toda certeza é sua obrigação, e cuidar para que você não deixe que uma frieza e indiferença tenham qualquer espaço em você no que concerne a manter os compromissos da profissão em que foi formado na esperança de que você dê a mesma atenção a seus filhos.[37]

Apesar do atrito inicial com a Casa de Reunião de Hertford sobre sua "conduta indecorosa" e a decisão impenitente de se casar com alguém de fora de sua religião, Thomas ainda era considerado um praticamente da fé quaker por sua família, que continuaria vivendo de acordo com ela e a transmitiria para a geração seguinte. Mary, sua primeira esposa, havia sido enterrada no Cemitério dos Amigos em Bishop's Stortford, uma cidade próxima, o que sugere que uma reconciliação tinha sido feita depois que ele foi renegado. A carreira em ascensão de Thomas também se baseava em seus contatos quakers: ele mantivera a amizade com o dr. John Fothergill, um médico famoso e Amigo de destaque, que vivia então em Bloomsbury com uma segunda casa em Upton, Essex. Esta possuía um jardim considerado pelo naturalista Joseph Banks inferior apenas aos Kew Gardens em toda a Europa. Em 1768, ambos seriam administradores do Hospital St. Thomas, onde haviam estudado quase quarenta anos antes.

Em 1761, Thomas obteve um diploma em medicina na King's College, Aberdeen. Uma qualificação que na época poderia ser comprada sem nem ao menos uma visita, ainda que ele tivesse fornecido a recomendação de dois médicos de Londres. Como médico, sua posição profissional estava à altura de seu status social em ascensão, e ele poderia cobrar de seus pacientes abastados à altura. Apesar de ter sido impedido de se tornar um membro pleno da Royal College of Physicians, instituição que exigia um diploma de Oxford ou Cambridge – um requisito que era motivo para cada vez mais oposição – e, dessa forma excluía não membros da Igreja anglicana, ele foi admitido no grupo de elite como um licenciado extra, o que lhe permitiu oficialmente praticar medicina fora de Londres. Dois anos depois, um pequeno hospital de isolamento conhecido como Casa da Peste, financiado por doações, foi construído no terreno vizinho ao impressionante jardim da Port Hill House, o novo lar da família Dimsdale no vilarejo de Bengeo, vizinho a Hertford. Ali, Thomas podia tratar em segurança pacientes de varíola das paróquias locais, além de indivíduos ricos em convalescença depois da inoculação em sua clínica cirúrgica.

Em mais de vinte anos praticando a inoculação, Thomas tinha perdido apenas um paciente, uma criança que morrera de uma febre que ele acreditava não ter relação com a varíola, ainda que o médico admitisse que houvera outros casos nos quais os sintomas lhe tivessem causado "uma ansiedade nada insignificante". Ele era um médico habilidoso, mas sua técnica ainda consistia em grande parte na versão convencional desenvolvida na Inglaterra quando o procedimento se instalou no país: preparativos para os pacientes com alimentação, medicamento e purgação; a inserção de chumaços contaminados com pus numa incisão de 2,5 centímetros; uma recuperação supervisionada num ambiente quente. Mas, quando a Casa da Peste foi aberta, ele começou a ouvir boatos de um método de inoculação novo e muito mais simples que revolucionaria toda a teoria vigente, desenvolvida por um operador sem formação médica oficial. O inoculador Daniel Sutton vivia em Essex, perto do local de nascimento do próprio Thomas em Theydon Garnon. Sutton estava tratando milhares de pacientes, pelo visto com bastante sucesso, e ganhando mais dinheiro que o primeiro-ministro.

O "método suttoniano" foi nada menos que revolucionário: ele transformaria a segurança e a disponibilidade da inoculação. Depois de décadas em que cada médico praticava variações de uma técnica onerosa e imperfeita, Sutton descobriu a chave que liberaria o procedimento para as massas. Combinando seu novo método com instintos comerciais audaciosos, ele começou a fazer fortuna.

O segredo de Sutton provocaria e instigaria seus rivais, que usaram todos os meios – honrosos ou não – para obter os detalhes, e ficaram chocados com sua simplicidade. Entre os mais curiosos estava Thomas, que, diligente como sempre, submeteu a nova técnica a seus "testes repetidos" para "colocar a técnica um passo ainda mais perto da perfeição". Então, em 1767, ele deu um passo que seu colega havia evitado: ele publicou suas descobertas. Mesmo que o método não conseguisse "exterminar" a varíola por completo, escreveu Thomas, pelo menos ele diminuía seu poder mortal.

Seu tratado, *The Present Method of Inoculating for the Small-Pox* [O método atual de inoculação da varíola], foi um sucesso instantâneo, chegando a sete edições e situando Thomas como o principal especialista mundial em inoculação. A publicação também atrairia para ele a atenção da mulher mais poderosa do mundo no século XVIII: a imperatriz da Rússia.

3
A imperatriz

"Ela é, de todas as pessoas de seu sexo que
já conheci, a mais envolvente."
Thomas Dimsdale[1]

Menos de duas semanas depois de chegar à corte real em Moscou,
aos 14 anos, a princesa germânica Sofia Augusta Frederica de Anhalt-
-Zerbst – a futura Catarina II da Rússia – ficou gravemente doente. Enquanto se arrumava para o jantar com sua mãe, Joana, e o
grão-duque Pedro, herdeiro do trono russo e seu futuro marido,
ela desmaiou por causa de uma febre alta e uma forte dor na lateral do tronco. Joana, desesperada para salvar não apenas a vida de
Sofia, mas o casamento excepcionalmente vantajoso, insistiu que
os médicos fizessem um tratamento contra a varíola em sua filha.
Mas, quando sugeriram que a adolescente deveria ser submetida a
uma sangria – acreditando que drenar uma quantidade de sangue
diminuiria a febre –, a mãe recusou de imediato. Joana tinha as
próprias razões para desconfiar dos conhecimentos médicos russos:
seu irmão mais velho, tio de Sofia, havia morrido de varíola em São
Petersburgo enquanto se preparava para o próprio noivado com a
imperatriz reinante, Isabel.

Sofia sofreria por mais cinco dias, até que Isabel interveio e proibiu Joana, difícil e insensível, de entrar no quarto da doente, sentando-se ao lado da cama de Sofia e ainda autorizando os médicos a realizar a sangria. "Fiquei entre a vida e a morte por 27 dias, durante os quais fui submetida a sangrias dezesseis vezes e, às vezes, quatro vezes por dia", recordaria Catarina posteriormente.[2] Revelou-se que a enfermidade era pleurisia, causada, reza a história, pelo fato de Catarina ficar andando descalça de um lado para o outro em seu quarto frio à noite tentando dominar a difícil língua russa. Enquanto perdia e recobrava a consciência, ela recusou a visita de um pastor protestante da tradição luterana de sua família. Em vez disso, para a alegria da imperatriz, ela chamou o padre Semyon Theodorsky, seu instrutor na doutrina cristã ortodoxa, à qual ela se converteria antes de seu casamento, processo que resultou na sua mudança de nome. Enquanto finalmente começava a se recuperar, ainda fraca por causa da doença e da perda de sangue, a jovem princesa ficava deitada em seu quarto fingindo dormir. Seus olhos estavam firmemente fechados, mas ela ouvia com atenção às fofocas das damas de companhia. Enquanto sua febre baixava, ela descobriu que sua ardilosa mãe havia caído em desfavor e que a própria estrela já estava em ascensão.

Catarina descreveu o episódio em suas detalhadas memórias escritas em segredo em três ímpetos: o primeiro quando estava na casa dos 20 anos e os outros dois até a sua morte, aos 67 anos. Os relatos – francos, vibrantes, revisados e reformulados inúmeras vezes – serviram como uma plataforma disponível para ela controlar sua imagem e construir seu legado como a mulher que governou por mais tempo e com um nível espantoso de sucesso na história da Rússia.

Em sua cama em Moscou, poucos dias depois de chegar como uma forasteira, Catarina conseguiu demonstrar sua devoção ao país de adoção por meio de dois aspectos definidores da identidade do local: idioma e religião. Ela havia sacrificado sua saúde para aprender o vocabulário russo (não sendo relevante que a princesa tenha tido doenças similares antes), e então buscou conforto durante sua convalescença em preces ortodoxas sussurradas. Sua bisbilhotagem também foi reveladora: demonstrou que ela possuía astúcia – essencial para qualquer líder –, além de instintos políticos natos, com uma habilidade considerável para julgar o caráter e a motivação das pessoas. Ela sabia onde o poder residia e como conquistar mentes e corações por meio de ações estrategicamente divulgadas. Sua experiência também lhe deu uma percepção precoce da natureza pública de seu corpo e dos funcionamentos da corte russa, bem como da brutalidade dos tratamentos de saúde mesmo nas mãos de médicos habilidosos. Em anos futuros, seus clínicos deslocariam seu maxilar inferior enquanto extraíam um dente e quase a matariam ao cuidar, de modo malfeito, de um aborto natural.

Em 21 de abril de 1744, seu aniversário de 15 anos, Sofia estava suficientemente recuperada para a primeira aparição pública desde a doença, mesmo que ela ainda estivesse "magra como um esqueleto", com o cabelo escuro caindo e o rosto cadavericamente pálido. A imperatriz Isabel lhe enviou um pote de *rouge* com um pedido para usá-lo, criando um hábito para a vida toda, com seu quê de máscara teatral.

A jovem princesa tinha sido criada longe da extravagância e das intrigas da corte de Isabel, filha do czar Pedro, o Grande. Sofia nasceu em 1729 na cidade militar cinzenta de Stettin, na costa báltica da Pomerânia prussiana, onde seu pai, o príncipe germânico Cristiano Augusto de Anhalt-Zerbst, comandava um pequeno regimento. A mãe era a princesa Joana Isabel de Holstein-Gottorp, mais um dos muitos Estados soberanos minúsculos que dividiam o território da atual Alemanha num complexo quebra-cabeça. Joana vinha de uma família de posição mais alta cuja fortuna em declínio a fez se casar aos 15 anos com um marido 22 anos mais velho. Quando Sofia nasceu, no ano seguinte, sua mãe – enfraquecida por um parto agonizante que foi quase fatal – entregou o bebê direto para uma ama de leite. Sofia recebera de Joana o rosto em formato de coração, a boca elegante e uma leve papada, mas não o amor e o carinho que ela buscaria em seus relacionamentos adultos. Nem o nascimento nem o batismo foram oficialmente registrados. "Meu pai pensou que eu era um anjo; minha mãe não prestava muita atenção em mim", escreveu Catarina em suas memórias. Ela comentou que Joana adorava seu adoentado irmão mais novo, nascido um ano e meio depois. "Eu era apenas tolerada e muitas vezes repreendida com uma raiva e uma violência que eu não merecia."

A Catarina adulta reconheceu seus maus-tratos, mas a pequena Sofia era uma sobrevivente. Conhecida pelo apelido familiar e masculinizado de Fike, ela tinha um quê rebelde que atraía os outros e uma mente independente e vivaz. Como figura materna, ela recorreu a Babet Cardel, a governanta francesa huguenote, que ofereceu encorajamento, paciência e afeto dos quais ela precisava para desabrochar. Babet ensinou a princesa germânica a falar francês fluentemente, além de outro presente precioso: uma paixão eterna pelos prazeres e pelas possibilidades da linguagem.

Sofia amava Babet, mas não nutria qualquer respeito pelo pastor Wagner, o capelão carrancudo do Exército, encarregado de lhe ensinar religião. Forçada a decorar longas passagens das Escrituras através da aprendizagem mecânica ou memorização – uma disciplina em que era talentosa, mas que detestava –, a jovem aluna retaliava o método ao sujeitar artigos de fé a questionamentos racionais. Seu humor travesso era irresistível: ela constrangeu o tutor durante um estudo da Bíblia ao perguntar o significado de "circuncisão". "Não guardo nenhum ressentimento contra monsieur Wagner", escreveria ela com sua franqueza característica, "mas estou intimamente convencida de que ele era um idiota". Apenas a abordagem gentil de Babet a convenceu a aprender. "Minha vida toda, de fato, mantive essa inclinação de ceder apenas à razão e à gentileza: sempre resisti a pressão de todo tipo."

Fora da sala de aula, a mente ativa de Sofia era comparável à sua intensa energia física. Caminhadas tranquilas no parque não eram suficientes para cansá-la: ela brincava ao ar livre com as crianças locais. Em suas memórias, descreveu a si mesma na infância como uma líder em desenvolvimento, dirigindo as companhias de brincadeira em jogos criativos. "Nunca gostei de bonecas, mas sempre gostei de todo tipo de exercício, não havia garoto algum mais ousado que eu, eu tinha orgulho de ser assim e muitas vezes escondia meu medo... eu era bastante segredista", recorda ela. Seu amor pela atividade física mais tarde contribuiria para a tornar uma amazona ousada e habilidosa, enquanto sua capacidade de dominar seus medos e ocultar suas emoções a prepararia para os jogos de poder da futura vida na corte. Nesse momento também, talvez, tenham surgido os primeiros ímpetos de seu apetite sexual: as memórias de Catarina a retratam por volta dos 13 anos colocando um travesseiro rígido entre as pernas à noite como um cavalo imaginário "sobre o qual eu galopava até ficar bem esgotada". Quando os criados se aproximavam por causa do barulho, ela fingia dormir profundamente.

A liberdade que a jovem princesa encontrou nos exercícios foi interrompida temporariamente quando, aos 7 anos, ela foi confinada à cama com tosse e dor no peito, precursores da pleurisia que ela enfrentaria em Moscou. Depois de três semanas suportando uma série de medicamentos, os médicos descobriram que ela havia desenvolvido uma curvatura na coluna: uma deformidade que podia prejudicar as perspectivas de casamento. Os pais, horrorizados, recorreram ao carrasco da cidade, cuja reputação era saber resolver problemas de coluna. Ele recomendou não só que Sofia usasse um corpete corretivo desenvolvido especialmente para tal e uma fita preta amarrada em seu corpo para desentortá-lo, mas também que sua coluna e seu ombro em "zigue-zague" fossem esfregados às seis horas, todas as manhãs, com a saliva de uma jovem criada da região. Aos 11 anos, suas costas estavam mais eretas, mas a experiência aumentou a sensação de feiura que já havia sido arraigada por sua mãe, levando-a a se esforçar ainda mais para adquirir "conquistas internas". O tratamento popular bizarro e humilhante só reforçou sua impaciência com a superstição e sua predileção pela racionalidade da ciência comprovada quando se tratou de enfrentar a ameaça mais perigosa da varíola.

Com a aproximação da adolescência de Sofia, a ambiciosa Joana finalmente prestou atenção à filha. Havia chegado o momento de providenciar um casamento adequado para ela. A filha já tinha começado a acompanhá-la em viagens, hospedando-se com familiares nas cortes germânicas do Norte maiores que a austera Stettin, e a inteligência e a astúcia da garota foram notadas. Numa visita ao irmão mais velho de Joana, Adolfo Frederico, a dupla conheceu o primo de segundo grau de Sofia, Carlos Pedro Ulrico, 11 anos, duque de Holstein-Gottorp e único neto sobrevivente de Pedro, o Grande, da Rússia. Ana, mãe do garoto e filha de Pedro, havia morrido pouco depois de seu nascimento e ele havia acabado de perder o pai, sobrinho de Carlos XII da Suécia. À época, ele estava sob os cuidados do tio de Sofia, primo de seu pai. O filho único enlutado era pálido, adoentado e mal desenvolvido, isolado de outras crianças e educado e treinado implacavelmente por instrutores militares no ducado do norte da Alemanha. Sofia observou que ele já tinha o hábito de afogar as mágoas na bebida.

Em 1741, o poderoso jogo de xadrez da política real europeia inesperadamente colocou Carlos Pedro numa nova posição de destaque. Isabel, sua tia solteira, única filha viva de Pedro, o Grande, tomou o trono da Rússia num golpe sem derramamento de sangue. Graças a uma lei aprovada por seu pai, a imperatriz estava livre para escolher seu sucessor, e o escolhido foi o sobrinho. O garoto se converteu à Igreja ortodoxa e, aos 13 anos, se tornou Sua Alteza Imperial, o grão-duque Pedro Fiodorovich. Como herdeiro do trono russo, ele teve de renunciar ao seu direito ao trono da Suécia, que passou para o tio de Sofia, Adolfo Frederico.

Para as maquinações de Joana, o movimento duplo foi um presente no momento perfeito. Ela já tinha um vínculo com a nova imperatriz por conta de seu finado irmão, que morrera de varíola quando estava prestes a se casar com Isabel. Agora sua família tinha ascendido por meio de sua relação com o futuro imperador da Rússia. Sem perder tempo, Joana enviou efusivos votos de um longo reinado, seguidos de um retrato de Sofia. Para sua satisfação, no dia de Ano-Novo de 1744 chegou uma carta convidando mãe e filha para ir à Rússia.

Joana e Sofia chegaram de trenó a São Petersburgo depois de uma viagem gélida e desconfortável pela costa báltica. A imperatriz e o grão-duque estavam em Moscou, mas as visitantes, cansadas, foram recebidas por celebrações teatrais que incluíram fogos de artifício, tobogãs de gelo e uma trupe de elefantes fazendo truques circenses no pátio do palácio de inverno. A grandiosidade superficial da cidade, construída no começo do século por Pedro, o Grande, como parte de sua grande missão para voltar a Rússia na direção da Europa, ocultava, em seus bastidores, a realidade de uma obra nunca terminada numa área pantanosa dominada por lama, poças e construções de madeira instáveis. Mesmo em 1774, durante uma visita, o filósofo Denis Diderot observaria "uma massa confusa de palácios e choupanas, de *grands seigneurs* cercados por camponeses e comerciantes".[3] Mais tarde, Catarina destacaria a diferença que seu próprio programa de melhorias faria: "Devo dizer que encontrei Petersburgo praticamente feita de madeira e que vou deixar construções adornadas de mármores".[4]

Depois de apenas dois dias na capital, as duas princesas germânicas partiram para Moscou numa caravana de mais de vinte trenós, correndo contra o tempo para chegar à cidade a tempo do aniversário do grão-duque.[5] Graças a uma intensa corrida final, elas chegaram a tempo e foram recebidas por Pedro antes de serem formalmente apresentadas à imperatriz em seus aposentos. Isabel, uma mulher robusta de 34 anos cuja beleza e postura majestosa impressionaram Sofia, beijou e abraçou as visitantes, enquanto Joana fazia um efusivo discurso de agradecimento.

O encontro tinha ido bem, mas o noivado real ainda não estava confirmado. O acordo era apoiado por uma facção da corte que buscava vínculos mais próximos com a Prússia, porém contestada por outra, que favorecia uma aliança matrimonial com a Áustria ou a Inglaterra. Junto às aulas de russo, cristianismo ortodoxo e dança Sofia precisava aprender as técnicas de sobrevivência necessárias para as complexas relações e negociações políticas da corte russa. Ela se recuperou da enfermidade, mas se viu encurralada entre a mãe ardilosa e impopular e o suposto noivo imprevisível. "Minha situação se tornava mais espinhosa a cada dia [...] eu tentava obedecer a uma e agradar ao outro", recordou ela em suas memórias.[6]

Sofia logo decifrou Pedro, participando de jogos e trotes com ele: "nenhum dos dois carecia de uma vivacidade pueril". Sabiamente, ela recusou o pedido de ajuda do tutor do noivo para corrigir o rapaz imaturo e cada vez mais rebelde, afirmando que "eu me tornaria tão odiosa para ele quanto seu séquito já o era". Ainda mais complicada era a tarefa de agradar a Isabel, caprichosa e perdulária, que a enchia de presentes caros e então, de repente, parava de lhe demonstrar afeto. Sofia, que sempre temeu não ser querida, fazia tudo o que podia para conquistar a mulher de cujo apoio seu destino dependia. "Meu respeito e minha gratidão pela imperatriz eram extremos", escreveu ela.

Seus esforços funcionaram. Apesar das frustrações com as intromissões de Joana, Isabel escolheu Sofia como a noiva do sobrinho, e a jovem princesa escreveu para o pai em Stettin pedindo permissão para se converter à fé ortodoxa.

Em 28 de junho de 1744, vestindo prata e escarlate, untada de óleo e recitando um texto eslavo que ela aprendera "como um papagaio", Sofia foi recebida pela Igreja ortodoxa numa cerimônia complexa em Moscou. Ela nunca tinha sido devota de fato, mas entendia instintivamente a importância central dos rituais e da performance extravagante da religião na Rússia. Como imperatriz, essa percepção seria imprescindível. Com seu batismo, viria um novo nome, Ekaterina Alekseyevna; em português, Catarina. No dia seguinte, Pedro e ela formalizaram o noivado, o que lhe trouxe um novo título: grã-duquesa.

O outono passou num turbilhão de entretenimentos teatrais na corte: festas, bailes de máscara e "metamorfoses", bailes nos quais homens se vestiam de mulher e vice-versa – uma exigência de Isabel, que os considerava uma oportunidade de se vestir como um homem e exibir suas pernas graciosas. A diversão durou pouco. Em dezembro, numa viagem de trenó de Moscou de volta a São Petersburgo, o grão--duque teve uma febre alta e, quando feridas vermelhas surgiram em seu corpo, os médicos apresentaram o terrível diagnóstico: varíola. Pedro foi colocado em quarentena de imediato e Catarina e Joana seguiram viagem para a capital, enquanto a imperatriz, recordando seu próprio noivo falecido, correu para ficar ao lado do sobrinho. Durante diversas semanas, ela cuidou dele, enquanto mandava atualizações de sua melhoria por carta para Catarina.

Quando os noivos puderam finalmente se reencontrar, no fim de janeiro, o acontecimento deu-se num cômodo escuro, mas, mesmo assim, Catarina ficou abalada com a experiência traumática. "Fiquei quase assustada em ver o grão-duque, que havia crescido bastante, mas cuja fisionomia estava quase irreconhecível. As feições estavam alargadas, o rosto estava totalmente inchado e dava para ver que ele, sem dúvida, ficaria com muitas cicatrizes." O cabelo de Pedro havia sido cortado, e ele estava usando uma peruca enorme que só aumentava o impacto desfigurante da doença. "Ele se aproximou de mim e perguntou se eu tinha dificuldade de reconhecê-lo. Balbuciei as congratulações pela recuperação, mas, na verdade, ele tinha ficado horroroso."

Pedro, enfraquecido e marcado, não apareceu em público por um bom tempo depois disso. "Não havia pressa em exibi-lo no estado em que a varíola o deixou", escreveu Catarina sem meias-palavras em suas memórias. Enquanto esperava a volta oficial do futuro marido, ela estudava russo e lia sem parar, enquanto mantinha sua personalidade pública cuidadosamente controlada na corte. "Eu tratava todos o melhor que podia [...] não demonstrava preferência por nenhum lado, não me intrometia em nada, sempre tinha um ar sereno, era muito gentil, atenta e educada com todos. E, como eu era naturalmente bastante animada, notei com prazer que dia após dia conquistava a afeição do público." Foi uma lição poderosa: a princesa adolescente descobriu que sabia agradar às pessoas e gostava de ser adorada por elas. Catarina também internalizou um medo profundo da varíola.

Enquanto ela estudava a opinião pública, o futuro imperador brincava. Ressentido por trocar o familiar espaço de desfiles militares de Holstein pela corte russa e a obsessão desta pelo espetáculo, ele comandava elaborados soldados de brinquedo vestindo uniformes prussianos, exigindo que seus valetes usassem os mesmos trajes e o acompanhassem na mudança da guarda. Sua infelicidade se transformou numa violência sádica: quando não estava arranhando no violino, ele açoitava seus cães de caça de um canto da sala ao outro, punindo aqueles que não obedecessem. Certa vez, quando Pedro pegou um pequeno cavalier king charles spaniel pela coleira e o espancou, Catarina interveio, o que fez apenas com que os golpes se tornassem mais rápidos. Ela se recolheu ao próprio quarto e comentou: "Em geral, em vez de despertar o compadecimento do grão-duque, gritos e lágrimas o deixavam com raiva; sentir dó era um sentimento doloroso, insuportável até, para sua alma".

Conforme a data do casamento dos dois se aproximava, agosto de 1745, em vez de empolgação, Catarina sentia uma profunda melancolia. "Meu coração não antevê uma intensa felicidade", registrou ela em suas memórias. "Apenas a ambição me sustentava. No fundo de minha alma havia algo, não sei o quê, que nunca, nem por um único instante, me deixou duvidar de que cedo ou tarde eu me tornaria imperatriz soberana da Rússia por direito." Ela jamais poderia se arriscar a articular essa imagem do seu futuro poder publicamente, mesmo que o sentimento fosse claro e genuíno. Em escritos posteriores, em retrospectiva, ela teria imposto ao seu reinado uma sensação de destino.

Dez dias de extravagantes festividades matrimoniais não aproximaram mais o casal real. Pedro se juntou à noiva de 16 anos tarde na noite de núpcias e dormiu imediatamente. Apesar do encorajamento cada vez mais urgente da imperatriz e de suas damas de companhia, o casal levaria nove anos para consumar o casamento, e àquela altura ambos já tinham tido outros amantes. Catarina, seduzida por Sergei Saltykov, um camareiro mulherengo, engravidou e sofreu dois abortos espontâneos, a primeira vez com uma hemorragia violenta e a segunda confinada à cama por seis semanas após o restante da placenta ficar preso em seu corpo. Finalmente, em 20 de setembro de 1754, ela deu à luz um filho, Paulo Petrovich. Suas memórias insinuam que o pai seria seu amante, ainda que o garoto, já crescido, viesse a se parecer com o marido de Catarina. O novo príncipe foi imediatamente levado para ser criado por Isabel; Catarina quase não viu o bebê e não participou das enormes celebrações públicas que marcaram seu nascimento.

Como mãe do futuro herdeiro do trono, e não apenas esposa do herdeiro aparente, a posição de Catarina se tornou mais segura, mas sua paciência com a vida na corte de Isabel estava se desgastando. Sempre pronta para comparar essa fase com uma vida mais civilizada sob seu próprio regime, ela mais tarde escreveria:

> Jogos de cartas com apostas altas [...] eram necessários numa corte em que não havia conversa, em que as pessoas se odiavam cordialmente, onde a difamação se passava por sagacidade [...] Era preciso evitar cuidadosamente falar de arte ou ciência porque todos eram ignorantes; era possível apostar que metade do grupo mal sabia ler, e não tenho certeza de que um terço sabia escrever.

Cada vez mais, Catarina ia em busca dos próprios interesses. A vida real significava viajar constantemente com o marido e séquito entre o palácio de inverno em São Petersburgo e as propriedades reais mais afastadas, em Peterhof, Oranienbaum e Tsárskoie Selô. Enquanto Pedro caçava, bebia em excesso e recrutava criados para enormes brincadeiras de soldado, ela encontrou uma válvula de escape para sua inquietação física – e talvez sexual – na montaria. "Eu não gostava nem um pouco de caçar, mas amava, ardentemente, andar a cavalo", escreveu ela. "Quanto mais violento o exercício, mais eu o apreciava, de modo que se o cavalo escapasse, eu o perseguia e o trazia de volta." A sela lateral inglesa preferida por Isabel era delicada demais para possibilitar o galope selvagem, então Catarina a adaptou para poder montar de frente quando a imperatriz não estivesse vendo. Ao usá-la, ainda vestia roupas masculinas e deixava o rosto pálido se bronzear sob o sol de verão. No inverno, ela amava descer os íngremes e perigosos tobogãs de gelo que deliciavam as multidões russas nos feriados em que havia neve. Isabel mandou construir um tobogã de madeira para ser usado no verão, e Catarina subia e descia as pistas num carrinho a uma velocidade assustadora.

Quando não estava cavalgando, ela amava dançar. Sua beleza estava em seu ápice, e ela ficou satisfeita ao descobrir que, apesar das velhas críticas da mãe, seus expressivos olhos azuis, sua pele pálida e seu denso cabelo escuro, que ela deixava cacheado, atraíam comentários de admiração. Depois de usar um vestido branco simples para um baile, espectadores a elogiaram por estar "muito bonita e especialmente radiante. Para dizer a verdade, nunca me considerei extremamente bonita, mas eu sabia agradar e acho que esse era o meu ponto forte".

Junto às atividades físicas, Catarina começou a se dedicar seriamente à leitura. Suas memórias a descrevem passando o inverno, após o nascimento de Paulo, consumindo vorazmente a *Histoire Universelle*, de Voltaire, e obras sobre a história da Alemanha e da Igreja, antes de descobrir *Do espírito das leis*, de Montesquieu, o texto seminal de filosofia política do século XVIII. O tratado, com sua exploração dos sistemas políticos do republicanismo até o despotismo, transformou a compreensão de Catarina das intrigas que via na corte e entre os poderes que competiam entre si na Europa, se acotovelando pela supremacia no mundo durante a Guerra dos Sete Anos. Essa obra marcante forneceria a inspiração para *Nakaz* [Instrução, em tradução livre], texto escrito por ela, já no poder, com o objetivo de orientar a reforma do sistema legal russo. "Comecei a ver mais coisas com uma perspectiva sombria e buscar as causas que estão, de fato, subjacentes e realmente moldaram os diferentes interesses nas questões que observei", escreveu Catarina. A falta de interesse do grão-duque em assumir as próprias responsabilidades dava a ela espaço para aumentar sua bagagem política aconselhando a administração do seu ducado de Holstein.

O despertar político da grã-duquesa coincidiu com o declínio na saúde da imperatriz e a concomitante especulação desenfreada sobre a sucessão. Conforme a inadequação do inconstante grão-duque se tornava cada vez mais aparente, algumas figuras da corte sugeriram empossar Catarina como corregente ao lado do marido. Ela começou a angariar aliados, demonstrando habilidade em avaliar o caráter das pessoas e, consequentemente, identificar em quem confiar. Tal aptidão se provaria indispensável quando ela chegou ao poder. Depois de um relacionamento com o conde Estanislau Poniatowski, um aristocrata polonês devotado, e do nascimento e dos breve quinze meses que a filha deles, Ana, teve de vida, Catarina embarcou num caso com seu terceiro amante, Gregório Orlov, um deslumbrante jovem herói de guerra russo. Vindo de uma família de cinco filhos homens, todos oficiais da guarda imperial, Orlov trouxe paixão física e uma companhia animada – duas coisas de que o casamento de Catarina ainda carecia. Ela logo engravidou de seu terceiro bebê, mas a essa altura já tinha aprendido a manter o relacionamento – e a gestação – em segredo entre as facções e os ciúmes da corte. Orlov era mais que um amante:

ele e seus irmãos soldados serviram de conexão com os quatro regimentos de guarda de elite de São Petersburgo, aliados fundamentais em qualquer disputa futura de poder. Outro novo aliado seria um diplomata: o conde Nikita Panin, conselheiro e tutor de seu filho Paulo. Cosmopolita, bem-educado e com uma extensa experiência política, Panin contribuía com o cérebro à força física patriótica dos irmãos Orlovs. Compartilhando o entusiasmo dela pela teoria política do Iluminismo, ele esperava que Catarina pudesse substituir Pedro e governar como regente até que Paulo pudesse herdar o trono.

A realidade foi muito mais dramática. Quando Isabel morreu, em janeiro de 1762, os canhões da fortaleza de São Pedro e São Paulo retumbaram para marcar a ascensão do imperador Pedro III, mas seu reinado duraria apenas 186 dias. Nenhuma coroação foi agendada. Em poucos meses, o governante altamente imprevisível fez algumas reformas moderadas, mas também conseguiu alienar a Igreja ortodoxa, o Exército (cujos sobretudos russos ele trocou por uniformes prussianos justos no corpo) e seus aliados europeus, encerrando drasticamente a guerra russa de cinco anos com a Prússia. Quando ameaçou prender Catarina e se casar com a amante, seus oponentes aproveitaram a oportunidade. Em 28 de junho, num dramático golpe apoiado por Panin, pelos irmãos Orlovs e pelo Exército, Catarina se proclamou imperatriz no palácio de inverno ao som das multidões aplaudindo e dos sinos de igreja. Então, vestindo o impressionante uniforme verde-garrafa da elite do regimento Preobrazhensky, montada num garanhão branco e empunhando uma espada, ela liderou 14 mil soldados em marcha desde São Petersburgo para capturar o marido.

O desfile da vitória de Catarina foi uma declaração visual de força, e seu instinto de criadora de imagens políticas entrou imediatamente em ação. Ela encomendou um retrato monumental com o artista dinamarquês Vigilius Eriksen representando-a em seu uniforme de soldado e o cabelo escuro esvoaçante, montada em seu cavalo, Brillante, em controle total dele e empunhando uma espada na mão direita. A pintura subvertia radicalmente as percepções dos papéis de gênero, tomando emprestada a iconografia militar e masculina do tradicional retrato equestre para apresentar uma imagem revolucionária do poder feminino. Ali, cavalgando com coragem das nuvens para a luz do Sol, estava uma rainha guerreira que havia salvado a Rússia e agora liderava seu país rumo ao triunfo.

A nova imperatriz tinha motivos para empregar todas as ferramentas de publicidade disponíveis para estabelecer sua legitimidade. Seis dias depois do golpe, Pedro, aprisionado em sua casa de campo em Ropsha, foi morto, assassinado por sua guarda num ato de embriaguez que pode ter sido um acidente ou um atentado. Alexei Orlov, irmão mais velho de Gregório e protagonista do golpe que estivera presente na fatídica noite, despachou uma mensagem aflita para Catarina, insistindo que ele não sabia como Pedro tinha morrido. Referindo-se à imperatriz como *Matushka* – ou mamãezinha –, o termo tradicional para governantes mulheres da Rússia, ele escreveu: "Ele não está mais entre nós, mas não era a intenção de ninguém [...] Nós mesmos não sabemos o que fizemos. Mas somos todos igualmente culpados e merecemos morrer".

Não existem provas de que Catarina tenha ordenado a morte do marido, ou fosse cúmplice de qualquer plano para assassiná-lo, mas a eliminação dele era do interesse dela. Ela foi vista, mesmo que por associação, como alguém com as mãos manchadas de sangue. Sua permanência no poder estava longe de ser estável, e ela agiu com rapidez para mudar a imagem de usurpadora para a de reformista. Catarina ainda justificaria suas ações em suas memórias finais, muitos anos depois: "As coisas sofreram tamanha reviravolta que seria necessário perecer com [Pedro], por ele, ou tentar se salvar do desastre, salvar meus filhos e o governo".

Ao ordenar uma autópsia no marido que, de maneira conveniente, concluíra – para ampla ridicularização no exterior – que ele havia morrido naturalmente de cólica hemorroidal, a imperatriz Catarina II fez uso da própria personalidade, teatralidade e de um tanto de políticas reformistas para fortalecer sua posição política. Sua coroação em Moscou, no dia 22 de setembro de 1762, mobilizou toda a força espetacular do cerimonial russo: a multidão se aglomerou nas ruas durante um feriado de três dias, os canhões soaram, e Catarina usou um vestido reluzente de seda prateada sob um manto dourado com acabamentos de arminho na sua unção como regente de "Todas as Rússias", na catedral da Assunção. Na elaborada cerimônia ortodoxa, ela colocou a coroa imperial feita especialmente para ela – incrustada com pérolas e diamantes, a maior de toda a Rússia a pedido de Catarina – na própria cabeça. Ela foi imortalizada em sua magnífica regalia, segurando o cetro e o orbe que simbolizavam seu vasto poder, em dois retratos da coroação em tamanho real, um feito por Eriksen e o outro pelo artista italiano Stefano Torelli. A pintura de Torelli foi escolhida para figurar no Santo Sínodo, com uma réplica no Senado: aos clérigos e políticos não restou qualquer dúvida sobre quem estava no comando. Cópias da obra de Eriksen foram enviadas para as cortes da Europa como um lembrete de que o Império Russo estava sob nova liderança.

Quase sem parar para recuperar o fôlego, a imperatriz de 33 anos embarcou numa missão dupla que havia sido planejada durante seus longos anos estudando a filosofia iluminista: fazer a Rússia amar a cultura e as ideias políticas da Europa e fazer a Europa, por sua vez, respeitar a Rússia. Como germânica de nascimento e ardente russófila, ela se sentia numa posição única para direcionar o país política, econômica e culturalmente em conformidade com a civilização europeia. Ao mesmo tempo, ela desafiaria caracterizações ocidentais preconceituosas sobre seu país de adoção ser primitivo, bárbaro e mergulhado em vodca.

Como grã-duquesa, ela havia lido as obras dos filósofos Diderot e Voltaire; como imperatriz, Catarina escreveu para eles diretamente. Em questão de semanas depois de assumir o trono, ela se ofereceu para providenciar a impressão da *Encyclopédie*, a bíblia do pensamento iluminista editada por Diderot e d'Alembert, em meio à oposição ao texto progressista na França. A proposta foi rejeitada – suas credenciais ainda eram muito incertas –, mas o gesto foi apreciado na Europa como um símbolo de afinidade iluminista. Em 1765, numa jogada de mestre de propaganda cultural, Catarina comprou a biblioteca de Diderot, colocada à venda pelo filósofo empobrecido, mas permitiu que ele permanecesse com os livros enquanto estivesse vivo e lhe fixou um salário. "Eu me prostro a seus pés", comentou ele, agradecido e com lisonja. "Ah, Catarina, preste atenção para não reinar com mais poder em Petersburgo do que em Paris."

O diálogo da imperatriz com Voltaire, o evangelista-chefe provocador e sagaz do pensamento iluminista, transformou-se numa correspondência mutuamente aduladora que duraria a vida toda, assim que o filósofo se convenceu do comprometimento dela – pelo menos em princípio – com os ideais de justiça e tolerância. A defesa explícita dele da inoculação da varíola, que simbolizava o pensamento racional considerado por ele tão insuficiente na França, sua terra natal, seria uma das principais influências para convencer Catarina a adotar o procedimento na Rússia. Livros sobre a prática estavam entre os 6.700 tomos de sua biblioteca pessoal, que ela compraria e levaria para São Petersburgo após a morte do filósofo.

Menos de cinco anos depois de chegar ao poder, Catarina sintetizou suas ideias sobre a filosofia política iluminista aplicadas à Rússia num documento histórico: *Nakaz*. Abrindo com a declaração "A Rússia é um Estado europeu", um eco inconfundível da visão ocidentalizante de Pedro, o Grande, seu tratado apresentou sua visão do país e como ele deveria ser governado, oferecendo princípios fundamentais a partir dos quais as leis poderiam ser organizadas. A Rússia era tão vasta que apenas a mão firme da soberania absoluta poderia controlar o país, argumentou ela, mas isso não era uma forma de despotismo: o poder dessa liderança autocrática deve ser limitado pelas leis fundamentais determinadas pela razão. O documento, que bebia fortemente na fonte de Montesquieu e outros e foi traduzido em pouco tempo para distribuição na Europa, pretendia ser não apenas um compêndio de princípios práticos, mas também uma declaração pública de valores com os quais Catarina queria associar a si mesma e o seu país. Ele também era, com quase certeza, um exemplo único de uma obra de filosofia política escrita em conjunto com um bordado: ela escreveu para um amigo contando que trabalhava em *Nakaz* por três horas, desde as seis todas as manhãs, e depois em sua tapeçaria enquanto o texto era lido para ela à tarde.

Colocar a *Nakaz* em prática provou ser mais desafiador. Em 1767, Catarina convocou uma Comissão Legislativa composta por delegados de todos os setores da sociedade, exceto pelos servos escravizados, para ajudar a orientar na criação de um novo código de leis. A comissão se reuniu em 203 sessões antes de ser prorrogada e finalmente abandonada depois de menos de dois anos, quando a Rússia entrou em guerra com a Turquia. Mesmo assim, suas deliberações caóticas ofereceram à imperatriz uma perspectiva vital sobre os interesses conflitantes dos diversos grupos sociais de sua nação estratificada. A experiência confirmou sua opinião de que manter a estabilidade na Rússia exigia uma liderança aristocrática.

Ainda que seu código legal não tivesse resultado em nada, a autoproclamada "mamãezinha" da Rússia teve outros projetos esclarecidos para melhorar a situação das famílias de seus súditos, 90% dos quais eram camponeses. Com uma intensa ética de trabalho e a habilidade de administrar múltiplas tarefas ao mesmo tempo, a imperatriz lançou iniciativas na saúde e na educação. Quando descobriu que as reformas educacionais iniciadas por Pedro, o Grande, tinham sido abandonadas até se desintegrar, ela nomeou uma comissão para explorar ideias iluministas para um sistema educacional nacional para crianças de ambos os sexos. Em 1764, esse comitê propôs um sistema radical que isolaria crianças a partir dos 5 anos completamente das influências prejudiciais dos pais e da sociedade corrupta e brutal com o objetivo de criar um "novo tipo de pessoa": bons cidadãos moldados pela persuasão moral, em vez da punição física. No mesmo ano, Catarina inaugurou um hospital para órfãos em Moscou onde as novas teorias poderiam ser experimentadas. Atuando sob o comando direto da imperatriz, a instituição protegia o anonimato das mães que não podiam cuidar dos filhos ao permitir que, da rua, elas tocassem um sino e então depositassem o bebê num cesto que descia de um andar superior e depois era içado de novo. Uma ala de maternidade permitia que as mães dessem à luz com algum grau de cuidado. Todas as crianças abandonadas, legítimas ou não, eram recebidas e cuidadas, além de receber formação em algum ofício ou habilidade, e então eram liberadas para trabalhar, continuar estudando ou se casar.

O hospital, copiado em São Petersburgo e em outras partes, era uma fundação privada, não um órgão estatal, mas sua missão de reduzir a mortalidade infantil refletia uma preocupação mais geral de Catarina: melhorar a saúde e aumentar a população da Rússia. Ela se inspirou na teoria alemã do cameralismo, que defendia a administração rigorosa de uma economia centralizada em benefício do Estado. Para fortalecer a riqueza nacional, dizia o argumento, os governantes precisavam lutar para aumentar suas populações produtivas. A Rússia tinha vastas áreas de terreno não ocupado e um alto índice de mortalidade. "Se a pessoa for a um vilarejo e perguntar a um camponês quantos filhos ele tem", observou Catarina, "ele vai responder dez, doze e, às vezes, vinte. Se perguntar quantos estão vivos, ele vai responder um, dois, três, raramente quatro. É preciso corrigir essa mortalidade".[7] Havia a necessidade de consultar médicos, concluiu ela, mas também de estabelecer algumas regras para os donos de propriedade, que eram descuidados e permitiam que crianças pequenas saíssem correndo, vestindo roupas insuficientes, no gelo e na neve. "Existem aquelas que continuam robustas, mas nove décimos morrem, e que perda para o país!" Além do bem-estar das crianças, ela estava determinada a atacar doenças transmissíveis que levavam milhões de súditos todo ano: sífilis, peste bubônica e a enfermidade mais temida de todas – a varíola.

Para alcançar seus objetivos, ela precisava de reformas. Como a educação, os cuidados com a saúde na Rússia eram terrivelmente inadequados e quase inexistentes em muitas partes do império, com muito menos médicos que o necessário, em especial na zona rural, e muitos médicos estrangeiros caros – e muitas vezes incompetentes. Havia apenas 94 médicos atuantes na Rússia inteira entre 1760 e 1770, dos quais apenas 21 eram russos e ucranianos.[8] Mais uma vez, a imperatriz estabeleceu uma comissão, observou seus súditos e ouviu conselhos. Em 1763, ela emitiu um decreto para criar a primeira escola de medicina da Rússia, encarregada de expandir os cuidados de saúde para a população de modo geral e recrutar mais médicos, cirurgiões e boticários nascidos na Rússia. A formação profissional foi estabelecida num modelo europeu, e uma nova faculdade de medicina na Universidade de Moscou foi inaugurada para criar um grupo de médicos de elite. Hospitais especializados foram criados para tratar de doenças venéreas. Para ocupar o cargo de primeiro reitor da faculdade, ela apontou o barão Alexander Cherkasov, o russo falante de inglês que visitara o Hospital da Varíola de Londres cerca de vinte anos antes. A reforma estava a caminho: um conceito mais amplo de saúde pública estava surgindo, e era considerado responsabilidade do Estado.

Em 1768, seis anos depois do golpe, os múltiplos projetos de reforma e esforços para Catarina se apresentar no país e no exterior como uma governante esclarecida num molde especificamente russo haviam estabilizado sua situação no poder. Gregório Orlov, seu amante, se manteve a seu lado como um favorito, mas não uma ameaça, e o conde Panin provou ser um conselheiro indispensável e um tutor habilidoso para seu filho, o grão-duque Paulo. Observadores estrangeiros, a princípio céticos, expressaram admiração pela compreensão de Catarina sobre o mistério que era a Rússia. "A imperatriz talvez seja a mulher mais capaz do mundo para conduzir uma máquina tão complicada", escreveu o embaixador britânico em São Petersburgo, lorde Cathcart, numa carta para Londres. "Ela está desenvolvendo grandes obras públicas e instituições magníficas; o Exército russo nunca esteve nesse patamar, considera-se que suas finanças estejam em ordem, e a balança comercial está mais alta que nunca."[9]

A ameaça aos planos de Catarina naquela primavera não veio de uma nação inimiga nem tampouco de uma conspiração interna. Ela surgiu na forma de um vírus mortal: a varíola. Varrendo São Petersburgo numa nova onda epidêmica, a doença acometeu a condessa Ana Sheremeteva, a noiva rica e bela do conde Panin. Enquanto a jovem lutava por sua vida, a imperatriz logo convocou Paulo para acompanhá-la durante a estada na propriedade de Tsárskoie Selô, apavorada que o filho e herdeiro, que dormia no mesmo quarto que o tutor, fosse atacado pelo temido vírus que havia desfigurado o pai dele de forma tão brutal. Catarina havia liderado milhares de soldados num golpe e sobrevivido no trono como sua usurpadora ao recorrer à inteligência, coragem e força de sua personalidade para ultrapassar seus oponentes. Na varíola, a imperatriz havia finalmente encontrado um inimigo que ela temia não ter como derrotar.

Não existem hoje registros sobre a chegada da varíola na Rússia, mas a doença pode ter entrado no país pelas rotas comerciais, possivelmente já no século IV. Relatos de doenças fatais sem nome caracterizadas por manchas no corpo são encontrados em crônicas dos séculos XV e XVI, mas a primeira referência específica à varíola aconteceu em 1610, quando a infecção foi identificada entre os povos nativos da Sibéria ocidental.[10] Outras epidemias ocorreram na Rússia nos vastos territórios da Sibéria e na região de Kamchatka, no Extremo Oriente, devastando comunidades não protegidas pela imunização e despertando o medo de demônios malignos que buscavam cadáveres para devorar. Sob a orientação de xamãs, habitantes apavorados sacrificavam animais para aplacar os espíritos do mal, vestindo roupas emprestadas para confundi-los e usando madeira queimada para fazer manchas pretas falsas no corpo – fazer os demônios acreditarem que eles já tinham pegado a doença. Quando o vírus atacava, as pessoas saudáveis abandonavam as doentes em seus vilarejos, sacrificando casas e trabalhos enquanto fugiam em busca de segurança.

Com poucos médicos e nenhum meio confiável de tratar a doença, poderes de cura eram atribuídos aos objetos. Em 1653, numa colisão inesperada de oficialidade médica e crenças populares, os registros mostram que a principal instituição farmacêutica russa teve a chance de comprar uma fatia de unicórnio por 8 mil rublos. O item foi apresentado como um meio radical de curar pragas, incluindo a varíola. Ele chegou com o próprio certificado de autenticidade em latim assinado por sete médicos de Hamburgo.[11]

Métodos mais plausíveis, ainda que menos criativos, de deter o vírus já estavam surgindo. Em 1640, em meio ao medo de que a infecção pudesse ser contraída do gado, o primeiro decreto do governo baniu a remoção do couro de animais mortos, sob pena de açoitamento. Mais decretos se seguiram, impostos por um novo quadro de polícia médica. Em 1680, o czar Teodoro III ordenou que todos os casos de varíola, febre e outras doenças graves fossem notificados oficialmente e que um aviso fosse escrito em letras vermelhas na casa dos enfermos. Os moradores recebiam ordens de se isolar dentro de casa até que recebessem permissão para sair, e punições severas eram dadas em caso de não obediência, incluindo requisição de bens imóveis e falência forçada. O objetivo principal não era preservar a população, mas proteger a saúde do czar e de seu séquito.

Decretos subsequentes, com o mesmo objetivo, eram ainda mais severos. O czar Pedro, o Grande, ordenou que qualquer pessoa que saísse de uma área de quarentena, não importasse a razão, seria condenada à forca, que ficavam nas vias principais como um alerta aos demais.

Em 1722, um decreto emitido em nome do neto de Pedro, o imperador Pedro II, estabeleceu que o proprietário de qualquer casa onde a varíola estivesse presente deveria informar à polícia ou enfrentar punições severas. O chefe de polícia era, então, obrigado a solicitar que o médico avaliasse a doença e decidisse quais eram as medidas necessárias para impedir o contágio. Para proteger o lar real, o jovem imperador ordenou que ninguém de uma casa infectada com varíola poderia adentrar a ilha Vasilievsky, seu local de residência em São Petersburgo. A precaução não adiantou: mesmo assim, a doença se disseminou pela corte. Em 1730, Pedro II morreu em decorrência da varíola aos 14 anos de idade, na manhã de seu casamento.

O destino do garoto lançou uma sombra da doença sobre a família real russa. Seus sucessores seguiram seus passos e usaram a força policial para tentar controlar o vírus e proteger a linhagem real. A imperatriz Isabel, que havia perdido o noivo para a varíola e mais tarde veria o sobrinho desfigurado por ela, renovou o decreto de Pedro quando ascendeu ao trono, em 1741, acrescentando novas restrições. Indivíduos com alguma erupção cutânea vermelha eram banidos da corte e da Igreja. Em 1765, depois que 116 mil cidadãos morreram numa epidemia de varíola no ano anterior, Catarina II mais uma vez repetiu a ordem de que a polícia fosse informada de todos os casos.[12]

Enquanto a Rússia contava com isolamento e quarentena impostos de forma rigorosa em seus esforços para atacar a varíola, notícias de experimentos pioneiros de inoculação na Europa ocidental chegavam ao império. O primeiro requerimento público de inoculação, com foco nas crianças, aconteceu num periódico russo em 1732, cerca de dez anos depois que a prática foi introduzida em Londres.[13] Em menos de duas décadas, enquanto a inoculação se espalhava pela Inglaterra, o conhecimento sobre a nova tecnologia passou a ser comum nos círculos médicos bem informados da Rússia. Uma influente publicação lançada pela Academia de Ciências de São Petersburgo, *Monthly Essays*, trouxe um relato entusiasmado em 1755.[14] O texto explicava o "método inglês" por meio do qual um chumaço embebido em pus era inserido numa incisão feita por bisturi, abrindo caminho para que médicos interessados experimentassem a técnica. A notícia de que grandes intelectuais como Voltaire e o político e polímata norte-americano Benjamin Franklin eram a favor da inoculação se espalhou pela Rússia, e avanços na prática no Ocidente eram relatados no jornal *Vedemosti*, de São Petersburgo.

Enquanto as últimas atualizações chegavam do Ocidente, a inoculação já acontecia em solo russo. Mensagens enviadas por viajantes e cientistas que exploravam o império revelaram uma gama de procedimentos de medicina não convencional realizados entre as populações camponesas em algumas províncias. Na Ucrânia, mães tiravam pus de um paciente com um caso leve de varíola, aplicavam no corpo dos filhos e cobriam com uma bandagem até que a febre ocorresse. Mais a leste, em Cazã, no rio Volga, cascas das pústulas da varíola eram colocadas num pote e misturadas com mel antes de serem friccionadas contra a pele, enquanto em outras vilas, de acordo com o costume local, uma moeda era molhada com pus e então colocada na mão ou embaixo do braço. Em Samarkand, um método tradicional envolvia misturar cascas de ferida com água numa colher de cobre, despejar a mistura em algodão dentro de um recipiente de madeira e deixá-la fermentar até começar a cheirar. Ela era então aplicada com uma agulha multifacetada numa escoriação entre o polegar e o indicador. Os povos de Kamchatka, que ficavam na costa oriental longe da influência do Ocidente, tinham a prática única de usar espinhas de peixe mergulhadas em pus como uma agulha de inoculação improvisada.[15]

As práticas tradicionais, espalhadas e específicas de cada território ou comunidade, nunca se expandiam para fora de suas regiões nem iam além das populações camponesas para as classes altas da sociedade. Foi só quando a inoculação foi introduzida vinda do alto, por médicos profissionais, que seu uso se difundiu pela Rússia.

As primeiras tentativas oficiais de inoculação começaram em 1756 na cidade de Dorpat, na Livônia,[16] a região mais a oeste do império, onde um médico alemão, Augusto Schulenius, testou o procedimento em dois filhos de servos. Ele não pediu autorização aos pais. Felizmente, ambos sobreviveram. Em seguida, ele repetiu a prática, com consentimento, em dois dos filhos de um pastor luterano, Johann Eisen, que havia perdido três filhos pequenos para a varíola. Usando o comprovado método ocidental de incisão com bisturi, Schulenius inocularia mais de mil crianças com apenas uma fatalidade, o que lhe rendeu uma reputação que acabaria chamando a atenção da nova imperatriz.

O pastor Eisen compartilhava a opinião de Catarina de que a riqueza de uma nação estava em seu povo. Ao introduzir a inoculação nas crianças mais pobres da área rural, assim como nas ricas, ele esperava tanto reduzir o sofrimento quanto aumentar a população. Eisen logo reconheceu que não havia médicos o suficiente para tanto e instruiu mães camponesas a inocular os filhos elas mesmas com dois ou três furos de agulha, superficiais demais para extrair sangue, na mão. O método, comentou ele com um amigo, era o mesmo que lady Mary Wortley Montagu havia aprendido com as mulheres da Turquia: depois de 57 anos, ele havia "colocado a prática de novo em suas mãos".[17]

De volta a São Petersburgo, a campanha pela inoculação nos *Monthly Essays* encorajou alguns médicos a testar a prática, mas autoridades da área se concentraram em tratar a varíola natural. Em 1763, já com Catarina no trono, um hospital especializado em varíola foi aberto em Tobolsk, na Sibéria ocidental, em resposta a repetidos surtos devastadores. Um manual de tratamento publicado na capital russa três anos depois começava com uma descrição da inoculação, "essa invenção útil, tão vantajosa para a raça humana", mas comentava que o método "ainda não estava em uso entre o povo daqui".[18]

No entanto, o procedimento havia sido cogitado em segredo pela própria imperatriz. Numa visita a Riga como parte de uma turnê pelas províncias bálticas em junho de 1764, Catarina havia proposto a seus conselheiros que ela inoculasse seu filho, que a havia acompanhado na viagem apesar de sua saúde frágil. A prática foi estabelecida na região, e ela pode ter ouvido falar da inoculação pela primeira vez ali, enxergando de imediato o valor em proteger o filho logo depois do golpe. Orlov, seu favorito, a apoiou, mas, de acordo com lorde Buckinghamshire, embaixador britânico na Rússia, "a ideia foi negada por M. Panin e por muitos outros".[19] Era estranha demais e arriscada demais para ser considerada.

Para Catarina, abrigada em Tsárskoie Selô, na zona rural, enquanto a varíola mais uma vez atacava São Petersburgo quatro anos depois, o isolamento ainda era a única maneira de evitar essa ameaça terrível para si mesma e para o filho. A doença não tinha respeito pelo status: exatamente um ano antes, em meados de 1767, a imperatriz Maria Teresa da Áustria e sua nora, Maria Josefa, esposa do filho e herdeiro José II, haviam contraído varíola. Enquanto Maria Teresa ficou marcada, embora tenha se recuperado, Maria Josefa morreu em menos de uma semana sem deixar filhos vivos para herdar o trono. Apenas alguns meses depois, Josefa, a filha de 15 anos de Maria Teresa, também foi morta pelo vírus. A devastação para a família e para a dinastia Habsburgo teve efeitos em toda a Europa.

Catarina e Panin tinham sido excepcionalmente cuidadosos para proteger o grão-duque, que já estava com 14 anos, de qualquer exposição à varíola. Ambos tinham consciência de que, até que ele tivesse sobrevivido à doença e estivesse em segurança, uma dúvida continuaria pairando sobre sua sucessão. As restrições o haviam mantido afastado das multidões e de outras possíveis fontes de infecção, causando uma compreensível frustração no garoto. Quando lhe perguntaram, aos 12 anos, se ele gostaria de participar de um baile de máscaras, ele reclamou que provavelmente seria impedido de ir. "O sr. Panin vai me dizer que existe um grande monstro chamado Varíola, andando para cima e para baixo no salão de baile. Esse mesmo monstro tem um conhecimento de antemão muito bom acerca dos meus movimentos, pois costuma ser encontrado exatamente nos lugares para os quais tenho mais inclinação a ir."[20]

Horrorizada com a possibilidade de que, com a contaminação da jovem noiva de Panin, Paulo fosse exposto ao vírus mortal, Catarina enviou uma mensagem em segredo mandando que o filho fosse imediatamente trazido e afastado da cidade. Ela se preocupava com o sofrimento que a mudança traria a Panin, dividido entre suas obrigações como tutor e sua preocupação desesperada com a amada Ana Sheremeteva, mas não havia alternativa. Além do desejo materno de proteger Paulo, havia implicações mais amplas a se considerar. Ela sabia muito bem que se deixasse seu herdeiro contrair a doença, "isso não seria recebido sem a reprovação pública". Suas decisões pessoais – como mãe, como amante e em todos os seus demais papéis – seriam sempre políticas.

Em 15 de maio de 1768, Catarina escreveu a Panin transmitindo as garantias de seus próprios médicos de que Ana logo se recuperaria, mas dois dias depois a imperatriz recebeu a notícia de que a condessa de 24 anos havia morrido às cinco da manhã. Ela imediatamente escreveu outra carta, expressando sua "tristeza genuína" e acrescentando: "Estou tão tocada por esse infortúnio tão doloroso que não sou capaz de explicar em palavras. Por favor, cuide de sua saúde".[21] Henry Shirley, secretário do embaixador britânico lorde Cathcart e bastante direto, compartilhou a preocupação dela. Ele despachou uma mensagem para Londres: "Pela ansiedade [que o conde Panin] sentiu durante todo o período de enfermidade da noiva, ele deve estar inconsolável. O conde a amava muito, de modo que não podemos evitar ficar apreensivos por ele".[22]

Durante outras sete semanas, Catarina e Paulo se abrigaram em Tsárskoie Selô e passaram o resto do verão nas propriedades litorâneas de Peterhof e Oranienbaum para evitar o surto de varíola em São Petersburgo. Esse esquema os manteve em segurança, mas não era sustentável: a imperatriz não podia abandonar a capital. Em busca de uma solução, talvez com o encorajamento de seu correspondente Voltaire ou do barão Cherkasov, presidente da Escola de Medicina, ela retomou a ideia que contemplara alguns anos antes. Catarina tinha sido dissuadida na época, mas dessa vez ela tomaria uma decisão histórica. Faria com que o filho fosse inoculado contra a varíola e, para evitar a especulação de que ela havia sido descuidada ao expor o garoto à enfermidade, ela mesma seria submetida ao procedimento antes.

A proposta era algo inédito. As crianças da realeza, incluindo os filhos dos reis georgianos da Inglaterra, haviam sido inoculados antes de 1768, mas nenhum governante reinante da monarquia europeia havia antes se arriscado pessoalmente a fazer o procedimento.

Por outro lado, nenhum outro monarca europeu se comparava à Catarina II da Rússia. Sua leitura dos textos iluministas e sua correspondência com os autores a haviam convencido da primazia da razão e da importância de pesar com cuidado as evidências. Assim como havia feito com as questões da lei, da saúde e da educação, a imperatriz pesquisou a inoculação e ouviu os conselhos daqueles em quem confiava. Os relatos que ela viu do procedimento em sua versão mais recente e simplificada eram positivos: as estatísticas apresentavam a prática como sendo muito mais segura que um caso de varíola natural.

Catarina começou a vislumbrar novas possibilidades além do benefício de proteger a si mesma e o herdeiro de uma doença terrível. Políticos talentosos capitalizavam com acontecimentos, e nisso a imperatriz era exímia. Através do próprio exemplo pioneiro, ela poderia demonstrar a segurança da inoculação e então introduzir a prática em seus domínios. A ação cabia perfeitamente em suas reformas planejadas para a área de saúde. Ela salvaria uma quantidade incontável de vidas, rendendo-lhe adoração como a mãezinha de seu país de adoção e reforçando sua legitimidade ao trono. No exterior, isso ajudaria Catarina a posicionar a Rússia como um centro de prática científica de vanguarda, em vez de ser vista como um caldeirão de superstições. Quando o procedimento tivesse passado de forma segura, ela estaria pronta para colocar suas ideias em ação.

A única tarefa restante era escolher um médico para realizar o procedimento. Não havia nenhum profissional na Rússia com o status e a experiência necessários para assumir a enorme responsabilidade que ela tinha em mente. Na França, os filósofos eram defensores da inoculação, mas a Sorbonne estava ocupada proibindo a prática. O lugar óbvio ao qual recorrer era a Inglaterra, o centro global da excelência em inoculação e lar do "novo método", menos invasivo, com seus impressionantes índices de sucesso.

Catarina deu suas ordens. Em junho, um mensageiro foi enviado para o embaixador da Rússia em Londres, conde Aleksei Semyonovich Mussin-Pushkin, incumbindo-o de selecionar o maior especialista em inoculação da Grã-Bretanha. A missão, que seria mantida em segredo até estar totalmente concluída, não podia ser divulgada – nem mesmo o médico escolhido saberia de toda a verdade até chegar a São Petersburgo. A imperatriz da Rússia estava se preparando para colocar a própria vida em risco.

4
O CONVITE

"Uma carta de Sua Excelência, o sr. Pouschin."
Thomas Dimsdale[1]

Numa noite de verão no começo de julho de 1768, um cavaleiro foi até os portões da Port Hill House, casa de Thomas Dimsdale, que ficava a poucos quilômetros de Hertford. Depois de descer do cavalo, o visitante se apresentou ao médico com um floreio: ele tinha vindo da embaixada da Rússia em Londres e trazia uma carta do embaixador, o conde Aleksei Semyonovich Mussin-Pushkin. Ao romper o selo, Thomas encontrou um convite extraordinário. Catarina II, imperatriz da Rússia, tinha decidido introduzir a prática da inoculação em seu império e queria que um médico habilidoso supervisionasse o projeto. O dr. Dimsdale, renomado autor de *The Present Method of Inoculating for the Small-Pox*, foi convidado a se reunir com o embaixador para discutir o plano assim que possível.

A reação inicial de Thomas, como ele recordaria em seu próprio relato dos acontecimentos que se seguiram, foi dizer não. Ele escreveu que não tinha "a menor intenção de se comprometer a ir ao exterior", quanto mais viajar mais de 2.700 quilômetros para um país sobre o qual não sabia quase nada.[2] Sua formação médica tinha sido excelente, mas suas aptidões linguísticas deixavam a desejar: ele falava francês mal e não sabia nada de russo. Mesmo assim, uma recusa imediata seria indigna: era sua obrigação atender ao chamado. Dimsdale enviou um mensageiro a Londres para avisar que concordava com o encontro.

Alguns dias depois, o médico compareceu, respeitosamente, a um encontro com o conde Pushkin em Londres, na casa do dr. John Fothergill, seu velho amigo quaker, na elegante rua Harpur, em Bloomsbury. A abordagem do embaixador foi lisonjeira: ele havia consultado médicos ilustres que unanimemente recomendaram Thomas como o homem para liderar o ambicioso projeto da imperatriz. Ele se empenhou para convencer o convidado sério e objetivo, prometendo que, em relação a status, remuneração e "a mais completa liberdade para retornar" quando quisesse, tudo seria feito de acordo com o desejo do médico. A possibilidade da realização de qualquer outra tarefa quase não foi mencionada, apenas as alusões mais sutis de que "algumas pessoas do mais alto posto" talvez fizessem parte do projeto.[3]

Thomas resistiu. Admitiu que um jovem em início de carreira não perderia a oportunidade, mas que a situação dele era diferente. Aos 56 anos, com uma clínica popular e lucrativa construída ao longo de mais de três décadas, ele não via a necessidade de aventuras desafiadoras no exterior. As preocupações com dinheiro eram algo do passado, e ele estava "satisfeito de possuir a fortuna que desejara". Sua carreira e renda confortáveis não eram as únicas razões para continuar em segurança na tranquilidade rural de Hertfordshire: o "vínculo ainda mais afetuoso com uma grande família" composta por uma esposa e sete filhos o mantinha fortemente ligado ao lar e ao trabalho que ele amava.[4] A perspectiva de deixar tudo isso para trás por meses, talvez anos, pesava demais na decisão de aceitar o convite real. O glamour de uma corte estrangeira não era atraente o bastante para superar suas ressalvas: Dimsdale realizava inoculações regularmente nas melhores casas da Inglaterra, mas suas ambições sociais ficavam num distante segundo plano em relação à sua paixão pela medicina. Thomas Dimsdale recusou o convite, mas prometeu fazer o melhor que pudesse para encontrar um substituto igualmente adequado.

Para confirmar sua decisão, Thomas teve mais um encontro privado com Fothergill, um homem amável que contava com o embaixador russo entre os seus clientes e havia recomendado efusivamente o amigo como o principal especialista em inoculação da Inglaterra. Os dois médicos quakers se conheciam bem: eles costumavam se encontrar com frequência para discutir os desenvolvimentos revolucionários da inoculação que levaram Thomas a escrever seu tratado. Ambos compartilhavam um talento para ganhar dinheiro por meio do trabalho árduo e da inovação médica, bem como para a filantropia, uma vez que os dois tratavam os pobres de graça.[5] Talvez porque tivesse informações privilegiadas, ou apenas porque tivesse uma mentalidade mais cosmopolita, Fothergill tenha concordado com o fato de que o amigo estivesse correto em recusar o convite de introduzir a inoculação no Império Russo, mas enfatizou que, se fosse revelado que algum membro da família real fazia parte da missão, ele precisava aceitar. Thomas, que não gostava dos holofotes, se manteve cauteloso, mas o amigo bem relacionado foi persistente. Uma convocação do gênero seria "um chamado de honra que deveria ser obedecido".[6]

Thomas mal havia começado sua busca por um substituto, quando um segundo convite do embaixador russo foi enviado, ainda mais urgente que o primeiro. O conde Pushkin lhe informara que outro mensageiro, um distinto oficial militar mobilizado "apenas em ocasiões extraordinárias", tinha feito a viagem de São Petersburgo a Londres em impressionantes dezesseis dias – cavalgando bem mais que 160 quilômetros por dia.[7] Dessa vez, a mensagem era inequívoca: a imperatriz Catarina II e seu filho, o grão-duque Paulo, gostariam de ser inoculados pessoalmente pelo dr. Thomas Dimsdale. A solicitação sem precedentes tinha implicações enormes: para a imperatriz e seu herdeiro, para a Rússia, para Thomas e seu país, e para a reputação

– até mesmo o futuro – da inoculação em si. Não havia tempo a perder, e nenhuma possibilidade de questionamento. Thomas deixou as dúvidas de lado e aceitou o "chamado de honra". Ele jurou manter segredo absoluto e garantiu ao embaixador que se prepararia para a jornada o mais rápido possível.

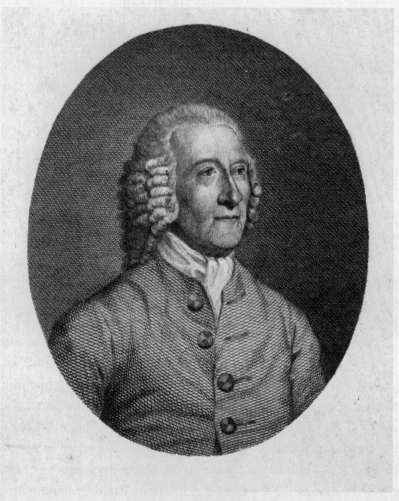

Dr. John Fothergill.

O convite   133

Havia apenas mais uma questão a ser acertada antes da viagem: o pagamento. O conde Pushkin pediu que o médico definisse seu preço, acrescentando que as ordens recebidas eram de pagar qualquer que fosse o valor solicitado. A oferta sem limites, para surpresa do embaixador, teve o efeito exatamente oposto ao que se poderia esperar. Thomas se recusou a estipular qualquer recompensa pelos serviços, deixando sua remuneração totalmente nas mãos da imperatriz. "A motivação do lucro teve pouco peso para mim desde o início", escreveria ele mais tarde, ainda que isso não o impedisse de se preocupar com o pagamento durante a viagem.[8] Dimsdale com certeza não precisava do dinheiro, mas a decisão de não estabelecer um valor não poderia ter funcionado mais a seu favor, mesmo se ele tivesse planejado. O conde Pushkin imediatamente entregou ao médico 1.000 libras para custear a viagem até São Petersburgo, recomendando que ele optasse pela viagem por terra, não pelo revolto mar Báltico, para que a previsão da chegada fosse mais confiável. O embaixador também convidou Thomas a levar um familiar ou um amigo. Aliviado, o médico escolheu seu filho de 20 anos, Nathaniel, estudante de medicina na Universidade de Edimburgo e profundo conhecedor dos métodos de inoculação. Foi uma decisão sábia: o médico em formação, com rosto jovem com grandes olhos castanhos que suavizavam os traços mais enrugados do pai, se revelaria um assistente inestimável.

Poucos dias depois, a equipe médica composta por pai e filho estava pronta para partir. Thomas preparou seus instrumentos, conferiu as lancetas e as guardou num estojo feito de prata e madrepérola. Malas feitas, carruagens agendadas. A vida dos dois médicos estava prestes a mudar para sempre.

O tratado que alçara o dr. Thomas Dimsdale à fama internacional foi publicado em abril de 1767 e divulgado com pouco destaque nos jornais. No *London Evening Post*, encaixado entre um anúncio de luvas femininas de seda feitas em Nottinghamshire ("exatamente à moda francesa") e outro que apresentava um artigo científico sobre os poderes da química, havia uma terceira nota promovendo *"The Present Method of Inoculating for the Small-Pox*, contendo um relato sucinto sobre os preparos, tanto em relação à alimentação quanto à parte médica, o procedimento e os cuidados posteriores com a enfermidade; junto a alguns experimentos, realizados com o objetivo de descobrir os efeitos de um tratamento semelhante para a varíola natural". O preço era de 2 xelins e 6 centavos.

The Present Method começava com uma afirmação impressionantemente ousada. Desde o início de sua carreira como médico, escreveu Thomas, os perigos da varíola natural o tinham convencido firmemente de que a inoculação deveria "se tornar universalizada" entre a população. Ele havia começado sua formação em 1730, menos de uma década depois que lady Mary Wortley Montagu havia levado o procedimento para a Inglaterra, então a declaração fez dele um dos primeiros defensores da saúde preventiva universal do mundo.

Apesar de seu entusiasmo em relação à inoculação, Thomas reconhecia que os métodos tradicionais usados na Inglaterra haviam levado a efeitos colaterais preocupantes e a um número pequeno de mortes. Isso havia prejudicado a confiança na prática, ainda que o risco fosse muito menor que o da varíola natural. A lembrança da criança que havia morrido sob seus cuidados o acompanhou, e outros pacientes tinham lhe causado "uma ansiedade nada insignificante" durante mais de vinte anos trabalhando como um especialista em inoculação muito ocupado. Havia, porém, boas notícias. Uma técnica mais simples e mais segura tinha surgido, uma técnica que reduziria os riscos a quase zero – e ele a explicaria. O ambicioso objetivo do tratado era:

> dar mais um passo rumo à perfeição do procedimento e diminuir a destruição causada por uma doença que não era originária da Inglaterra, mas que, assim como a peste, havia sido importada de um

país estrangeiro, e exige os esforços de todos os poderes que temos ao nosso dispor, seja para exterminá-la do nosso meio, o que talvez não seja possível, ou torná-la menos insegura, se não totalmente sem dificuldade nem perigos.[9]

A imagem que Thomas tinha da erradicação da varíola estava duzentos anos à frente do seu tempo, mas seu manual prático para controlar a invasão de um vírus estrangeiro por meio da inoculação chegou no momento exato. O documento divulgaria um método novo e aprimorado precisamente quando a resistência ao conceito estava em declínio, quase por completo na Inglaterra e mais gradualmente em outras partes da Europa e dos Estados Unidos. Entre 1767 e 1793, *The Present Method* teria oito edições em inglês, incluindo seis em Londres, uma em Dublin e outra na Filadélfia. Cada uma teve três traduções para o francês, o alemão e o italiano, e uma de cada para o holandês, o sueco, o russo e o português.

O tratado explicava as técnicas mais recentes de inoculação com clareza e objetividade. Thomas citou as próprias descobertas profissionais o tempo todo e indicou a fundamentação por trás de suas conclusões, tendo como base o conjunto de estudos de caso de seus próprios pacientes. Suas instruções, escreveu ele, eram "o resultado de muita experiência [...] fundamentada por experimentos repetidos e observações imparciais". Os leitores, médicos ou os muitos não especialistas que acompanhavam o debate, estavam recebendo um relato da linha de frente da ciência do século XVIII. E não encontraram nenhum dogma herdado: o autor era um homem do Iluminismo. Prometia apenas a análise racional da experiência.

Havia dois elementos-chave na nova prática de inoculação. O primeiro era uma incisão menor e mais superficial, que era usada em substituição aos cortes profundos que recebiam chumaços embebidos em matéria viral. O segundo era que os pacientes com febre não eram mais embrulhados para suar e eliminar o "veneno" da varíola quando as manchas apareciam. Em vez disso, o objetivo era manter a temperatura baixa, encorajando-os a caminhar ao ar livre em todas as estações, beber água gelada e até mesmo retomar o trabalho manual durante a recuperação. Esse "tratamento frio", em especial, era "novo e o oposto de toda a teoria consagrada".[10] A ideia representava um conflito tão chocante com a medicina humoral tradicional, com seu foco em reforçar os processos de expulsão naturais do corpo, que Thomas sentiu a necessidade de reforçar a eficácia desse procedimento para seus leitores incrédulos.

> Quando um procedimento tão exótico quanto esse, e quase totalmente diferente, é infundido, não surpreende que a mente das pessoas se assuste... No entanto, a experiência e os exemplos de tantos milhares de casos de sucesso com esse método, sem efeitos negativos consideráveis – imediatos ou longínquos –, são argumentos irresistíveis para apoiar e justificar seu uso, e a melhor prova de sua utilidade e segurança.[11]

Diante do procedimento da inoculação – testado e aprovado –, séculos de teoria médica estavam começando a ruir.

Enquanto isso, o comprimento da incisão não deveria "passar de um oitavo de polegada", feita com a ponta da lanceta mergulhada no pus extraído diretamente de um paciente com varíola. O pequeno ferimento, profundo o suficiente para perfurar a superfície da pele, seria então levemente aberto e umedecido com o fluido, sem bandagem nem unguento. Os passos eram, então, repetidos no braço oposto. Apesar da natureza não invasiva da técnica, Thomas escreveu: "esses métodos de produzir a doença nunca me desapontaram".[12]

The Present Method também oferecia orientações para um tratamento preparatório de duração bastante reduzida para pacientes prestes a se submeter à inoculação. Em vez de se preparar por cerca de três semanas, eles podiam estar prontos em apenas nove dias.

THE
PRESENT METHOD
OF
INOCULATING
FOR THE
SMALL-POX.

To which are added,

Some EXPERIMENTS, inſtituted with a View to diſcover the Effects of a ſimilar Treatment in the Natural Small-Pox.

By THOMAS DIMSDALE, M. D.

THE SECOND EDITION.

LONDON:

Printed for W. OWEN, in Fleet-Street.
MDCCLXVII.

The Present Method of Inoculating for the Small-Pox, por Thomas Dimsdale, 1767.

Thomas recomendava uma dieta vegetariana simples, considerada padrão para garantir que os hormônios estivessem equilibrados, junto a três doses de um pó purgativo. A receita fornecida por ele era exata: uma mistura de calomelano – o composto de mercúrio amplamente usado para limpar os intestinos –, garra de caranguejo em pó e tártaro emético, um composto de antimônio comumente usado para induzir o vômito. Esse medicamento podia ser adaptado de acordo com a categoria dos pacientes: crianças precisavam apenas de uma purgação leve (que tinha o benefício extra de expelir vermes), e algo brando também era recomendado para idosos, pessoas com constituições delicadas, mulheres menstruadas ou gestantes.

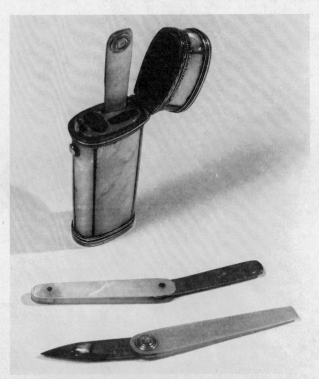

O estojo de instrumentos médicos feito de prata e madrepérola que pertenceu a Thomas Dimsdale. Acredita--se que essa lanceta foi usada para inocular Catarina II.

Thomas compartilhou sua prática pessoal e seus experimentos de inoculação no tratado, mas também reconheceu um fato importante: as técnicas radicais descritas não eram descobertas suas. Ele conhecia os benefícios do "tratamento frio" em princípio – o famoso médico do século XVII Thomas Sydenham havia causado controvérsia ao prescrever esse tratamento para curar a varíola natural –, mas até então Dimsdale não tinha se arriscado a usá-lo com os próprios pacientes. Experimentos ousados não eram o seu estilo: ele era naturalmente cuidadoso e relutante em causar danos à reputação da inoculação. Thomas Dimsdale havia continuado a prática de manter os pacientes aquecidos, bem como de fazer cortes e inserir chumaços neles. Então, muitos anos antes, ele havia começado a ouvir "relatos incríveis" de um novo método de inoculação mais bem-sucedido usado em partes da Inglaterra, que se tornava ainda mais maravilhoso porque parecia que os inoculadores "poderiam reivindicar pouca erudição médica".[13]

A avaliação era atipicamente condescendente, mas refletia o peso que ele havia conferido ao estudo e ao trabalho árduo. Dimsdale tinha orgulho de sua rigorosa formação num hospital e de seus anos de experiência; seu diploma havia sido comprado, mas ele com certeza sentia que havia merecido o título de médico. No caso da suposta descoberta da inoculação, sua curiosidade de cientista superou seu esnobismo profissional. Sabendo que as melhorias transformadoras "às vezes são descobertas por acaso por homens de habilidades limitadas", em suas próprias palavras, Thomas Dimsdale fez tudo o que podia para aprender as novas técnicas sem roubá-las em benefício próprio, como outros haviam feito, "das pessoas que merecem nossa gratidão por nos assistir nesse importante processo".[14] De 1765 em diante, ele as estava testando por conta própria.

The Present Method prestou homenagem não tão elogiosa aos responsáveis pela melhoria do método da inoculação, mas sem citar nomes. Cortesia à parte, não havia necessidade: os inoculadores envolvidos, ainda que esquecidos hoje, já eram famosos, não apenas na Grã-Bretanha, mas também entre algumas das famílias mais distintas da Europa. Eram os Suttons: uma família de médicos de um vilarejo da Ânglia oriental cuja influência revolucionária dera início à transformação da inoculação.

Robert Sutton, um cirurgião da zona rural nascido em Kenton, Suffolk, começara a fazer experimentos com o processo de inoculação em 1756 depois que seu primogênito de 24 anos quase morreu com o procedimento. Sutton reconheceu as complicações e os riscos desnecessários introduzidos pelo uso de incisões de 2,5 centímetros e da gaze embebida em pus ressecado, que expunham os pacientes ao risco de infecção e a um tempo de recuperação mais longo. Ele tentou uma nova abordagem, usando o líquido infectado extraído diretamente de um paciente com varíola e administrado através de uma picada mínima e superficial. E, como era de esperar, seus pacientes tiveram sintomas mais leves, menos pústulas e se recuperaram mais rapidamente. Surgia o "novo método" revolucionário de inoculação. Depois de mais de trinta anos de testes, um médico inglês havia retornado a uma técnica extremamente semelhante àquela usada pelas anciãs na Turquia.

Em 1757, Sutton alugou "uma casa grande e confortável" adequada para a internação de pacientes e publicou um anúncio no jornal local, o *Ipswich Journal*, oferecendo seus serviços como inoculador. "Senhoras e senhores", começava o texto,

> serão preparados, inoculados, hospedados, cuidados e servidos de chá, vinho, carne de peixe e ave por 7 guinéus cada, durante um mês. Lavradores, por 5 libras, terão a opção de chá, vitela, carneiro e cordeiro. E, para o benefício dos mais pobres, eles serão aceitos por 3 guinéus por mês se não puderem receber alta antes; e para aqueles que puderem se responsabilizar pelos próprios cuidados e hospedagem, eles serão inoculados por 0,5 guinéu cada.[15]

Foi um sucesso. A combinação de conforto, preços para todos os tipos de bolso e uma promessa de inoculação "sem incisão" trouxe pacientes de todo o condado. Sutton abriu mais duas casas de inoculação em menos de um ano, e então expandiu para oferecer procedimentos sem os luxos, enquanto também tratava a afluente aristocracia de Suffolk em suas próprias residências. Em 1762, agora convencido da eficácia da técnica menos invasiva – amparado por um medicamento secreto desenvolvido especialmente –, ele relatou ter inoculado 365 pacientes em nove meses, "muitos dos quais eram bebedores contumazes faziam muitos anos, e nenhum deles ficou confinado na cama por dois dias".[16]

Para atender à demanda cada vez maior, Robert Sutton recrutou seis de seus filhos para os negócios da família. Daniel, o terceiro mais velho, não possuía qualificações formais como médico, mas herdara a curiosidade e o espírito empreendedor do pai. Daniel fez mais experimentos com novas abordagens e descobriu que o tempo de preparação dos pacientes podia ser reduzido de forma segura de um mês para oito ou dez dias. Uma vez inoculadas, ele descobriu, as pessoas se recuperavam muito mais rápido se, em vez de presas à cama num quarto quente e abafado, elas caminhassem ao ar livre o máximo possível. Ambas as inovações tornaram o procedimento não apenas mais seguro, mas também mais simples, mais rápido e muito menos custoso, o que aumentou em muito a clientela em potencial.

Quando seu pai rejeitou os novos métodos, considerando-os apressados e perigosos, Daniel se mudou para o condado vizinho e seguiu carreira solo. Em 1763, com apenas 29 anos, ele abriu duas clínicas de inoculação "elegantes e bem cuidadas" perto de Ingatestone, Essex, uma cidade pequena e com uma movimentada estação ferroviária da Great East Road que ligava Londres, Colchester e o porto de Harwich.[17] Ali, fora da jurisdição da Royal College of Physicians em Londres, ele poderia trabalhar sem uma licença médica e atrair viajantes a caminho do continente ou da capital, infestada de varíola.

142 A IMPERATRIZ E O MÉDICO INGLÊS

Divulgando seu método único com a mesma confiança que o pai, Daniel se concentrou na liberdade oferecida aos pacientes para caminhar ao ar livre e na relativa brevidade do tratamento. Tudo durava cerca de três semanas, permitindo um retorno mais rápido ao trabalho. Numa tentativa de atrair mulheres, ele enfatizou que seus pacientes não tinham tido mais do que vinte pústulas cada um: "Digno de atenção do público, em especial do sexo mais belo, uma vez que com esse método o rosto é efetivamente protegido de ser desfigurado".[18]

A reação foi imediata e impressionante. Ao fim do primeiro ano completo de atividade, o jovem Sutton havia inoculado 1.629 pessoas e faturado 2 mil guinéus – cerca de metade do salário anual do primeiro-ministro. Em 1765, ele havia tratado 4.347 e acumulado 6.300 libras, uma das rendas mais altas do país.[19]

Os moradores de Ingatestone não ficaram tão satisfeitos com o sucesso de Daniel Sutton. Temendo que a doença fosse disseminada pelos pacientes, a população local publicou notas alertando que suas atividades causavam "dano ao público" e ameaçou tomar medidas legais. O jovem médico, muito ciente de que não havia leis contra a inoculação, ignorou todos. Por meio da incansável promoção do "método suttoniano", ele continuou expandindo suas atividades e sua riqueza. Sua reputação cresceu, e pacientes de todas as idades e classes sociais iam bater à sua porta, o que fez Daniel abrir mais casas de inoculação para garantir que a clientela mais rica não fosse incomodada pelo barulho da multidão daqueles que pagaram os valores mais baixos e que dividiam quartos e até camas.

Sutton Junior manteve os detalhes de seu método e medicamentos em segredo, reconhecendo desde o início o valor comercial da exclusividade, mas notícias de sua técnica se espalharam conforme antigos pacientes contavam suas experiências. Bamber Gascoyne, político e advogado de Essex, fez um raro relato escrito em cartas para um amigo, o latifundiário John Strutt. Com o alastramento da varíola pelo condado na primavera de 1766, Gascoyne decidiu que seus três filhos mais novos seriam inoculados e chamou Sutton para tratar os meninos e seu criado, Moor. Ele registrou a dieta vegetariana preparatória prescrita pelo médico, que incluía "aspargo, espinafre, pepino e doces com ameixas, ameixas secas ou groselhas [...] água fria e sidra [...] e, às vezes, leite e água". A alimentação deixou um de seus filhos magro "como um cano de espingarda", enquanto Moor – que estava apavorado diante da perspectiva de ser inoculado – parecia "ter sido condenado à forca".[20] Sutton não divulgou a composição de seus pós purgantes, mas Gascoyne deduziu pelos efeitos colaterais que eles continham mercúrio, antimônio e coral ou concha em pó: todos ingredientes-padrão usados pela medicina e disponíveis em qualquer boticário.

No dia do procedimento, Sutton chegou numa carruagem com a sra. Wallis, uma de suas pacientes recém-inoculadas, cujas marcas sutis forneceriam o líquido infectado para a inoculação. Gascoyne notou que o médico extraiu pus com uma lanceta e aplicou a ponta sob a pele do garoto tão delicadamente "que ele quase não sentiu a picada". Os quatro pacientes receberam tabletes purgativos de cheiro péssimo, enfrentaram um enjoo desagradável por alguns dias, foram orientados a caminhar ao ar livre e logo se recuperaram. "Se isso é a varíola, eu prefiro contraí-la a uma febre intermitente", declarou o pai dos garotos. Sutton, a quem ele havia originalmente se referido de forma jocosa como "o médico das marquinhas", havia sido "muito pontual em seu atendimento, [...] é um sujeito muito surpreendente, e tem o segredo mais surpreendente ao contaminar e combater o veneno da varíola".

O famoso inoculador estava sendo muito requisitado em todas as camadas da sociedade. O primeiro-cirurgião do rei da Polônia foi até Ingatestone para vê-lo em ação, chegando até a inocular ele mesmo alguns pacientes sob supervisão. A reputação de Sutton foi alçada de novo quando, em 1766, ele realizou uma inoculação em massa na cidade de Maldon, em Essex, a pedido das autoridades da paróquia, tratando 487 moradores num único dia – quase um terço da população – e contendo um surto.[21] Setenta dos pacientes eram nobres e comerciantes, que tinham pagado pelo tratamento, mas a inoculação das 417 pessoas pobres foi subsidiada usando dinheiro público. O esforço hercúleo de erradicação da doença salvou vidas, mas também a economia da cidade, ao permitir que os comerciantes voltassem ao trabalho e o mercado fosse reaberto.

Sutton aproveitou o sucesso e ofereceu inoculações coletivas em outras cidades no sudeste da Inglaterra, tratando os pobres de graça ou por valores baixos. Ele ganhou um processo que o acusava de permitir que pacientes contagiosos espalhassem a varíola, e continuou expandindo seus negócios.[22] Entre 1764 e 1767, Sutton e seus assistentes já haviam tratado quase 20 mil pacientes, sem uma única morte relacionada ao procedimento. Só em 1766, ele inoculou, pessoalmente, 7.816 pessoas: uma média de 21 por dia.

Ainda não era o bastante para o ambicioso empreendedor. Para aumentar a respeitabilidade e atrair clientes devotados, Sutton construiu uma pequena capela no jardim de Ingatestone e então contratou um pastor, Robert Houlton, que também fazia as vezes de porta-voz das clínicas. Em 1767, Houlton publicou *A Sermon* [...] *in Defence of Inoculation*, em que ele desqualificava objeções religiosas e receosas à inoculação antes de fazer um alerta indutor de culpa aos pais hesitantes: "se negligenciarem e não submeterem seus filhos à inoculação, e eles forem infectados com a varíola natural e morrerem, vocês não terão *motivos reais* para sentir desconforto e acusar a si mesmos de descuido e de falta de afeto natural?".[23] Recorrendo ao governo para encorajar a inoculação a fim de ajudar a liberar a população para o trabalho ou a guerra, ele empregou sua habilidade com a escrita promocional para falar da comodidade da experiência de inoculação de Sutton. "Em relação à dor, não se compara à milésima parte da picada de um alfinete [...] Aqui não há confinamento, não é preciso ficar preso à cama. Tudo é contentamento e tudo parece alegre. Aliás, essa hospedagem de uma quinzena na clínica do sr. Sutton é abundante em satisfação e prazer real."[24] Para quem podia pagar por cuidados residenciais, a inoculação tinha deixado de ser uma experiência difícil e arriscada e se transformado em algo similar a um período de férias.

Enquanto Houlton divulgava suas clínicas, o cirurgião de Essex se concentrava em aumentar o próprio status social. Ele se mudou para uma mansão em Londres no terreno hoje ocupado pelo Albert Hall e entrou com uma solicitação no Colégio de Armas britânico para obter um brasão de armas e um brasão familiar. O desenho resultante continha uma serpente, simbolizando a profissão médica, e uma pomba, aludindo à delicadeza do seu cuidado, sob um fundo azul-celeste para representar a perseverança. A imagem vinha acompanhada do lema de seu trabalho em latim, que pode ser traduzido como "Seguro, rápido, agradável". Contemporâneos mais cruéis riram da vaidade de Sutton – um comentário jocoso anônimo o descreveu "desfilando como um charlatão frívolo"[25] –, mas o slogan apelativo atraiu multidões de pacientes.

A demanda impressionante por seus serviços fez Daniel Sutton se reconciliar com o pai e os irmãos e montar um sistema de franquias locais com cirurgiões de toda a Grã-Bretanha e no exterior. Em 1768, a numerosa família Sutton e seus parceiros autorizados estavam fazendo inoculações por toda a Inglaterra, da Cornualha e da ilha de Wight até Liverpool e Durham, passando pelo País de Gales. Mais adiante, havia doze inoculadores licenciados na Irlanda e um em Paris, um em Haia e nas colônias da Jamaica e da Virgínia, num total de 64 inoculadores autorizados no mundo todo. A lista completa de "artistas" foi incluída em *Indisputable Facts Relative to the Suttonian Art of Inoculation* [Fatos indiscutíveis relativos à arte suttoniana da inoculação], um livreto publicado por Robert Houlton Junior, filho do pregador e porta-voz que havia herdado a prosa floreada do pai. Graças unicamente à "habilidade e aos esforços incansáveis da famí-

146　A IMPERATRIZ E O MÉDICO INGLÊS

lia Sutton", escreveu ele, "a prática da inoculação deu passos largos rumo ao pico da perfeição; ela se libertou das amarras da ignorância e do preconceito e, assim como o Sol, que se revela em meio a densas nuvens, brilha, neste momento, em todo o seu esplendor".[26]

Houlton Junior reconhecia que não havia como contar de forma precisa o número de indivíduos inoculados pelo novo método dos Suttons e de seus parceiros, especialmente porque "muitas centenas" de pessoas pobres nunca foram registradas. Mas ele estimava, pelas anotações da família, que desde 1760, só na Inglaterra, impressionantes 55 mil pessoas haviam se submetido ao procedimento. Míseras seis tinham morrido – de acordo com os registros, quatro por causa de outras doenças e duas por não seguirem as orientações médicas. O índice de mortalidade da inoculação calculado por James Jurin para a Royal Society quarenta anos antes tinha sido 1 em cada 50 pessoas; agora era menos que 1 em cada 9 mil.

A dimensão das atividades de Daniel Sutton tornou seu nome sinônimo para a inoculação na Grã-Bretanha, onde a onda de adesão despertou comparações nacionalistas com seus vizinhos menos progressistas. Na Europa continental, de modo geral, o procedimento estava restrito às famílias de elite, e nem mesmo elas depositavam sempre sua fé em seus poderes de prevenção. Em outubro de 1767, enquanto a família real de Habsburgo, em Viena, estava desolada por um surto de varíola, o escritor Horace Walpole – ele mesmo inoculado na infância quando a prática chegou à Inglaterra – escreveu para um amigo:

> Fico surpreso que todos os príncipes da Europa não tenham sido levados à razão pelo medo – ora, eles morrem todos os dias! E eles poderiam evitar esse destino, a maioria deles, sendo inoculados. O sr. Sutton os protegeria por 12 pence por cabeça. Ele inocula condados inteiros, e isso não causa a menor interrupção nos negócios locais. Os pacientes inoculados trabalham nos campos ou entram

nas águas até a cintura, como de hábito. É uma bobagem morrer de uma enfermidade tão antiquada![27]

O poeta Henry Jones foi além, retratando Daniel Sutton em "Inoculation; or Beauty's Triumph" [Inoculação; ou o triunfo da beleza], seu poema de 1768, como um super-herói da inoculação, contendo a tirania da morte e afugentando a "aparição horrenda" da superstição. Até mesmo as conquistas de Colombo foram superadas pela "descoberta mais nobre e insuperável" de Sutton:

> *What's America and all her vast Domain,*
> *Another Hemisphere and Stars unknown*
> *Before,...*
> *If once compar'd with precious human Life*
> *Preserv'd secure against its deadliest Foe,*
> *And Millions rescu'd from th' untimely Grave?*[*][28]

Daniel Sutton estava ganhando mais dinheiro, tratando mais pacientes e desfrutando de maior visibilidade do que qualquer outro inoculador da história. Não era de admirar que membros da comunidade médica quisessem saber o segredo da inoculação suttoniana ao mesmo tempo que desacreditassem seu inventor. Com sua agressiva campanha publicitária, suas pílulas malcheirosas e sua bebida "potente", cuja fórmula ele não revelava, Sutton era descrito por alguns como um "empirista", em nada diferente de um charlatão sem licença divulgando panaceias capazes de curar todos os males para os pobres e ingênuos. Era uma acusação injusta: ele observava seus pacientes com o olhar de um cientista e conduzia experimentos sofisticados que exploravam as reações da pele e as respostas imunológicas. Sutton,

---

* "O que é a América e todo o seu vasto Domínio/ Outro Hemisfério e Astros desconhecidos/ Diante.../ Se um dia comparados com a preciosa Vida humana/ Preservada contra o mais letal dos Males,/ E Milhões protegidos do Túmulo prematuro?" (N. da T.)

148 A imperatriz e o médico inglês

porém, não compartilhava suas descobertas nem se envolvia no dinâmico debate globalizado sobre a inoculação. Sir George Baker, formado no colégio Eton e na Universidade de Cambridge e médico da residência real, desdenhou, num tratado de 1766 sobre o novo método, que algumas das "melhorias mais valiosas [da inoculação] vieram das mãos da ignorância e do barbarismo".[29]

Tentativas feitas por inoculadores de elite a fim de desacreditar o arrivismo dos Suttons funcionou em favor da família. Os esnobes podiam zombar, mas milhares de clientes satisfeitos provaram que o método funcionava, e os Suttons podiam oferecer a inoculação por preços mais baixos que os grandes médicos com exatamente o mesmo resultado. Robert Houlton Junior ficou encantado: ele podia posicionar os Suttons como defensores do povo, trazendo cuidados de saúde de ponta para uma população agradecida e provocando uma privilegiada comunidade médica que ainda se dedicava a "teimosos preconceitos teóricos" e era obcecada por proteger seus próprios interesses. "As comportas da maldade, da inveja e da difamação estavam abertas contra essa nova forma de inoculação", declamou ele em *Indisputable Facts*, em 1768. "Médicos tradicionais temeram pelo exercício de seu trabalho; e muitos que tinham acumulado rendas consideráveis ao tratar pacientes com varíola natural tiveram medo de não ter mais o que fazer."[30] O texto era cheio de floreios, mas o argumento era justo: a família Sutton havia democratizado a inoculação.

Thomas, cujo tratado reconhecia sua dívida para com os Suttons sem citar o nome da família, era um "homem bom e digno" motivado pelas "melhores intenções", escreveu Houlton Junior com altivez.[31] Mas a pesquisa do médico não poderia ter revelado de jeito nenhum todos os detalhes dos medicamentos secretos envolvidos nem a supervisão dos pacientes. "Tudo em que insisto é que a arte da inoculação suttoniana é única, cujo conhecimento está restrito a eles mesmos e a seus sócios e não pode ser obtido por meio de um *relatório*."[32]

O folheto de Houlton até convidava o governo a convocar um julgamento público, em que um praticante do método suttoniano e um médico tradicional testassem seus métodos de inoculação em "trezentos ou quatrocentos órfãos designados para esse fim".[33] A proposta da "disputa de inoculações" nunca foi adiante, mas enquanto médicos curiosos tentavam identificar o segredo por trás do método revolucionário dos Suttons, crianças do Hospital Foundling, em Londres, foram cooptadas como pacientes de um experimento mais construtivo.

O dr. William Watson, um respeitado médico da instituição que supervisionava a inoculação compulsória dos recém-chegados, já tinha adotado o novo método de pequenas incisões e ar fresco. Então, ele lançou um estudo com 74 meninos e meninas para testar os benefícios do purgante de mercúrio e os méritos relativos de inocular a partir de pústulas novas ou estabelecidas, mantendo todos os demais aspectos do processo idênticos. Contando as manchas das crianças para medir a gravidade de cada reação, ele concluiu, a partir de seu estudo controlado pioneiro, que o mercúrio não apenas não fazia efeito, mas também que – apesar das alegações de Houlton – nenhum acréscimo à picada simples e à recuperação ao ar livre fazia muita diferença. Todas as crianças se recuperaram bem e, acima de tudo, a inoculação era menos perigosa que a varíola natural, não importava como era conduzida: "realizada por qualquer pessoa, seja qual for a forma a ser elaborada, a qualquer momento".[34] Watson fez uma homenagem aos Suttons devido ao papel que desempenharam na popularização, bem como na inovação do procedimento: "Eles são merecedores; não apenas em decorrência de algumas melhorias reais feitas no procedimento, mas também pela confiança inspirada no público, em razão da qual uma grande quantidade de pessoas foi inoculada que de outra forma não teria sido".

Os Suttons haviam conquistado a confiança do público fundamentalmente porque seu método, quando seguido com cuidado, era seguro. Daniel Sutton costumava desafiar seus detratores a fornecer evidências das mortes causadas pela inoculação nas mãos da família ou nas de seus sócios, mas nada foi apresentado. Contudo, a importância da família também estava em descomplicar a inoculação o suficiente para permitir que "a grande quantidade de pessoas" descrita por Watson se beneficiasse do tratamento. Ao simplificar o método e continuar o processo de padronização que ocorria desde os anos 1750, a família Sutton não apenas criou um modelo de negócio espetacularmente bem-sucedido, mas também abriu caminho para a inoculação acessível em grande escala. Enquanto os médicos continuavam a reclamar que cada indivíduo precisava de preparativos e tratamento personalizados, uma exclusividade fornecida apenas por eles, a maratona de sessões de inoculação coletivas de Daniel Sutton provou o contrário. O novo método "adequado para todos" não precisava ser adaptado ao paciente: tornava possível os médicos poderem se concentrar em combater a doença em si e começar a proteger comunidades inteiras. A possibilidade da inoculação como medida de saúde pública estava surgindo.

Para cidades e vilarejos que enfrentavam surtos de varíola, inoculações coletivas coordenadas ofereciam um meio de salvar vidas, mas também de salvaguardar a economia local. A partir de meados da década de 1760, a inoculação coletiva coordenada se tornou cada vez mais frequente, inicialmente nas afluentes regiões Sul e Sudeste da Inglaterra. A motivação não era totalmente filantrópica. Tratar e enterrar os pobres era caro, os órfãos precisavam ser amparados e os períodos de quarentena prejudicavam o comércio. As autoridades paroquiais viam a saúde pública preventiva como uma medida de redução de custos. Da mesma forma, a fração não tratada da comunidade servia de combustível para novas ondas da doença e colocava todos em risco. A varíola nunca seria derrotada a menos que os pobres estivessem protegidos.

O fato de que pacientes inoculados eram temporariamente contagiosos apenas fortalecia a defesa do tratamento coletivo, quando todas as pessoas de uma comunidade que desejassem se submeter ao procedimento poderiam fazê-lo juntas. Cidades médias e maiores eram populosas demais para as inoculações em massa, mas em comunidades menores era possível atingir todas as pessoas de uma só vez, como Daniel Sutton fizera em Maldon. Inoculações gratuitas para aqueles que não podiam pagar pelo tratamento eram bancadas pelos fundos da paróquia para auxílio aos pobres ou, quando valores mais altos eram necessários, por meio de doações de caridade ou de um único benfeitor rico. Cirurgiões e boticários competiam pelos contratos lucrativos, cobrando da paróquia uma média de 5 xelins por pessoa e ganhando um extra ao oferecer preços mais baixos para clientes particulares.

A participação era voluntária, mas a adesão costumava ser alta. O processo estava a um mundo de distância da experiência residencial relaxante da qual Sutton fizera propaganda em Ingatestone. Os mais pobres dignos do benefício recebiam um bilhete que lhes dava acesso à inoculação, formavam uma fila para receber a picada e o purgante, e eram mandados para casa com instruções de evitar ir à igreja, aos mercados e a outros espaços de aglomeração. Alguns eram examinados alguns dias depois para confirmar que o procedimento estava funcionando. Outros eram deixados para se recuperar sozinhos.

Apesar da aceitação cada vez maior da nova tecnologia, as inoculações coletivas costumavam ser desencadeadas pelo medo de um surto iminente da doença. Thomas Dimsdale realizou um tratamento em massa da população pobre de Hertford em 1766, e, com isso, conteve uma epidemia. Em janeiro de 1768, ele fez uma arriscada jornada desde Bengeo até o vilarejo de Little Berkhamsted para atender George Hodges, o filho de 10 anos de uma família pobre que estava sofrendo de uma forma violenta da varíola. O médico não conseguiu salvar a vida do garoto, mas se ofereceu para inocular os moradores da paróquia de graça a fim de impedir a disseminação da doença. Com a ajuda de Jan Ingen-Housz, um médico holandês que visitava o país e era um talentoso cientista que estudara inoculação com William Watson no Hospital Foundling, Thomas tratou 290 habitantes de Little Berkhamsted e, a pedido da população local, a paróquia vizinha de Bayford. Todos os pacientes, com idades que iam de 5 semanas a 70 anos e incluíam gestantes, ficaram bem, e uma nota no registro da paróquia saudou Thomas como "um cavalheiro de grande habilidade em sua profissão e da maior humanidade e benevolência".[35] A experiência teve um impacto profundo no médico também: ele se tornou cada vez mais convencido da necessidade da inoculação promovida pelo Estado para os pobres. Os ricos, observou ele, tinham adotado o procedimento de modo geral e os comerciantes podiam então proteger suas famílias, se o quisessem. Enquanto realizava "diversas inoculações coletivas em diferentes paróquias no condado de Hertford", Thomas começou a considerar seriamente como proteger aqueles que estavam na base da pirâmide social e que, "se negligenciados, seriam os principais sofredores".[36]

Thomas enxergava o potencial da inoculação para a saúde pública, mas compartilhava os medos dos demais médicos em relação aos riscos. A simplicidade do novo procedimento facilitou o acesso à medida de proteção, mas também tornou a tecnologia disponível a qualquer inoculador leigo com uma agulha afiada, uma técnica razoável e nenhuma preocupação com infecções. Nas comunidades pobres que ficavam próximas, os pacientes inoculados podiam causar novos surtos. Assim como os médicos dos anos 1750 haviam tentado proteger sua atividade da concorrência de cirurgiões e boticários populares, agora a profissão se unia para combater a incursão de amadores que não apenas podiam ameaçar seu ganha-pão, mas também colocar a segurança da inoculação em dúvida de forma desastrosa. Thomas encontrou situações "quase incontáveis" de "danos que surgiram da realização da inoculação por iletrados e ignorantes".[37] Chamado para visitar uma jovem cerca de dezesseis quilômetros de Hertford, ele a encontrou à beira da morte por causa de uma inoculação malsucedida feita pelo antigo cocheiro de Thomas, que tinha usado sua relação com o médico para se estabelecer como inoculador e estava foragido. Um diretor de escola pobre que havia implorado a ajuda do médico depois de uma tentativa fatal de inocular a própria família também revelou ter recebido dinheiro para tratar seus vizinhos, que infectaram e mataram outras pessoas na cidade. Furioso com os danos que inoculadores inexperientes e desonestos poderiam trazer à reputação do procedimento, Thomas solicitou, em vão, um sistema de licença para médicos e cirurgiões especializados em inoculação.

Enquanto alguns inoculadores leigos atuavam com sucesso em pequenas escalas de cidades e vilarejos, com a ajuda de manuais como *The Present Method*, a maior parte dos pacientes ainda recorria a médicos profissionais, escolhendo o serviço que melhor se adequasse ao seu bolso. A natureza inovadora e empreendedora da medicina na Inglaterra do século XVIII, regulamentada pelo mercado, e não pelo governo, encorajava uma explosão na oferta enquanto cirurgiões e boticários se estabeleciam como inoculadores especializados. A concorrência era tão intensa que muitas cidades criaram mecanismo de controle para forçar os inoculadores interessados em seus residentes a realizar o procedimento em casas especiais fora dos limites locais para evitar que a infecção se espalhasse. Os cavalheiros e superintendentes encarregados dos pobres em Winchester publicaram, em 1767, anúncios em jornal para alertar que havia boatos de planos de abrir uma casa de inoculação na cidade e que "essas pessoas" seriam "processadas com a máxima severidade da lei", assim como qualquer pessoa que fosse à paróquia para ser inoculada.

Os inoculadores contra-atacaram com anúncios destacando registros impecáveis quanto à segurança dos serviços prestados e locais de isolamento adequados. Só nos primeiros quatro meses de 1767, nada menos que 23 cirurgiões ofereceram seus serviços no *Ipswich Journal*. Em Sible Hedingham, Essex, o cirurgião Baptist Spinluff se gabou de "nunca ter perdido um paciente", enfatizando "o cuidado

154 A IMPERATRIZ E O MÉDICO INGLÊS

tomado para tornar todas as estadas agradáveis" para pacientes que pagavam 5 guinéus (um pouco mais de 5 libras). Os cirurgiões Porter e Perfect divulgaram sua casa de inoculação perto de Campden, Gloucestershire, onde os dois faziam inoculações "com todas as melhorias de que o novo método de sucesso era capaz". Os dias de selecionar apenas pacientes abastados tinham acabado: "nenhuma objeção é feita àqueles com escorbuto, artrite ou escrófula; aos idosos, aos corpulentos ou aos ébrios".[38]

Os Suttons, atentos aos imitadores recém-chegados lucrando com sua inovação, promoviam seu negócio de forma incansável. Em maio de 1768, exatamente enquanto a imperatriz da Rússia elaborava seu plano de inoculação, Daniel Sutton divulgava uma nova parceria, dessa vez com cirurgiões de York, combinando visitas domiciliares para os ricos com tratamentos simples para os pobres. Seu anúncio no *Leeds Intelligencer* destacava que a inoculação havia vencido "os preconceitos da ignorância e os subterfúgios da maldade". Ele não resistiu e lembrou aos leitores a quem pertencia o crédito pelo novo método revolucionário e quem ele havia superado na descoberta.

> O que tornou a prática tão universal hoje em dia no Reino Unido foi o sucesso do método suttoniano: um sucesso que, de fato, foi sinceramente muito desejado por todos os profissionais honestos da medicina; mas que, depois de muitas pesquisas laboriosas e muitos experimentos repetidos, os mais eruditos dos pesquisadores haviam perdido a esperança de alcançar.[39]

Quando os conselheiros de Catarina II foram escolher um médico para as inoculações imperiais, não havia dúvida de por onde começar a busca. A Inglaterra foi o primeiro país europeu a adotar a inoculação, o primeiro a fornecer aprovação médica oficial ao procedimento e passara a liderar o desenvolvimento e a implementação de um novo método revolucionário. O homem por trás da técnica aprimorada, Daniel Sutton, possuía fama internacional, um registro impecável quanto à segurança dos serviços prestados e um império de inoculação que chegava até as colônias no continente americano. No entanto, o convite para viajar a São Petersburgo para tratar Catarina e seu filho não foi, no fim das contas, para o pioneiro da inoculação suttoniana. Em vez disso, ele foi para o homem que escrevera sobre o tema: Thomas Dimsdale.

Em termos de experiência médica, a despeito das declarações de Robert Houlton, havia pouca diferença entre os dois homens. Porém, a abordagem de enriquecimento rápido de Sutton teve um custo para sua reputação entre os pacientes mais abastados. Joseph Cockfield e seu amigo e correligionário quaker John Scott, o poeta que tinha sido mantido em casa pelos pais por anos para evitar a varíola, escolheu Thomas para realizar sua inoculação em 1766 por medo das consequências dos preços baixos de Sutton. Cockfield escreveu: "Os valores são tão reduzidos que homens em circunstâncias modestas, homens de pouca escolarização e vida devassa, recorrem à casa dele, que é um lugar tão confuso e bagunçado que é de admirar que um décimo dos pacientes não pereça por causa das irregularidades".[40]

Clientes barulhentos não eram o único problema de Sutton. Enquanto mais inoculadores reproduziam seus métodos, abaixando os preços, ele dedicava cada vez mais tempo e dinheiro a um esforço inútil de proteger sua marca. Enquanto Thomas se encontrava com o embaixador russo em Londres, em julho de 1768, Sutton e o irmão William estavam publicando mais um anúncio de jornal para denunciar um inoculador que afirmava, enganosamente, ter estudado com eles. "Usamos esta oportunidade para informar ao público que toda pessoa instruída por nós ou qualquer membro da nossa família na arte suttoniana recebe um certificado; e aqueles que fingem conhecer essa arte e não podem apresentar tal certificado são impostores."[41]

Era uma batalha perdida, e Sutton, já um dos homens mais ricos da Inglaterra, começou a parecer ganancioso. Ele continuava inoculando pessoas da nobreza, mas sua franquia de escala industrial e sua obsessão com a publicidade diminuíam seu poder de atração como o principal fornecedor desse cuidado especializado. A enorme fortuna recém-adquirida lhe garantira um brasão de armas e uma mansão, mas não a aceitabilidade social no preconceituoso mundo da elite georgiana de Londres. Sua falta de treinamento médico formal sempre foi um problema, e agora era alvo de zombaria por sua inaptidão desajeitada quando em companhia refinada. Hester Thrale, diarista e patrocinadora das artes, escreveu de maneira mordaz sobre quando foi apresentada "ao famoso Daniel Sutton" numa festa. Impressionado com a presença de convidados que incluíam o escritor Samuel Johnson, o cirurgião "sorria e ficava boquiaberto" antes de confidenciar que "nunca estive nessas companhias antes". Ele era "um sujeito de muita inteligência", comentou Thrale, "apesar de ser totalmente ignorante em relação a livros e ao mundo".[42]

A postura ambivalente da sociedade inglesa diante da contribuição da família Sutton para a inoculação foi resumida num relatório publicado em fevereiro de 1768 por médicos da corte de Jorge III em resposta a uma solicitação feita pelo conde Seilern, embaixador austríaco em Londres. A epidemia de varíola em Viena havia matado a filha e a nora da imperatriz Maria Teresa de Habsburgo. A imperatriz sobreviveu por pouco à infecção. Ela havia perdido cinco membros de sua família imediata para a doença em seis anos e queria recrutar um grande especialista para introduzir a inoculação em seu império. Os médicos e cirurgiões reais relataram que o sucesso do procedimento na Inglaterra não podia ser subestimado, com praticamente 1 morte a cada 1.000 pacientes "mesmo antes da época dos Suttons". A chave para o "grande êxito" da família havia sido expor os pacientes ao ar livre, um método que eles tinham certeza de que seria um sucesso em Viena. A conclusão do texto negava aos Suttons qualquer crédito real pela transformação da inoculação na Inglaterra: "Os Suttons sem dúvida são, em alguns aspectos, responsáveis pela melhoria na arte da inoculação, mas, ao aplicar suas regras de forma muito geral e não dar a devida atenção às diferentes constituições, com frequência causaram danos. Todas as suas melhorias foram adotadas por outros inoculadores, e nas mãos deles essa arte parece ter sido levada à máxima perfeição".[43]

Com uma avaliação vinda de tantos especialistas – e injusta –, não foi uma surpresa que os austríacos não tivessem convidado Daniel Sutton para ir a Viena. Em vez disso, o inoculador escolhido foi Jan Ingen-Housz, o médico e cientista holandês que no mesmo ano havia aperfeiçoado suas habilidades com Thomas Dimsdale, ajudando-o com inoculações coletivas em Hertfordshire. Ingen-Housz tratara com sucesso as crianças reais e, como recompensa, foi indicado como médico da corte de Maria Teresa e recebeu uma bela pensão.

Os russos também preteriram os Suttons. Segundo um boato, publicado de forma anônima um ano depois, ele havia sido convidado para ir à embaixada em Londres para discutir o projeto, mas havia sido rejeitado depois de pedir um adiantamento de 4 mil libras.[44] O mais provável é que, considerado o ar de superioridade que os médicos reais assumiam em relação a ele, Sutton nunca tenha colocado os pés ali. Havia razões demais para escolher Thomas Dimsdale. Em 1768, com seu tratado já na quarta edição, Thomas era a principal autoridade do mundo na questão da inoculação (o título que dera à obra, *The Present Method of Inoculating for the Small-Pox*, havia sutilmente ajudado a desvincular a técnica da marca suttoniana). Seu livro havia chegado até a Rússia: o barão Cherkasov, presidente da Escola de Medicina de São Petersburgo e uma figura-chave na organização das inoculações imperiais, possuía um exemplar.[45]

Com sua formação formal num hospital e seus 35 anos de experiência administrando uma clínica bem-sucedida, Thomas tinha uma discreta confiança profissional em suas habilidades, algo que era percebido por seus pacientes. Vinte e três anos mais velho que Sutton, ele oferecia um atendimento personalizado e atencioso. Charles

Blackstone, de Winchester, escreveu para um amigo em 1767 sobre a experiência positiva de sua esposa depois de se submeter à inoculação em Hertford junto a suas duas criadas. Ela se recuperou bem, com apenas seis marcas no rosto, comentou Blackstone. "O dr. Dimsdale tem tudo para ser recomendado como inoculador: sagacidade, gentileza, diligência e um comportamento refinado."[46]

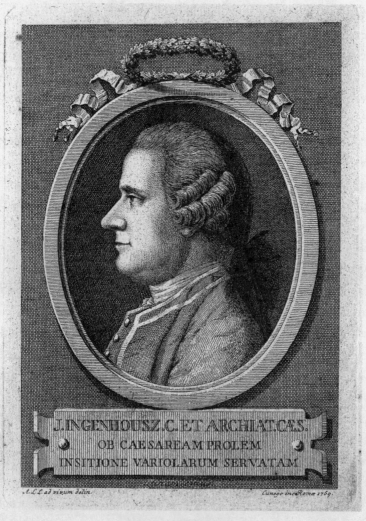

O médico Jan Ingen-Housz.

Num procedimento que exigia uma exposição deliberada ao risco, um médico de confiança era inestimável, e Thomas estava em posição de cobrar um valor correspondente. Seu estilo de vida não era tão ostentoso quanto o de Sutton, mas ele era um homem rico, com propriedades e terras por toda Hertford, uma casa em Londres e recursos para manter sua grande família. Ele não tinha mais inseguranças em relação a dinheiro e conhecia o próprio valor. Pouco tempo depois da visita à embaixada, Thomas cobrou 50 libras – mais de 7 mil libras em valores atuais – para inocular o mercador e filantropo quaker Osgood Hanbury, diretor do Hospital da Varíola de Londres.[47]

A rede de contatos quaker, com sua teia de homens cultos e livres-pensadores, muitas vezes obstinados a melhorar a sociedade, continuou sendo central na vida de Thomas. Ele não era mais um membro praticante da religião, mas sua criação o havia moldado para sempre, e sua lista de pacientes incluía muitos quakers de prestígio. Os valores reformistas do grupo religioso motivariam a campanha de Thomas para levar a inoculação em massa de forma segura à população pobre. Sua fé era o alicerce de seu vínculo vitalício com Fothergill, cuja influência havia resultado no convite para ir à Rússia.

A razão mais importante pela qual Thomas Dimsdale havia ofuscado Daniel Sutton não tinha nenhuma relação com status nem conexões. A questão era a transparência. A família Sutton nunca tornou públicos os "segredos" de seu método de inoculação: toda a sua atividade comercial dependia da confidencialidade daquela informação. Daniel prometeu colocar seu método em domínio público, mas não o fez até 1798 – o ano em que Edward Jenner publicou suas descobertas revolucionárias sobre a inoculação com a varíola bovina. Enquanto Sutton era um empreendedor da biotecnologia, Thomas era um cientista e um reformista. Ele ouviu falar dos avanços da família, pesquisou e testou o método e, em menos de dois anos, tornou suas descobertas públicas e disponíveis para todos. Ele terminou a obra *The Present Method* com a garantia de que não estava escondendo nada: "Espero que não seja necessário dizer ao leitor que revelei a totalidade do que sei com relativa certeza sobre esse processo [...] de acordo com o melhor do meu julgamento e da minha experiência".[48]

O cirurgião Richard Lambert, defensor de melhorias nos cuidados de saúde para os pobres do nordeste da Inglaterra, era um de seus muitos admiradores. Se a família Sutton tinha feito a inoculação evoluir por "mérito acidental", escreveu ele em 1768, o principal impulso ao progresso dela tinha vindo das "desinteressadas, enérgicas, transparentes, precisas e completas explicações do novo método atual, em todas as suas diferentes formas, publicada pelo admirável dr. Dimsdale".[49]

Os conselheiros da imperatriz concordaram. Thomas aceitou o convite, e a corte de Jorge III foi avisada da missão. Na segunda-feira, 18 de julho, em seu clássico estilo vulgar, um jornal inglês ficou ciente da notícia. Numa coluna sobre fofocas da corte e da política, o *Salisbury and Winchester Journal* noticiou: "Sua Excelência, o embaixador russo, ficamos sabendo, requisitou que o dr. Dimsdale, um prestigioso médico de Hertford, vá até a Rússia inocular a imperatriz e o grão-duque: diz-se que o cavalheiro vai partir para São Petersburgo daqui a cerca de catorze dias".[50] Como o jornal local ficou sabendo da notícia tão rápido é um mistério, mas, pelo menos na Inglaterra, o segredo das inoculações imperiais já tinha sido revelado.

Na quinta-feira, 28 de julho, Thomas e Nathaniel pegaram uma carruagem de Stratford, Essex, até Harwich, onde embarcaram num navio rumo à Holanda. Apesar dos riscos do projeto, o médico estava animado. "É considerado pela maioria das pessoas uma iniciativa bastante perigosa", escreveu Joseph Cockfield, antigo paciente de Thomas. "É dito lá que a varíola é extremamente epidêmica na cidade, e existe um grande risco que Suas Majestades contraiam a doença natural antes da chegada dele." Mesmo assim, "ele seguiu viagem com grande animação e alegria".[51]

De Amsterdã, os Dimsdales viajariam numa carruagem particular desenvolvida para viagens de longa distância que os transportaria dia e noite com apenas algumas paradas ocasionais. Thomas ficou muito impressionado e escreveu para o amigo Henry Nicols, na Inglaterra: "Eu realmente acredito que poderia viajar dessa maneira por um ano todo sem precisar de uma cama porque a carruagem é tão conveniente que dormimos quando era necessário, e ambos concordamos ter sido bom e revigorante". As paradas, onde os dois eram bem servidos de comida e bebida, acabaram sendo mais exaustivas que a estrada. Eles passaram rapidamente por Hanôver ("não há nada na cidade que valha a pena ver"), depois Berlim e Potsdam, onde ficaram por dois dias ("para ver as coisas, palácios, galerias de pinturas etc.", comentou o médico) e foram recebidos primeiro pelo embaixador inglês e depois pelo russo, que os tratou "com muita civilidade e polidez".[52] Ao chegar à costa do mar Báltico em Danzig,[53] os viajantes seguiram para a cidade portuária de Riga, entrada para o Império Russo.

Agora acompanhados por uma escolta militar, eles percorreram os domínios da Rússia, chegando a São Petersburgo exatamente um mês depois de partir de Amsterdã e antes que a casa que os hospedaria estivesse pronta. A carruagem, então, parou em frente a um grande edifício em Millionnaya, a rua mais impressionante da capital, próxima do palácio de inverno e das águas brilhantes do rio Neva. Em quatro semanas, eles haviam saído de Hertford e chegado a um novo mundo. Mas, com o fim da viagem, o maior desafio da vida dos dois estava apenas começando.

5
Os preparativos

"O trabalho mais importante."
Conde Nikita Panin[1]

Pai e filho acordaram na manhã seguinte num elegante apartamento, abriram as janelas e respiraram o ar aquecido pelo fim do verão de São Petersburgo. Depois de semanas vendo diferentes paisagens e o ritmo sacolejante da carruagem, os Dimsdales ficaram satisfeitos de finalmente estarem parados num local. Assim como os viajantes ocidentais antes e depois deles, os dois ficaram impressionados com a magnificência e a beleza que não lhes era familiar, digna de um conto de fadas. Apenas algumas semanas antes, William Richardson, tutor dos filhos do novo embaixador britânico, lorde Cathcart, havia chegado à cidade por via marítima e descreveu o que viu do mar. "O país que cerca São Petersburgo é muito arborizado, tanto que, ao chegar mais perto, as torres e os campanários, que estão cobertos de estanho e bronze, alguns com dourado, pareciam emergir do meio da floresta."[2]

Outro visitante inglês escreveu: "A vista das margens do Neva revela as cenas mais grandiosas e vibrantes que já contemplei. Em muitas partes, o rio é tão largo quanto o Tâmisa em Londres: ele também tem profundidade, correnteza e a transparência de um cristal. Suas margens são ladeadas por uma faixa contínua de belos edifícios".[3]

De suas novas acomodações, os Dimsdales podiam ver o palácio de inverno, a imponente residência imperial que dominava o aterro do Neva. Na direção oposta, na rua Millionnaya, nos jardins à margem do rio Fontanka, ficava o palácio de verão, mais modesto, com dois andares, lar do grão-duque Paulo. Pelos caixilhos abertos dos aposentos vinham sons de obras em andamento conforme o Pequeno Hermitage, encomendado por Catarina para ser seu recanto e sua galeria de arte pessoais, estava quase finalizado. Uma carruagem puxada por quatro cavalos, oferecida pela imperatriz para uso pessoal dos médicos, esperava na rua.

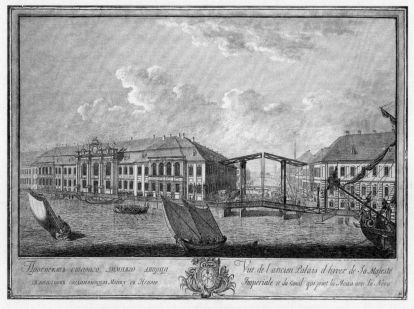

Vista do antigo palácio de inverno, São Petersburgo, 1753.
Pintura de Yefim Vinogradov e Ivan Sokolov.

164 A IMPERATRIZ E O MÉDICO INGLÊS

Thomas e Nathaniel tiveram pouco tempo para relaxar e explorar as maravilhas da cidade. Um aviso do conde Panin, conselheiro de Catarina e encarregado do plano de inoculação, os convocou para uma reunião em seus aposentos no palácio de verão na tarde seguinte.

O leal ministro da imperatriz, com quase 50 anos e conscientemente antiquado, usando uma peruca com três laços na parte de trás e um traje esmerado, recebeu os visitantes com formalidade e "notáveis bons modos".[4] Ele fez questão de que os dois médicos não tivessem a menor dúvida da enorme importância política da tarefa que tinham diante de si. Aproximando-se de Thomas, Panin declarou:

> O senhor foi convocado para possivelmente o trabalho mais importante já confiado a qualquer cavalheiro. À sua habilidade e integridade provavelmente serão submetidas nada menos que a vida de dois dos maiores personagens do mundo, com cuja segurança, a tranquilidade e a felicidade deste grande império estão tão intimamente conectados, de modo que, se um acidente nos privar de qualquer um deles, as bênçãos de que hoje gozamos se tornarão um estado de extrema infelicidade e confusão. Que Deus evite calamidades tão inimagináveis.

A mensagem era clara: Thomas Dimsdale tinha duas vidas da realeza nas mãos e o destino da Rússia também. O alerta era tão flagrante que o médico o registrou por inteiro nas anotações da inoculação que fez e depois publicou por instrução da imperatriz. Panin, cuja noiva havia morrido em decorrência da varíola apenas meses antes, explicou que a ameaça da doença era tão grande que os russos não tinham outra escolha que não fosse a inoculação. A Rússia contava com "médicos de excelente formação e habilidade em sua profissão", enfatizou ele, sem mencionar que – como Catarina havia descoberto – existiam muito poucos médicos para o tamanho do país e a maioria deles havia sido trazida do exterior. A falta de experiência local em inoculação havia feito a imperatriz ordenar que seus ministros recrutassem um grande especialista estrangeiro no procedimento, explicou, e a Inglaterra era a escolha óbvia de onde procurar. Ele contou a Thomas: "O senhor nos foi bem recomendado nessas questões essenciais, portanto, vou depositar toda a confiança no senhor e só preciso solicitar que atue sem qualquer reserva".

A imperatriz explicaria, ela mesma, seus planos, acrescentou Panin, mas seu filho de 13 anos, Paulo, que havia passado a primavera e o verão nos palácios do campo com a mãe para fugir da varíola, já tinha decidido ser inoculado depois que a possibilidade lhe fora apresentada. "A questão foi submetida à consideração dele. Ele aprova e até deseja que aconteça." Então cabia a Thomas confirmar que o grão-duque, que tinha saúde frágil, estava saudável o bastante para enfrentar o procedimento. Panin, tutor do jovem príncipe e diariamente responsável pela sua rotina, insistiu que o médico observasse o garoto e tirasse suas próprias conclusões. "Passe o máximo de tempo possível com ele; observe-o à mesa e em suas diversões. Faça suas observações e, em resumo, estude a constituição dele."[5] Panin pediu que Thomas fosse honesto. Se o médico decidisse que o procedimento era arriscado demais para o herdeiro, a imperatriz seria igualmente grata a ele e o "reconhecimento" – o pagamento que o médico havia se recusado a definir – não seria alterado.

Thomas estava diante da decisão médica de sua vida. Engolindo a ansiedade, ele garantiu a Panin que produziria um "relatório justo". A primeira oportunidade para avaliar o grão-duque aconteceu no dia seguinte, quando os dois médicos foram convidados para jantar no palácio. O adolescente recebeu os visitantes "com a maior educação e amabilidade", fazendo um convite aberto para "aparecerem a qualquer momento sem comedimentos" a fim de fazer refeições na companhia dele e passar tempo em sua corte sempre que desejassem.[6]

Enquanto os ingleses jantavam com seu filho naquele começo de noite, Catarina II e seu séquito retornavam a São Petersburgo vindos de Peterhof, a espetacular "Versalhes russa" com vista para o golfo da Finlândia a cerca de trinta quilômetros a oeste da capital. Na manhã seguinte, às dez horas, num cenário mais íntimo do que o encontrado no palácio de verão, a imperatriz e o médico finalmente se encontraram.

Apenas Panin e o barão Cherkasov, o presidente da Faculdade de Medicina, que falava inglês e agiu como intérprete, estavam presentes quando o médico e a paciente foram apresentados. A imperatriz deparou-se com um inglês de 56 anos, rosto forte e franco, a boca firme dotada de um toque de teimosia e olhos castanhos e gentis que revelavam inteligência, mas não calculismo. O médico, por sua vez, curvou-se diante de uma mulher agradável e sorridente, um pouco mais alta que a média, e de constituição tranquila, sua pele clara acentuada por seu *rouge* característico. Seus olhos azuis transmitiam cordialidade e uma percepção aguçada. Quando os dois começaram a conversar, Catarina em francês e seu visitante em inglês, a conexão foi imediata. Thomas registrou: "ainda que eu estivesse preparado para esperar muito da excelente compreensão e educação da Sua Majestade, sua extrema perspicácia e a propriedade das perguntas que ela fez, relativas ao procedimento e ao sucesso da inoculação, muito me surpreenderam".[7]

Assim como fez quando estava revendo a legislação de seu país ou reformando seu sistema de saúde, a imperatriz de 39 anos havia feito uma pesquisa cuidadosa. Sua curiosidade bem fundamentada, combinada com seu famoso charme, enfeitiçaram Thomas. Numa carta pessoal para seu amigo Henry Nicols em Old South Sea House, no centro de Londres, o tom comedido de seu tratado médico foi substituído por superlativos estupefatos. "Garanto que ela é, de todas as pessoas que conheci de seu sexo, considerando todas as circunstâncias, a mais envolvente. Sua amabilidade e seu bom senso são impressionantes."[8]

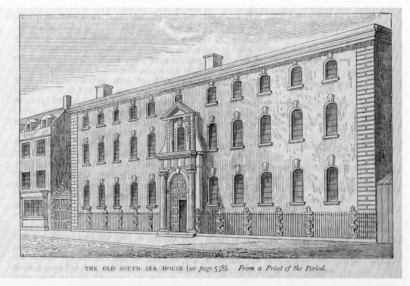

Old South Sea House, rua Threadneedle, Londres – lar de Henry Nicols, amigo de Thomas Dimsdale.

Essas primeiras impressões foram reforçadas num jantar com a imperatriz e uma dúzia de nobres da corte naquela mesma noite. Thomas, acostumado com uma dieta inglesa sazonal, ficou maravilhado com a variedade de pratos "à francesa" em terrinas e travessas para que os comensais se servissem. Uma rica seleção de carnes e peixes de rio foi seguida pelas "melhores frutas e guloseimas" que ele ficou surpreso de encontrar num clima tão ao norte. A longa mesa, encabeçada por Catarina, estava repleta de melancias e uvas de Astracã, melões de Moscou e maçãs e peras da Ucrânia. Havia até um pequeno, porém delicioso, abacaxi cultivado localmente. Era um símbolo espinhoso de status encontrado apenas nas mesas mais abastadas do século XVIII, ainda que ele tenha notado que a fruta costumava ser importada para a Rússia vinda de estufas na Inglaterra. O luxuoso cardápio, no entanto, foi menos impressionante para o visitante inglês do que "as completas naturalidade e amabilidade da própria imperatriz". A mulher mais poderosa do mundo conversava sem formalidade, prestando atenção a cada convidado "com a liberdade e a animação esperadas de pessoas do mesmo status, em vez de súditos admitidos à honra da companhia da soberana".[9]

Enquanto Thomas observava a imperatriz, ela o observava. Se o banquete cheio de frutas era um teste, o médico tinha passado, e no dia seguinte ele foi convocado para outra audiência. Catarina informou-o de que tinha tomado uma decisão, a de "submeter-se à inoculação assim que possível". Recusando a sugestão de que ele explicasse os preparativos e o tratamento propostos para os médicos de sua corte, ela lhe disse: "O senhor me vem bem recomendado, a conversa que tivemos sobre o tema foi muito satisfatória, e minha confiança no senhor aumentou. Não tenho nenhuma dúvida quanto às suas habilidades e aos seus conhecimentos nessa prática".[10] Seus próprios médicos não tinham experiência com inoculação e – uma vez que sua boa saúde significava que a imperatriz quase não tinha se consultado com eles – não seriam de nenhuma utilidade, insistiu Catarina. Aliás, como Thomas descobriria mais tarde, ela tinha pouca confiança neles e costumava fazer piadas sobre sua incompetência. A imperatriz contou a seu médico inglês que ele poderia obter todas as informações de que precisava sobre sua saúde e constituição lhe perguntando diretamente e a procurando sempre que necessário. Thomas media os batimentos dela, apesar de o procedimento-padrão não exigir exames físicos. Para a imperatriz, a inoculação era um ato pessoal a ser conduzido como ela escolhesse. Catarina disse ao médico: "Minha vida pertence a mim e, com a maior alegria e confiança, eu me coloco aos seus cuidados apenas".[11]

Thomas estava por conta própria, contando unicamente com seu discernimento e sua experiência médica. Até mesmo discutir o procedimento informalmente com outros estava fora de questão. Catarina informou-o de que desejava ser inoculada antes do filho e acrescentou, "ao mesmo tempo, desejo que isso seja mantido em segredo e ordeno que o senhor deixe suporem que, no momento, todos os pensamentos sobre minha própria inoculação foram deixados de lado".[12] Thomas deveria usar a inoculação do grão-duque como pretexto para visitar o palácio de inverno para preparar a imperatriz para o procedimento.

As condições de Catarina não podiam ser contestadas, e o médico prometeu segredo absoluto. Numa tentativa de ficar mais tranquilo, ele tentou fazer um último pedido: a imperatriz permitiria que ele fizesse um experimento inoculando antes mulheres de idade e hábitos similares ao dela? Ele não havia tomado esse tipo de precaução na Inglaterra, mas a posição de sua paciente e sua incerteza sobre a natureza do vírus na Rússia incitavam cautela. Catarina recusou. Ela havia lido sobre o procedimento, avaliado as estatísticas e tomado sua decisão. Se a inoculação fosse algo novo, disse a imperatriz ao médico, ou "se ainda restasse o mínimo de dúvida sobre o êxito geral", essa precaução talvez fosse necessária. Como não era o caso para nenhuma das duas instâncias, "não havia razão alguma para adiamentos".[13]

Na Inglaterra, apesar da onda de entusiasmo pela inoculação graças ao novo método simplificado, Thomas ainda estava acostumado a refutar os céticos. Em *The Present Method of Inoculating for the Small-Pox*, publicado no ano anterior, ele havia escrito com enfado: "Descobertas na medicina, assim como em todas as ciências, são, de início, passíveis de crítica e oposição... Seria tedioso entrar em detalhes sobre os muitos relatos falsos e ridículos que foram divulgados contra isso". Agora, pela primeira vez, ele enfrentava o problema oposto. A pressão monumental da tarefa, combinada com o desejo do cientista de testar e provar, recomendava cuidado extremo, mas sua paciente real queria a inoculação o mais rápido possível.

Fossem quais fossem as preocupações do médico, o plano estava definido. As ordens da imperatriz foram dadas, e a máquina imperial entrou em ação, começando os preparativos para introduzir a inoculação em todo o Império Russo. Como primeiro passo, Catarina adquiriu uma mansão de dois andares, a *dacha* ou residência de verão que um dia pertenceu ao falecido barão Jacob Wolff, para ser usada como hospital de isolamento para os inoculados. Wolff, banqueiro e ex-cônsul geral britânico famoso por sua habilidosa supervisão da crescente comunidade mercantil britânica em São Petersburgo, construiu um bem-sucedido negócio de exportação de produtos russos, incluindo cânhamo, potassa e ruibarbo – que era usado como um medicamento milagroso e em altíssima demanda na Europa do século XVIII –, e de importação de lã inglesa.[14] A Casa Wolff ficava do outro lado do Neva, do lado menos desenvolvido de Petrogrado, longe dos palácios reais e cercada pelos vastos jardins que levavam até o rio Bolshaya Nevka, o que a tornava o local ideal para os pacientes inoculados e contagiosos. Depois de uma visita de inspeção feita por Thomas e Nathaniel, foram iniciadas as obras para equipar a casa como um hospital. O dr. Schulenius, médico que havia introduzido a inoculação na província russa ocidental da Livônia, foi nomeado supervisor residente, assistido pelo dr. Strenge, conselheiro da corte.

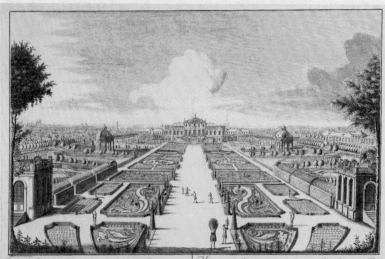

Casa Wolff, São Petersburgo.

Ao mesmo tempo que a Casa Wolff era adaptada, Thomas seguiu as instruções de Catarina de aproveitar sua hospitalidade enquanto ele se preparava para as inoculações. Os preparativos foram comunicados a Londres pelo lorde Cathcart, o recém-nomeado embaixador britânico. O ex-soldado, apelidado "Pala" Cathcart, por causa de um retalho de seda preta que usava sobre o lado direito do rosto para esconder uma cicatriz de bala, mal assumiu o posto, se viu confrontado diante de uma questão diplomática do maior risco e complexidade.[15] Numa mensagem enviada em 29 de agosto para o visconde Weymouth, o membro do governo britânico responsável pelas relações com os governos do norte da Europa, ele mandou notícias animadas sobre a chegada dos Dimsdales.[16] "A imperatriz sem dúvida será inoculada e, em seguida, o grão-duque. É um segredo que todos conhecem e que não parece causar muita especulação."[17] A confiança tranquila do embaixador recém-chegado foi prematura: atrasos nos preparativos para a inoculação logo arrefeceram quaisquer sugestões de que a imperatriz fosse a paciente pretendida. Os encontros frequentes com Thomas poderiam ser interpretados como conversas sobre o procedimento de Paulo. O médico, ainda com a esperança de inocular "quarenta ou cinquenta pessoas" antes de tratar Catarina, recebeu calorosas boas-vindas, reportou Cathcart.

> As coisas foram administradas de modo que o médico estivesse em condições tão livres e tranquilas no palácio imperial quanto estaria na casa de qualquer nobre na Inglaterra. Ele é um homem muito digno, respeitável e de grande prudência. Fala muito pouco francês, mas entende a língua. A imperatriz, pelo que ouvi, entende um pouco de inglês e não terá intérprete.

Thomas era menos otimista sobre suas habilidades linguísticas sofríveis. Ele escreveu ao amigo Henry, um adepto linguista que havia morado em Budapeste, desejando efusivamente que o amigo pudesse ter se juntado a ele em São Petersburgo como intérprete. A convite do grão-duque Paulo, "um excelente jovem cavalheiro, bonito, ágil, cheio de vida e de muitas virtudes pelo que sou capaz de julgar", ele e Nathaniel haviam se juntado ao adolescente para jantar ou cear quase todos os dias.[18] Thomas ficou lisonjeado, mas a experiência foi constrangedora.

> Ele é extremamente amigável, tem boa índole e me faz perguntas sobre diversos temas em francês, mas minha mente tem estado tão ansiosamente envolvida que não fui capaz de fazer avanços dignos de nota na língua, o que me causa uma inexprimível vergonha, uma vez que não é nada agradável conversar com dificuldade.[19]

Os desafios na comunicação e uma ansiedade cada vez maior em relação à sua missão em São Petersburgo não impediram o médico de apreciar o esplendor da cidade e seus entretenimentos. "A suntuosidade desta corte e a magnificência dos palácios são impressionantes", escreveu ele a Henry entusiasmado. O palácio de inverno continha um teatro de seiscentos lugares, "tão grande quanto Covent Garden", e apresentava peças em francês e russo, além de concertos com 190 artistas nos quais "a música é a mais excelente que já ouvi". Tudo era pago pela imperatriz, que o frequentava toda noite com Paulo. A temporada de outono traria o início dos bailes de máscaras, que contavam com "danças, jogos de cartas, vinho e guloseimas", também custeados por Catarina, e ele havia participado de um baile magnífico. "Acredito que não exista [uma] corte tão alegre na Europa."

A vida simples de seus primeiros ancestrais quakers havia ficado no passado de Thomas, mas a farra eletrizante e os hábitos alimentares luxuosos da corte foram uma mudança radical em relação à sua rotina de moderação em Hertford, onde seu único vício era uma predileção pelo uísque maltado ocasionalmente.[20] "Vivemos uma vida de luxo na qual por falta de exercício temo que minha saúde possa ser prejudicada", queixou-se. "Não monto um cavalo desde que deixei a Inglaterra, apenas duas vezes com o grão-duque, e não fomos rápido nem longe nessas ocasiões." O médico também se preocupava com um descuido social em meio aos complexos protocolos e às hierarquias da vida na corte russa. Ele estava um tanto fora de seu elemento, como confidenciou a Henry. "Não me arrependi de minha jornada, mas diversas vezes fiquei impressionado ao me encontrar aqui e com frequência fico a um passo de cometer uma gafe, algo em que você vai acreditar com facilidade, conhecendo a pessoa descuidada que sou e estando num espaço tão totalmente diferente de tudo a que estou acostumado."

Thomas não precisava ter se preocupado. Ele nunca detalhou nenhuma gafe de fato em suas cartas a Henry e, em todo caso, sua inteligência e sua integridade eram mais importantes do que qualquer delicadeza social para com Catarina. A confiança dela em seu médico era tão absoluta que ela o convidou para seus cômodos privados no palácio imperial, longe da pressão da esfera pública da corte. "Ele é um homem livre, simples e engenhoso cuja natureza acessível certamente conquistaria autonomia com a grande dama", escreveu John Thomson, um mercador escocês em São Petersburgo que afirmava ter testemunhado os encontros diários entre médico e paciente.[21] Thomas, o médico nascido na fé quaker acostumado a educadas consultas em domicílio nas salas de visita da Hertfordshire rural ou de Londres, se viu discutindo a inoculação iminente com a imperatriz da Rússia sentado na cama dela, às vezes com o amante de Catarina ao lado deles.

"[Dimsdale] tinha livre acesso ao quarto dela toda manhã", registrou Thomson.

> Os dois conversavam por uma ou duas horas, de acordo com o tempo que ela tinha disponível, e ele não ficava alterado por se sentar *tête-à-tête* na cama de dossel com ela, sem ninguém para perturbá-los [exceto] o conde Orlov, que com frequência era uma terceira

> figura ali. A imperatriz fazia o médico falar em inglês o que ela não
> conseguia compreender em francês, e ela entendia razoavelmente.
> Catarina se acostumou a tratá-lo como um homem mais velho e
> um amigo íntimo e a se despedir dele com "vá embora" quando
> chegava a hora de se preparar para se reunir com outras pessoas
> [...] Ela ficou encantada com a simplicidade de seu médico e estava
> decidida a ser inoculada.

Catarina era uma especialista no poder da demonstração pública, mas também apreciava o oposto: a familiaridade descontraída. Assim como ela colecionava uma enorme quantidade de arte para promover a reputação da Rússia como uma nação civilizada, a imperatriz tinha prazer em colecionar pessoas. Thomas, um especialista em sua área, de modos diretos, ainda que um pouco desajeitado, cortês sem ser bajulador, a agradava enormemente. O médico lidava com as leis da medicina, racionalidade e a ponderação calma das evidências: precisamente os valores iluministas que a imperatriz esperava impor numa nação que ela considerava atrasada por causa da superstição. Não apenas isso, ele vinha da Inglaterra, um país cuja cultura ela admirava e cuja proximidade política a Rússia apreciava e desejava fortalecer. Um tratado comercial com os britânicos, renovado apenas dois anos antes, havia incentivado ainda mais o comércio próspero entre os dois Estados e expandido a vibrante comunidade britânica de mercadores, diplomatas, médicos, jardineiros, tutores e até artistas de circo que viviam e trabalhavam em São Petersburgo.[22] Uma parte inteira do aterro do Neva, cheia de casas de grandes mercadores, era conhecida como English Line [Fileira Britânica], e a elegante nobreza russa ostentava seu amor por produtos ingleses, de tecidos e cerâmica até carruagens, cães de caça e cerveja ale Burton.[23] Catarina, apesar de nunca ter ido à Inglaterra, costumava se gabar de sua "anglomania", declarando se sentir "em casa" entre os ingleses.[24] O embaixador Cathcart, já enfeitiçado pela imperatriz apenas algumas semanas após a chegada a São Petersburgo, escreveu para Weymouth: "a Rússia, para meus antecessores, como a correspondência deles revela, parecia sob influência francesa, por inclinação, tradição e educação. A Rússia é agora, pelas opiniões firmes, determinadas e declaradas da imperatriz, e será ainda mais por todas as suas instituições, decididamente inglesa".

Na corte, Thomas era conhecido como "o médico inglês", como ele contou a Henry. "Sou, sem dúvida, tratado com o máximo respeito por todos, mas em especial pela imperatriz, de quem recebi, como me dizem, mais favorecimento do que jamais foi concedido a um estrangeiro." Ao não definir os termos para seu trabalho, o médico descobriu que, sem querer, transformara-se, aos olhos de Catarina, de alguém contratado em "um cavalheiro que vem me visitar".[25] Mas a oferta de acesso à presença da imperatriz a qualquer momento não lhe havia subido à cabeça, Thomas logo garantiu ao seu amigo. "Essas cortesias das quais não abusei com visitas impertinentes, mas ocasionalmente esperei por Sua Majestade, como considerei ser minha obrigação."

Médico e paciente estavam forjando um impressionante vínculo de afeto e respeito mútuo, mas Catarina se manteve interessada em pressionar delicadamente pela inoculação. Ainda que os primeiros anos precários de seu reinado tivessem passado, sua ascensão ilegítima ao trono ainda exigia que ela reforçasse sua credibilidade e autoridade como governante. A mulher cujo símbolo era uma abelha se levantava antes do amanhecer e estava sempre ocupada. Havia trabalho a fazer em sua Comissão Legislativa e nas outras reformas domésticas na saúde, na educação e na agricultura, bem como seu programa de estímulo cultural. Cientistas e exploradores se espalhavam para mapear os cantos remotos do Império Russo; Catarina solicitava atualizações nas expedições para observar o trânsito de Vênus pelo Sol no ano seguinte. "Ela está à frente de todos os trabalhos e examina, ela mesma, todos os detalhes, todas as suas conversas se voltam para tópicos de melhorias", relatou Cathcart admirado. No exterior, mais desafios alarmantes estavam emergindo. A tensão estava alta na Polônia, com rebeliões de patriotas anti-Rússia, o que fez a imperatriz enviar mais forças militares para o país. Agora os franceses estavam subornando a Turquia a desafiar a arrogância da Rússia, e um ataque violento dos cossacos russos ao Império Otomano em busca de rebeldes poloneses havia aproximado ainda mais os turcos da guerra. Mensagens diplomáticas de Londres a São Petersburgo falavam do desconforto britânico com a instabilidade renovada na Europa, apenas cinco anos depois do fim da devastadora Guerra dos Sete Anos.

A capacidade de Catarina para o trabalho era lendária, mas ela estava testando os próprios limites. Sua inoculação significava sacrificar tempo valioso durante a recuperação. O fardo da responsabilidade começou a ter um grande peso em seu médico, isolado de colegas de profissão num mundo intimidador cujas conduta e língua ele não entendia. "Tenho lidado tolerantemente bem, mas muitas preocupações corrosivas me incomodam e amarguram toda essa grandiosidade; e de fato não consigo aproveitar tanto quanto outras pessoas fariam", admitiu ele a Henry. "Desejo de coração que você estivesse aqui comigo."

Thomas se preparou para a inoculação de maior visibilidade do mundo assim como faria com todos os seus pacientes pagantes: com um questionário médico. Ainda que sua própria experiência mostrasse cada vez mais que qualquer indivíduo saudável podia ser inoculado com segurança com pouco ou nenhum preparo, ele era tradicional o suficiente para investigar o histórico, o estado atual de saúde e a constituição dos pacientes antes de avançar com o procedimento. A expectativa real e sua própria tranquilidade pessoal dependiam do cuidado personalizado costumeiro.

O médico listou suas perguntas para Catarina, que as anotou em francês e forneceu respostas detalhadas. A mulher cujo corpo seria registrado na história como símbolo de um apetite sexual voraz se revelou de modo geral abstêmia, consciente de sua saúde e suscetível aos sintomas físicos do excesso de trabalho. O cardápio de um dia típico consistia, relatou ela, em café e chá-verde pela manhã, às vezes com biscoitos, e depois um jantar de sopa seguido de carne ou, no verão, de vegetais. Parecia o cardápio de um retiro de ioga moderno, mas Catarina admitiu que seu autocontrole, às vezes, cometia deslizes. "Em algumas ocasiões sou muito moderada, mas em outras eu como o que encontrar pelo caminho", confidenciou ela. Catarina fazia apenas uma ceia leve, depois de descobrir que isso a ajudava a dormir melhor, e tomava um máximo de duas taças de vinho borgonha diluído em muita água, e não comia nem bebia nada entre as refeições, exceto água quente com sumo de limão. "A boa digestão, para o bem ou para o mal, depende da alimentação, acredito eu", escreveu a imperatriz. "Não me lembro de ter tido prisão de ventre três vezes na vida."[26]

Depois da pleurisia aos 15 anos, em razão da qual Catarina foi submetida a dezesseis sangrias em menos de um mês, ela tinha sido forçada a beber leite de asno e água mineral durante anos para evitar uma reincidência, revelou. A imperatriz não tinha tempo para dietas excêntricas e concluiu que andar a cavalo havia sido o que lhe acalmara o estômago. Agora, ela sofria apenas com cólicas ocasionais que eram atribuídas a comer frutas demais, ou às hemorroidas que atormentavam os moradores de São Petersburgo. Suas outras enfermidades, Catarina explicou ao médico, eram autoinfligidas, causadas pelo trabalho intenso realizado enquanto ela redigia a base de sua reforma legal histórica, *Nakaz*. O conde Orlov a havia alertado sabiamente que ficar sentada tempo demais à mesa, que havia causado fadiga ocular, não era bom para sua saúde. "Faz dois anos que comecei a sentir dores de cabeça, às vezes, insuportáveis, que atribuo ao excesso de trabalho e porque me levantei, por três anos consecutivos, entre as quatro e as cinco da manhã. No entanto, me vi aliviada dessas dores de cabeça desde o verão porque me levanto mais tarde, que quer dizer entre as seis e as sete da manhã."[27]

178 A IMPERATRIZ E O MÉDICO INGLÊS

As respostas da imperatriz, que demonstravam uma intensa disciplina combinada com indulgências ocasionais, ofereceram uma perspectiva privilegiada sobre o caráter dela, mas não havia nada para preocupar o médico. Um relatório que Thomas havia solicitado aos médicos do grão-duque Paulo foi mais preocupante. Ambos os homens, o dr. Cruse e monsieur Foussadier, se recusaram a se envolver pessoalmente na inoculação, afirmando não saber nada sobre o processo e não poder emitir uma opinião. Thomas recorreu ao doutor North Vigor, o escocês de nome apropriado, médico das damas de honra de Paulo, que ele esperava que, de um britânico para outro, o apoiasse. O outro médico também se recusou com a justificativa de que a questão era importante demais para que ele se envolvesse. Todos haviam se esquivado, e, mais uma vez, Thomas estava assumindo toda a responsabilidade sozinho. Pior ainda: o relatório escrito por Foussadier sobre a saúde de Paulo desde o nascimento afirmava que o garoto havia sido objeto de um cabo de guerra entre seus médicos europeus ocidentais, com suas purgações, seus remédios, e suas enfermeiras idosas russas. De acordo com Foussadier, os métodos tradicionais de cuidado de crianças dessas mulheres deixavam Paulo alimentado em excesso, superaquecido por cobertas densas no berço e quartos quentes; ele fora segurado em posições tão ruins que seus joelhos começaram a se virar para dentro. A finada imperatriz Isabel, que havia levado o bebê de Catarina para criá-lo para se tornar o futuro herdeiro do trono, havia ignorado as recomendações dos médicos de uma dieta simples e permitido que o garoto comesse o que quisesse, acompanhado de cerveja. Como esperado, o adolescente sofria de indigestão e constipação, tendo sobrevivido a febres, glândulas inchadas e vermes – um deles de "quinze centímetros".[28]

Thomas ficou "extremamente desapontado" com a recusa dos outros médicos em ajudá-lo e surpreso com a supervisão "imprudente e fora do comum" da saúde do grão-duque. Sua ansiedade aumentou ao descobrir que uma respeitada figura da corte havia comentado que lhe desejavam sucesso, mas que inocular a imperatriz ou o seu filho seria "mais do que qualquer homem que conhece a Rússia faria". Seria sensato, decidiu Thomas, registrar a situação e suas recomendações por escrito num relatório para a imperatriz. Ainda que Paulo tivesse uma "constituição frágil e delicada", escreveu ele, suas próprias observações sobre o garoto em suas muitas refeições compartilhadas haviam revelado que ele era "perfeitamente bem formado, ativo e livre de qualquer enfermidade natural". Ele era cheio de vida, tinha um apetite ávido e, apesar de magro, parecia ser surpreendentemente forte e capaz de se exercitar sem fadiga. Na Inglaterra, Thomas com certeza teria considerado o adolescente um candidato apto à inoculação, mas, sem amparo médico, ele continuava preocupado. O clima diferente da Rússia podia ser menos favorável, especulou Thomas, e podia afetar a recuperação dos pacientes. Ele sugeriu uma inoculação como teste em alguns garotos da mesma idade e constituição que Paulo, mas de "status inferior", para ter a chance de se certificar de que seus métodos eram tão efetivos contra a varíola em São Petersburgo quanto nos vilarejos de Hertfordshire.

Catarina concedeu seu pedido. Dois cadetes de 14 anos, chamados Basoff e Swieten, foram escolhidos para o experimento. Acreditavam que nenhum dos dois tivesse tido varíola, ainda que o médico tivesse ficado surpreso ao descobrir que a natureza e os sintomas da doença fossem tão pouco conhecidos na Rússia. Poucas pessoas pareciam ter certeza de ter tido ou não a doença na infância, e não havia coleta de dados públicos sobre *causa mortis*. Para dar a Thomas a liberdade de continuar na corte sem o risco de transferir a infecção, Panin propôs que Nathaniel inoculasse os garotos na Casa Wolff. Ele enviava ao pai relatórios duas vezes por dia, que eram traduzidos para a imperatriz.

As notícias que chegavam do outro lado do Neva eram preocupantes desde o início. Até mesmo obter matéria para a inoculação mostrou como as famílias se apegavam firmemente a perigosos tratamentos caseiros. Nathaniel extraiu pus de uma criança local que estava com um caso grave de varíola e parecia estar se recuperando bem, mas que era mantida por seus pais, pobres, num quarto apertado e superaquecido. Apesar dos pedidos do jovem médico para que a janela fosse aberta, os pais insistiram que "era impossível manter o paciente aquecido demais", relatou Nathaniel, e a criança morreu alguns dias depois.

A inoculação dos dois cadetes causou a Thomas ainda mais motivo de alarme. No segundo dia, Basoff teve febre alta e um intenso mal-estar e admitiu ter, contrariando as ordens que recebera, se empanturrado de frutas secas. "Os relatos do meu filho eram claros, e eu podia contar com seu discernimento, mas infelizmente a febre continuou", escreveu o médico.[29] Os dois jovens soldados haviam bravamente aceitado a inoculação, mas foi descoberto que eles na verdade estavam apavorados, acreditando serem "vítimas de um experimento perigoso".

No sexto dia, as notícias sobre os cadetes ainda eram desanimadoras, e Thomas decidiu ir até a Casa Wolff para cuidar deles pessoalmente. Antes de partir, ele foi chamado por Catarina. "Não gosto de vê-lo tão infeliz; conte-me qual é o problema", pediu a imperatriz. O médico explicou sua preocupação, mas, quando ela o questionou mais, Thomas reconheceu sua certeza de que a febre de Basoff tinha surgido muito cedo e era estranha demais para estar ligada à inoculação. "Então abandone seus medos", declarou. "Não tenho dúvida, com a bênção de Deus, de que ele será conduzido em segurança em sua aflição, e tudo vai acabar bem."[30] A própria confiança dela no procedimento e em seu médico continuaram inabaláveis, mas Catarina reconheceu as implicações de um resultado ruim para sua missão de promover a inoculação a uma população cética. "Preciso reconhecer que se trata de uma circunstância infeliz, uma vez que, caso qualquer acidente ocorra, ainda que por uma causa diferente, será impossível convencer a plebe de que ele não se deveu à inoculação, o que au-

Os preparativos   181

mentaria seus preconceitos quanto ao início da prática e tornaria meu projeto de introduzi-la em meus domínios muito difícil".[31]

O poder do exemplo, ao se tratar da inoculação, era uma via de mão dupla: um resultado bem-sucedido para a imperatriz poderia impulsionar a confiança do público no procedimento, mas até mesmo a aparência de um fracasso, mesmo que não fosse algo representativo, poderia arruinar a confiança de um momento para o outro. Catarina enxergava os riscos, mas exortou o otimismo. "Mantenha o bom humor", disse ela a Thomas. "Só podemos fazer o que é certo; os acontecimentos devem ser deixados à Providência Divina. Estou bem satisfeita com a sua conduta, e pode contar com minha proteção e meu apoio, e, o que quer que aconteça com aquele garoto, não vou mudar minha resolução."[32] Contanto que o médico decidisse que ela estava adequadamente saudável, o plano deveria continuar. "Deve realizar o procedimento em mim, e meu exemplo vai restabelecer a reputação da prática." Enquanto outros estavam apreensivos ou temerosos diante da perspectiva da inoculação, a imperatriz estava, de fato, animada: "Chego a ansiar por esse dia feliz".[33]

Catarina aconselhou Thomas a conter sua mudança para o hospital de inoculação até o começo da noite, a fim de esperar o último relatório de saúde de Nathaniel. Para grande alívio dele, notícias melhores chegaram: a febre de Basoff havia baixado, e ambos os rapazes pareciam estar totalmente fora de perigo. Basoff desenvolveu apenas duas ou três pústulas, enquanto Swieten não teve nenhuma e parecia provável que já tivesse contraído varíola antes. Por mais alguns dias quentes do fim de setembro, Thomas poderia continuar na corte, visitar a imperatriz uma ou duas vezes por dia, para examinar sua saúde pelas últimas vezes, e participar das celebrações do 14º aniversário do grão-duque. O véu de sigilo continuava: todo o foco do público estava em Paulo, como uma distração para os planos pessoais de inoculação de Catarina, e o calendário oficial da corte não fazia menção ao arranjo.

182 A imperatriz e o médico inglês

Finalmente, com uma data em outubro definida para o procedimento, Thomas atravessou o rio Neva para se juntar a Nathaniel e aos médicos Schulenius e Strenge na Casa Wolff. Com os dois primeiros cadetes totalmente recuperados, outros quatro foram selecionados para inoculação, além de uma criada de 15 anos, Eleonora, que não sabia ao certo se tinha tido varíola ou não. Foi só então, longe dos brilhos da cidade, que Thomas se deparou com o impacto da doença mortal no povo russo. Ao visitar um vilarejo em busca de casos correntes de varíola dos quais extrair matéria para a inoculação, ele ficou impressionado com o número de mortes: de 37 pessoas infectadas, apenas duas haviam sobrevivido. Era impossível estimar o índice de mortalidade mais amplo com alguma certeza, mas relatos locais e suas próprias observações indicavam que a doença era "excepcionalmente fatal aqui", dizimando uma proporção muito maior de vítimas do que na Inglaterra. Thomas escreveu: "Ainda que eu não possa confirmar essa avaliação com provas, a partir de algumas conversas com os eruditos fui informado convincentemente de que, entre aqueles que contraem varíola de forma natural, metade vai morrer, incluindo ricos e pobres".[34] Extrapolando os números, ele concluiu que a Rússia perdia "2 milhões de almas" todo ano de uma população de cerca de 28 milhões. Thomas mais tarde aceitaria que a estimativa provavelmente estava alta demais, mas era indicativa dos efeitos brutais que ele vira em primeira mão.[35]

As doenças que afetavam as pessoas de idade avançada "não prejudicavam o Estado", comentou ele, mas a varíola espalhava devastação entre os jovens e ativos. A trágica perda de vidas também era um desastre econômico. A população da Rússia – a base de sua riqueza – foi diminuída e "a decepção e a perda decorrentes, evidentemente, não podiam ser calculadas nem imaginadas".[36] Apenas a inoculação podia salvar vidas para o Estado.

A busca por matéria infectada para a segunda leva de testes de inoculação levou Thomas e Nathaniel, além de quatro de seus cinco

Os preparativos 183

pacientes, às periferias de São Petersburgo, onde um cirurgião alemão tinha sido apontado pela corte para tratar as famílias pobres acometidas pela varíola. Na noite de 26 de setembro, uma sexta-feira, os médicos foram levados a uma casa apertada e escura, onde notaram imediatamente que todos os moradores olharam para eles "com uma espécie de terror". Uma criança com um caso moderado estava deitada numa cama, tentando respirar no calor intenso de um cômodo iluminado por uma vela. Enquanto Thomas se aproximou para extrair pus do garoto, sua mãe se atirou a seus pés, encostando a testa no chão, os braços acima da cabeça, e implorou por misericórdia. De acordo com a crença russa, explicou o cirurgião, a inoculação podia salvar a pessoa tratada, "mas causava a morte certa da pessoa de quem a matéria era extraída".[37] Aos prantos, a mãe estava desesperada para salvar a criança.

Chocado com a ideia de ser considerado um assassino, Thomas tentou reconfortar a mulher, explicando por meio do intérprete que ele jamais tiraria a vida de uma criança inocente. O médico prometeu que suas ações não representariam nenhum perigo, mas, se ela não acreditasse, ele se retiraria "no mesmo instante e a aliviaria de quaisquer apreensões". Depois de uma longa conversa com o marido, a mãe pareceu convencida, e Thomas inoculou os cadetes e a criada à espera e levou pus para o quinto rapaz na Casa Wolff. Ele podia ver que a mulher ainda estava profundamente angustiada. Cada vez mais preocupado com a criança, o médico implorou à família que abrisse a janela para entrar ar fresco, e acabou conseguindo convencê-los com o suborno de uma moeda de rublo.

Thomas logo desistiu de acreditar que seus argumentos racionais haviam prevalecido. Mais tarde, ele questionaria o cirurgião e descobriria que a mãe, desesperada, só havia concordado em autorizar a inoculação usando o corpo de seu filho porque o marido tinha insistido que eles precisavam obedecer às ordens da imperatriz. O homem havia dito à esposa: "Se Sua Majestade tivesse ordenado que a mão ou o pé de nosso filho fosse cortado, o que seria pior que a morte, nós precisaríamos aceitar".[38] A história deixou o médico realmente alarmado. O medo da inoculação era muito profundo na Rússia, e o preconceito se fortaleceria ainda mais se a criança doadora não se recuperasse. Toda a esperança de executar o plano da imperatriz de introduzir a inoculação pelo império seria destruída. Rapidamente ele mandou Nathaniel de volta, que descobriu que o garoto havia caído num sono profundo e parecia melhor, mas que a janela do aposento havia sido bem fechada de novo. Para a grande frustração de Thomas, mais uma vez a família desafiou as orientações do cirurgião e levou o garoto para a *banya*, a casa de banho russa, o que piorou sua saúde. Thomas prescreveu ar fresco e quinquina, um medicamento amplamente usado que continha quinino, e – em mais um golpe de sorte da missão de Catarina – a criança finalmente se recuperou.

O médico voltou então sua atenção para os cinco pacientes recém-inoculados, só para descobrir que, de novo, as coisas não estavam avançando como esperado. No local onde sua lanceta havia perfurado a pele, que, normalmente, depois de alguns dias ficava cercado por diversas pequenas pústulas enquanto o sistema imunológico do corpo enfrentava o vírus desconhecido, cada um dos inoculados tinha apenas uma bolha grande cheia de pus. Uma semana depois do procedimento, quando as marcas e a febre em geral desapareciam, nenhum deles tinha nenhum sintoma ou doença. Thomas ficou perplexo, envergonhado com sua inabilidade em entender os resultados de seus próprios testes, e com cada vez mais medo por si mesmo e por seus pacientes reais. "Você deve imaginar que essa série de insucessos deve me afligir", escreveu a Henry. "Numa, eu não sabia o que fazer e então quis o aconselhamento de um amigo, mas não havia ninguém além de Nat, que, como eu poderia esperar, tinha sido de grande ajuda". Por mais útil que Nathaniel fosse, graças ao treinamento dado pelo pai e por seus estudos em medicina, Thomas desejava o apoio de alguém com mais experiência que um estudante universitário de 20 anos. "Vi e senti a decepção em sua força total, e meus esforços máximos foram despertados para investigar a causa."[39]

Enquanto Thomas lutava para dar sentido aos experimentos, as atualizações de Cathcart para Londres refletiam a tensão cada vez maior. Em 7 de outubro, ele escreveu: "O dr. Dymsdale está no hospital dele. Tem sido quase impossível encontrar matéria suficiente para infecção. Aqueles que foram inoculados tiveram tão poucas erupções de varíola que não se considerou adequado fazer inoculações a partir deles, pelo menos não numa pessoa de importância, o que gera um atraso considerável". O procedimento planejado estava longe de ser uma simples questão médica: com a vida de uma chefe de Estado nas mãos de um médico estrangeiro, ele ganhava uma dimensão diplomática. As relações com a Rússia eram próximas em termos comerciais, mas não havia uma aliança formal com o império em ascensão de Catarina. Panin tinha esperanças de que a Grã-Bretanha se envolvesse num novo "Sistema do Norte" – uma união de potências do norte da Europa criada para proteger os interesses bálticos da Rússia e conter a França e a Áustria. Os britânicos, apesar de sempre estarem ávidos por passar a perna nos franceses, resistiram, receosos de serem tragados para os conflitos russos na Polônia e no Império Otomano. Agora, para aumentar as preocupações de Londres, a imperatriz estava preparada para arriscar a própria vida quando uma guerra com a Turquia parecia inevitável.

Cathcart, ainda encantado com Catarina, sugeriu transmitir para ela as preocupações do rei Jorge III com a imperatriz e seu filho, ainda que "não se falasse aqui" da inoculação dela, portanto, ela não fosse de conhecimento oficial em Londres. O médico inglês havia apenas fortalecido os laços entre os dois países, e seria até uma boa fonte de informação privilegiada sobre a corte russa, escreveu Cathcart para Weymouth. "Nenhum homem deu nem recebeu mais satisfação do que o dr. Dymsdale em sua interação com a imperatriz, o grão-duque e o sr. Panin, e, como passou muito tempo com eles, quando retornar, será de grande valor Vossa Excelência conversar com ele." O acesso singular que Thomas tinha à sua paciente o havia envolvido na política enquanto a Inglaterra tentava avaliar Catarina seis anos depois do golpe que a levou ao trono. Cathcart, enviado à Rússia com instruções de explorar as possibilidades de assinatura de um novo tratado de aliança, estava confiante de que o controle que a imperatriz tinha do poder era total. "Externamente a imperatriz tem mais dignidade do que se pode expressar, uma dignidade superior a toda forma: é alegre, calma e de uma atenção e benevolência que se estendem a todos [...] Ouso garantir a Vossa Excelência que tudo aqui é promissor da maior estabilidade."

O embaixador, um veterano da Guerra da Sucessão Austríaca e da Batalha de Culloden, não se abalava com facilidade. Thomas havia garantido formalmente que ambos os pacientes estavam totalmente aptos ao procedimento iminente. Mesmo assim, ao concluir seu despacho, Cathcart admitiu que a espera era desconcertante. "Eu gostaria que a inoculação já tivesse acabado."

Ele não era o único. Uma missiva vinda de Londres evidenciou a preocupação do próprio Jorge III. Weymouth escreveu: "O rei sempre foi, por questões humanas, amigo da prática da inoculação, e causa muita satisfação a Sua Majestade descobrir que ela será introduzida nos domínios da imperatriz da Rússia". O comprometimento real era genuíno: os dois filhos mais velhos de Jorge e da rainha Carlota, os príncipes Jorge e Frederico, já tinham sido inoculados e seus irmãos mais novos, Guilherme e Carlota, seriam submetidos ao procedimento em dezembro. Mas a inoculação secreta de uma monarca reinante era outra questão. "Ainda que sob a direção de um médico tão habilidoso e experiente quanto o dr. Dymsdale quase não possa haver risco, no entanto, o rei não pode evitar sentir uma forte ansiedade pelos relatos das intenções de Sua Majestade Imperial de se submeter ao procedimento", relatou Weymouth a Cathcart. "Vossa Senhoria deve, portanto, ficar especialmente atento ao progresso da enfermidade quando o procedimento for realizado: e é meu desejo que Vossa

Senhoria me envie notícias com regularidade para que Sua Majestade seja informado." Sob o verniz da linguagem diplomática, havia uma preocupação real na corte.

De volta à Casa Wolff, Thomas tentava controlar sua apreensão cada vez maior. O hospital e seus arredores estavam protegidos, a pedido seu, por um destacamento de guardas para garantir o sigilo e impedir a disseminação da doença para a cidade vizinha. Enquanto os soldados marchavam do lado de fora dos portões, o médico revisava todas as atualizações diárias que eram enviadas para Cherkasov, a serem transmitidas para a imperatriz. Ele reuniu toda a sua racionalidade e o seu discernimento e escreveu um relatório completo sobre o experimento até aquele momento para Catarina. Tudo havia sido realizado de acordo com suas próprias instruções, reconhecia Thomas, o clima de outono havia sido favorável, e não havia indícios de por que algo deveria dar errado. Uma vez que ele estava convencido "por incontáveis fatos e por uma longa experiência" de que a inoculação sempre causava varíola naqueles que não haviam contraído a doença antes, sua única conclusão só podia ser que todos os seus pacientes, sem saber, já tinham tido a doença e que, portanto, o experimento havia sido inútil. Para confirmar isso, ele propunha inocular os cinco de novo usando o antigo método, ainda praticado pelo dr. Schulenius, em que um chumaço umedecido com pus era colocado numa longa incisão e enfaixado. A sugestão revelava seu pânico crescente: Thomas havia rejeitado a velha técnica em seu próprio tratado um ano antes. Todos os pacientes também seriam deliberadamente expostos à pior varíola natural, informou ele à imperatriz. Se todos ficassem bem, isso provava sua teoria de que os pacientes já eram imunes.

Catarina aprovou a proposta, e os quatro cadetes e a jovem Eleonora foram inoculados uma segunda vez. De novo, eles não apresentaram nenhum dos sintomas iniciais da doença. Àquela altura, longe do universo confinado do hospital de isolamento, novos desdobramentos dramáticos exigiam a atenção da imperatriz: a

188 A IMPERATRIZ E O MÉDICO INGLÊS

Turquia havia declarado guerra contra a Rússia. Para administrar a crise, ela precisaria eliminar as distrações. Catarina já havia tomado a decisão de ser inoculada; assim sendo, ela enviou ordens para Thomas de que o procedimento deveria avançar sem mais atrasos. "Eu mal podia acreditar no que estava vendo", escreveu ele. "Porque parecia absolutamente improvável, até o último grau, que a resolução dela se mantivesse."[40] A única coisa a fazer era obedecer aos comandos.

A inoculação da imperatriz estava marcada para 12 de outubro. Oito dias antes, ela começou a dieta preparatória de acordo com as instruções detalhadas de Thomas. Catarina podia comer frango ou vitela no almoço, cozidos em vez de assados, temperados com sal, mas sem especiarias. Para o jantar, ele recomendou morcela, sopa, vegetais e doces feitos de fruta, mas nada de manteiga, ovos ou nabos, que também podiam superaquecer o corpo.[41] Enquanto isso, o médico selecionou e inoculou três crianças "de boa constituição" para garantir um suprimento de matéria infectada a tempo para o procedimento. Todas foram levadas por ele para a Casa Wolff, acompanhadas de policiais, a despeito do medo dos pais de que doar pus para a inoculação pudesse matá-las. Uma das três crianças era Alexander Danilovich Markov, 6 anos, filho mais velho de um oficial e que já estudava para entrar na academia de cadetes. O garoto tinha uma personalidade adequada ao seu lugar na história: Catarina o descreveu como alegre, atrevido, cheio de perguntas e "pequenino como um bichinho".[42]

Thomas não podia fazer nada além de se preparar. Ele escreveu para Henry, agradecendo ao amigo por alguma ajuda dada a seu filho Joseph, prometendo retribuir e acrescentando algo que deve ter assustado o destinatário: "Espero estar com você e agradecer pessoalmente [...] mas, caso algo aconteça, que isto sirva de reconhecimento da dívida".

A imperatriz também reconheceu o risco que o médico corria se a inoculação desse errado. A morte dela, em especial nas mãos de um estrangeiro, acenderia imediatamente faíscas de teorias conspiratórias e sem dúvida provocaria ataques de vingança contra os dois médicos e, talvez, contra seu país de origem. Mesmo antes de a perigosa disputa de poder que tomaria conta da Rússia diante de uma segunda morte real prematura em menos de uma década, Thomas e Nathaniel jamais deixariam Tsárskoie Selô com vida quando a notícia fosse revelada. Apesar de sua convicção de que tudo daria certo, Catarina fez planos. Sob suas ordens, um iate foi alocado no golfo da Finlândia, pronto para levar os Dimsdales em segurança para a Inglaterra.[43] Se ela não sobrevivesse ao procedimento, uma carruagem e cavalos a postos do lado de fora do palácio deveriam levar os médicos imediatamente para embarcar antes que a notícia fosse revelada.

Cathcart também havia contemplado as desastrosas consequências caso a imperatriz ou o grão-duque não resistissem às inoculações. Ele atualizou os ministros em Londres, transmitindo a opinião ponderada de Thomas de que os procedimentos seriam bem-sucedidos e acrescentando, "o que é muito favorável, já que a perda de qualquer um dos dois mergulharia este império em desordens para as quais seria muito difícil ver um fim".[44]

Em 11 de outubro, sábado, de acordo com a programação preparatória, Catarina tomou cinco grânulos de um pó mercurial prescrito por Thomas. O calomelano, as patas de caranguejo e o antimônio purgaram seu organismo. Ela estava pronta para a inoculação.

Às nove horas da noite seguinte, conforme providenciado, uma carruagem ligeira chegou à Casa Wolff. Os demais médicos e pacientes no hospital não faziam ideia do plano. Os Dimsdales mantiveram a farsa, não dando qualquer sinal de saber o motivo da convocação. Alexander, a criança escolhida para fornecer matéria infectada para a imperatriz, já estava dormindo. Ele foi envolto numa pele e levado por Nathaniel quando os médicos correram até a carruagem e partiram noite adentro. Atravessando o Neva, eles foram guiados direto para o portão dos fundos do palácio de inverno, ponto que havia sido exibido a Thomas antes de ele partir para a Casa Wolff. "Fomos conduzidos por um lance de escada e recebidos pelo barão Cherkasov, que nos levou até a imperatriz", escreveu o médico.[45] Catarina os esperava num quarto pequeno, sozinha. Thomas pegou seu estojo de instrumentos cirúrgicos de prata e retirou dele uma das três lancetas, afastando a lâmina da base de madrepérola. Não havia motivo para acordar o garoto: o médico mergulhou gentilmente a ponta da lanceta numa das bolhas que emergiam de seu corpo. Ele então perfurou a superfície da pele dos dois antebraços de Catarina, criando ferimentos quase invisíveis que foram em seguida tocados com cada lado da lanceta umedecida. O procedimento, planejado ao longo de tantas semanas, acabou em segundos. A imperatriz da Rússia havia sido inoculada com varíola.

Thomas e Nathaniel pegaram Alexander no colo e saíram às pressas do palácio. Nathaniel levou o garoto de volta à Casa Wolff, explicando aos colegas ansiosos que seu pai havia inoculado o filho de um nobre. Thomas dirigiu-se aos aposentos em Millionnaya, re-passando os acontecimentos durante uma noite sem descanso. O procedimento de Catarina havia finalmente acabado, mas, com o vírus mortal agora no corpo da imperatriz, o momento mais perigoso estava apenas começando.

6
AS INOCULAÇÕES

"Um calor febril, um desconforto generalizado e uma
considerável aceleração nos batimentos cardíacos."
Thomas Dimsdale[1]

Na manhã de 13 de outubro, uma carruagem ornamentada levada
por oito cavalos e acompanhada por três postilhões saiu pelos portões
do palácio de inverno com as persianas fechadas. Em seu interior,
escondidos, estavam Thomas Dimsdale e o barão Cherkasov, seu
intérprete, viajando de São Petersburgo para a propriedade real de
Tsárskoie Selô, a quase 25 quilômetros ao sul da cidade.

A imperatriz havia feito a mesma jornada muitas horas antes,
depois de uma noite inquieta marcada por dores que percorriam seu
corpo, como se ela tivesse sucumbido a um resfriado. Enquanto a
inoculação fazia efeito, sua frequência cardíaca ficou mais alta. Ela
havia instruído seu médico a acompanhá-la até o palácio na zona rural
e deixar Nathaniel na Casa Wolff. Paulo, filho da imperatriz, também
havia permanecido na cidade para começar a dieta preparatória para
sua inoculação, na qual Catarina esperava que o material infectado
utilizado viesse de seu próprio corpo. O plano era estratégico, não
maternal: o objetivo era combater a superstição de que o processo

causava a morte do doador. Aos membros da corte foi dito que ela estava fazendo uma breve visita para supervisionar uma obra – uma desculpa plausível considerando sua mania por reconstruções e melhorias. O conde Orlov, seu homem preferido, viajara para uma caça e ninguém achava que Catarina se submeteria à inoculação sem ele a seu lado. Por ora, o motivo real da viagem era um segredo absoluto.

Tsárskoie Selô, uma das propriedades para onde Catarina e Paulo tinham ido para escapar da epidemia de varíola no começo do ano, impressionou o visitante inglês quando a carruagem atravessou os

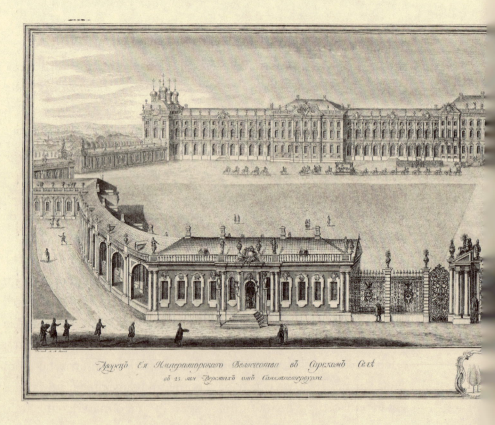

Tsárskoie Selô. Gravura de traço e aquarela de Prokofy Artemyev, Yekim Vnukov e Nikita Chelnakov, 1756-1761.

portões. O palácio barroco, construído no reinado de Isabel e quase imediatamente reconstruído pelo arquiteto italiano Francesco Bartolomeo Rastrelli, parecia um bolo num tom claro de azul-celeste e branco cor de neve, ornamentado e digno de um conto de fadas. Sua fachada de 325 metros quadrados, com suas cúpulas reluzentes em forma de cebola, brilhava com esculturas e estuque dourados. Thomas, maravilhado com a escala da construção "extremamente magnífica", foi instalado num dos quarenta apartamentos da propriedade. O restante permaneceu vazio, com exceção dos criados, graças à astúcia de Catarina.

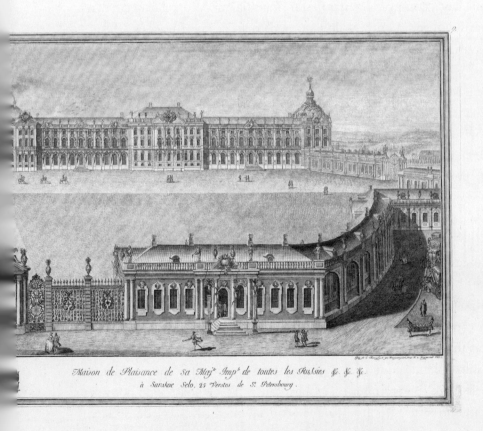

Menos de 24 horas depois do procedimento, a imperatriz estava sentindo os efeitos da minúscula gota de matéria infectada inserida em seus braços. "Ela parecia desanimada", comentou Thomas.[2] Seguindo as orientações de seu médico, Catarina fez refeições simples, tomando uma sopa leve, comendo frango e vegetais cozidos à tarde. Depois de comer, ela dormiu por quase uma hora e acordou se sentindo muito revigorada. "No começo da noite, ela estava muito tranquila e animada", registrou Thomas.[3] As detalhadas observações da paciente ajudaram-no a controlar as próprias crises de intensa ansiedade.

Na manhã seguinte, depois de uma noite "tolerável", Catarina, que havia começado a manifestar sinais da infecção, relatou dores na parte interna do braço, do lado oposto ao das perfurações. Mesmo assim, ela estava mais animada e descreveu para o médico, como fazia todos os dias, sua atividade intestinal. "A pedido, fui informado de que Sua Majestade defecou duas vezes no dia 13, que era seu costume quando em perfeita saúde", escreveu Thomas em suas anotações pessoais, numa caligrafia curvada e irregular, com rasuras e manchas de tinta. Para Panin, que esperava ansiosamente por notícias no palácio de inverno, Thomas havia preparado uma atualização diária mais breve e menos íntima. "Sua Majestade descansou muito bem e está em boas condições de saúde e disposição."

Envolta num manto para se proteger das temperaturas abaixo de sete graus Celsius, a imperatriz caminhou ao ar livre por duas ou três horas aproveitando o ar fresco, considerado fundamental para o novo método de inoculação.[4] As longas caminhadas, uma prescrição diária para o período entre o procedimento e o surgimento das primeiras pústulas de varíola, a levavam do jardim formal em estilo holandês que ficava em frente ao palácio até o parque depois dele, com um eremitério, uma gruta e um lago abastecido por uma fonte próxima. De uma coluna artificial que ficava ao lado do lago, a primeira montanha-russa do mundo – uma encomenda de Isabel para funcionar como uma versão dos escorregas de gelo russos que durasse o ano todo construída por Rastrelli – ondulava numa faixa íngreme de 300 metros que atravessava a água e chegava até uma ilha e seus vagões eram levados de volta até o topo do declive por uma talha movida por cavalos. Quando os convidados se juntavam a ela no palácio, não havia nada de que Catarina gostasse mais do que descer as "montanhas voadoras" a uma velocidade alucinante, assustando os outros com sua intrepidez e seu amor por emoções intensas. Certa vez, uma roda do vagão que ela estava saltou do sulco do trilho, forçando Orlov – que estava na parte de trás – a usar toda a sua considerável força para reposicioná-lo de forma segura.

Sozinha no jardim de outono, as últimas folhas caindo à sua volta, a inquieta imperatriz se distraía dos riscos da inoculação planejando uma transformação do parque para um estilo inglês informal. "Tenho um profundo desdém por linhas retas e caminhos paralelos; detesto fontes que torturam a água para fazê-la correr contra sua natureza [...] Numa palavra, a anglomania prevalece em minha plantomania", explicou ela a Voltaire.[5] Inspirada pelas gravuras dos grandes parques ingleses em Stowe, Prior Park e Wilton, com seus lagos, contornos arredondados e paisagens "naturais" cuidadosamente cultivadas, ela já havia ordenado que seus jardineiros parassem de aparar os arbustos e as fileiras de cercas vivas em Tsárskoie Selô. Suas caminhadas lhe davam tempo para contemplar uma reforma fundamental do jardim, da mesma forma que a imperatriz planejava melhorias ambiciosas por todo o império. "Eu jamais poderia viver num lugar onde não pudesse plantar nem construir", escreveu Catarina. "Caso contrário, até mesmo o lugar mais lindo do mundo me entediaria. Estou aqui exatamente com esse propósito: costumo enlouquecer meus jardineiros."[6]

No começo da segunda noite após a inoculação, Catarina reclamou que seus aposentos estavam quentes demais, ainda que a temperatura não tivesse ultrapassado os dezessete graus Celsius de sempre. Também foi acometida por uma tontura. "Sua Majestade se queixou de que sua cabeça girava e de uma vertigem que, de acordo com ela, parecia uma embriaguez", anotou Thomas, prescrevendo uma taça de água fria e uma caminhada por um cômodo frio. As duas fontes de resfriamento lhe trouxeram alívio, e o médico levou os dedos ao pulso virado para cima da imperatriz. "Seus batimentos estão bons, mas um tanto fracos, não tão fortes quanto costumam ser; a temperatura da pele está levemente alterada."

Depois de uma ceia simples – purê, sopa e mingau de semolina –, a paciente encontrou uma distração nas obras de Voltaire. O escritor havia acabado de lhe enviar um pacote com seus livros, e os textos eram lidos para ela diariamente durante sua recuperação pelo conde Andrei Shuvalov, de 25 anos, filho de um político da corte de Isabel e conhecedor da cultura ocidental. Eterna entusiasta da leitura em voz alta, graças à sua amada governanta, Babet Cardel, a imperatriz podia refletir sobre *Cândido, ou o otimismo*, o romance satírico do filósofo, com sua crítica cáustica sobre o pensamento otimista e ataque à corrupção e à brutalidade. Zombando da filosofia complacente de Pangloss, tutor de Cândido, de que "tudo é pelo melhor no melhor de todos os mundos possíveis", a obra chega à conclusão pragmática de que, para alcançar a felicidade, "precisamos cultivar nosso jardim". A mensagem não escapou à prática imperatriz, que enviou nozes de cedro de sua amada Tsárskoie Selô para Voltaire plantar no próprio jardim, enquanto se comparou jocosamente à baronesa de Thunder--ten-Tronckh do romance, que "considerava seu castelo o mais belo de todos os castelos possíveis".[7]

Nos dias seguintes, Catarina manteve sua dieta simples, administrando o "peso" em sua cabeça e seu corpo com bebidas frias e caminhadas pelo Grande Hall da propriedade, sem aquecimento. Como "alguém que ama se mexer e tem ódio mortal de ficar na cama", ela era perfeita para o tratamento de ar fresco e exercícios de Thomas.[8] O médico a examinava todos os dias, fazia perguntas dos sintomas e checava sua atividade intestinal, que foi interpretada como um indício saudável de que seu corpo estava combatendo o vírus. "A aparência das perfurações inoculadas é tal que, neste momento, estou certo de que Sua Majestade contrairá varíola", anotou aliviado.[9] Depois do desastre dos testes nos cadetes, parecia que as coisas estavam finalmente seguindo os planos. Ele escreveu para Panin, propondo a inoculação de Paulo para a semana seguinte, quando as pústulas da mãe estariam prontas para fornecer matéria infectada para o procedimento. Quando seu francês precário falhou, o solícito Cherkasov ajudou. O barão de rosto arredondado, sempre presente, exceto pelo curto período em que ficou acamado com gota, era um "homem bom e digno", escreveu Thomas para Henry Nicols. Mesmo assim, ele desejava de coração a companhia e o apoio moral de seu amigo poliglota.

Catarina, profundamente cética em relação às habilidades dos médicos de sua corte e à medicina moderna depois de suas traumáticas experiências com tratamentos no passado, preferia, quando possível, contar com o poder restaurador da natureza. Na meia-idade, enquanto via algumas de suas companhias mais próximas morrerem, ela se revoltava com os médicos "bovinos", reclamando que "quase não havia um médico capaz de curar nem mesmo uma picada de percevejo de cama". Apenas seu cachorro parecia estar bem, comentou Catarina: "ele, que não tem nenhuma utilidade para nenhum médico".[10] Zombando da confiança que os médicos tinham em teorias antigas e receitas duvidosas, a imperatriz tentava cuidar da própria saúde com alimentação, descanso, exercícios moderados e uma combinação de ar fresco e banhos de vapor. Ela recorria às técnicas tradicionais de sangria e purgação apenas quando seus sintomas persistiam e interfeririam com seu trabalho.

Em Thomas – defensor de manter seus pacientes sob observação atenta, porém fazer apenas leves intervenções –, Catarina encontrou um médico por quem podia ter respeito e confiança. Quando, no anoitecer do quarto dia depois da inoculação, ele prescreveu quatro grãos de sua mistura laxante clássica de calomelano, pata de caranguejo e tártaro emético, ela pediu para usar o pequeno suprimento de remédios que o médico havia trazido de casa, em vez da versão feita pelo seu farmacêutico. "Deixe-me tomar o seu preparo – que prefiro a qualquer outro", implorou a imperatriz, apelando diretamente ao coração de Dimsdale. "Não soa um tanto romântico?", escreveu ele a Henry, zombando de si mesmo.

Consultas diárias com Thomas deram a Catarina a oportunidade de desenvolver seu plano de introduzir a inoculação de forma generalizada no Império Russo. Ela extraiu informações do médico, fazendo perguntas dos riscos relativos da varíola natural e da inoculação, pedindo as recomendações dele sobre a melhor idade e os preparativos para os procedimentos, ouviu suas sugestões de como administrar inoculações em massa sem disseminar a infecção. Catarina ficou satisfeita com as respostas e ordenou que ele fizesse um registro de seus argumentos por escrito, além das anotações detalhadas do progresso da própria inoculação e a de seu filho. Uma estatística em particular chamou a atenção da imperatriz. Thomas estimou ter inoculado cerca de seis mil pacientes com apenas uma morte – uma criança de 3 anos que ele acreditava ter morrido por razões não relacionadas ao procedimento.

A curiosidade da imperatriz não se limitava aos conhecimentos especializados de medicina de Dimsdale. Sua identidade quaker, ainda que mais cultural do que praticante, a fascinava e lhe permitira sondar os detalhes da fé dissidente que havia encontrado nos escritos de Voltaire ou nas páginas da *Encyclopédie*. Catarina tinha muitas perguntas. Ela perguntou se Thomas já tinha feito alguma pregação, uma vez que a comunidade quaker, que rejeitava o sacerdócio, permitia que qualquer pessoa virtuosa, de qualquer sexo, a fizesse. O médico, que nunca se sentira confortável em falar em público, confessou que não "havia recebido essa influência ou inspiração do Espírito Santo". Em todo caso, a pragmática imperatriz estava mais interessada em entender que os Amigos costumavam expulsar quaisquer membros que transgredissem os impostos alfandegários ou comercializassem produtos contrabandeados. A honestidade era um traço religioso que ela poderia usar nos negócios, comentou Catarina. "Quanto à inspiração do espírito, eu não a entendo, mas quanto ao princípio de não manusear produtos que pudessem ter sido roubados, eu gostaria que meu litoral estivesse repleto de quakers."[11]

Os dias tranquilos depois da inoculação duraram pouco. Quando Catarina não retornou rapidamente a São Petersburgo da suposta inspeção nas obras, os nobres da corte deixaram a cidade e foram para Tsárskoie Selô para se juntar a ela. Para a surpresa de Thomas, apesar dos encontros frequentes com a imperatriz e de sua passagem pelo espaço infectado da Casa Wolff, nenhum dos recém-chegados questionou ou pareceu estranhar sua presença. O que foi ainda mais impressionante: a paciente, apesar de enfrentar os efeitos colaterais cada vez mais intensos da inoculação, entreteve os hóspedes como se nada tivesse acontecido. Todas as tardes, ela deixava seu aposento recluso e se juntava aos nobres visitantes até as oito horas da noite. Thomas ficou maravilhado: "A imperatriz, durante esse intervalo, participou de todas as diversões com sua afabilidade de sempre, sem demonstrar o menor sinal de desconforto ou preocupação; ela fez todas as refeições à mesma mesa com a nobreza e animou toda a corte com seus gracejos de conversa característicos, pelos quais era tão notável quanto por seu status e seu cargo".[12] Quando não estava cumprindo com suas obrigações sociais, ela estava contemplando seu próximo passo na guerra iminente contra a Turquia, escrevendo diariamente para Panin a fim de atualizá-lo sobre sua saúde e suas reflexões sobre a crise. Thomas insistiu para que ela evitasse se cansar; Catarina não lhe deu ouvidos. Muito pelo contrário, ela se sentia mais feliz e saudável que de costume. As anotações privadas do médico diziam: "Ela me informou que à noite seus braços e suas mãos ficavam tão quentes que era mais agradável colocá-los para fora da cama, mas, de modo geral, estava tão excessivamente vigorosa e bem que Sua Majestade me perguntou se a alegria que sentia em seu coração não era demasiada".[13]

Catarina tinha ficado feliz em socializar nos primeiros dias depois da inoculação sem revelar que tinha se submetido ao procedimento, mas pediu ao médico para alertá-la assim que o período de risco da infecção estivesse se aproximando em sua fase de recuperação. "Ainda que eu preferisse manter minha inoculação em segredo, longe de mim escondê-la num momento em que ela possa se tornar uma ameaça para os demais", disse-lhe ela.[14] Para a maioria dos pacientes, o surgimento da febre, que indicava a infecção, ocorria no sétimo ou oitavo dia depois da inoculação, mas Thomas não ia correr riscos. Em 17 de outubro, uma sexta-feira, o quinto dia depois do procedimento, ele recomendou que a imperatriz se isolasse de qualquer pessoa que não tivesse contraído varíola, e a notícia de sua inoculação foi finalmente revelada em Tsárskoie Selô. O anúncio chegou a Cathcart na embaixada em São Petersburgo, que logo o transmitiu para Weymouth em Londres no código usado para criptografar as mensagens diplomáticas mais confidenciais: "Acredito que posso me aventurar e garantir ao senhor que a imperatriz foi inoculada na noite entre domingo e a última segunda. O segredo não foi revelado".

Catarina tinha chegado a um estágio crítico da inoculação, quando os sintomas pioravam, mas as pústulas que indicavam que o procedimento tinha "pegado" de fato ainda não tinham aparecido. As anotações médicas de Thomas acompanharam sua experiência em detalhes. Na noite de sexta, ela se queixou de dor de cabeça e de dormência nas mãos e nos ombros. Catarina comeu pouco, bebeu apenas "duas xícaras de chá-verde sem leite nem creme" e quis dormir. Thomas examinou os pontos de inoculação com uma lupa e encontrou algum consolo: pequenas espinhas estavam surgindo nos ferimentos – um sinal de reação saudável.

No dia seguinte, o vírus fortaleceu seu ataque ao organismo da imperatriz. Ela enviou o conde Vladimir Orlov, irmão mais novo de seu amante Gregório, para buscar Thomas; Catarina estava se queixando de febre, tremores e "um desconforto em todo o corpo" que a forçavam a repousar na cama. Sem conseguir dormir, ela tinha se levantado, mas não havia se alimentado e "estava incomodada com o peso e a tontura em sua cabeça, a dor e a dormência sob os braços e a dor nas costas". Seus batimentos cardíacos em repouso, que não costumava ultrapassar quarenta a cada meio minuto, tinham subido para 46: nada perigoso, mas desagradável. Fazendo uso de toda a sua longa experiência para acalmar a própria ansiedade, Thomas aconselhou que ela não se deitasse e recomendou mais uma vez o emprego de água fria e uma caminhada pelo Grande Hall não aquecido. "Sua Majestade seguiu esse conselho e ficou tão aliviada que apareceu no salão público no começo da noite e jogou cartas por um tempo", escreveu ele.[15] Catarina sabia que aparições públicas trariam garantias fundamentais para os nobres visitantes durante sua convalescença. Apenas a visibilidade podia combater a vulnerabilidade.

A preocupação era justificada. Naquela noite, ela recebeu uma mensagem de Panin alertando que o segredo de sua inoculação tinha sido revelado em São Petersburgo e os moradores da cidade estavam "inquietos" e ansiosos para rever a imperatriz. Havia o risco de que, se o grão-duque Paulo também fosse levado a Tsárskoie Selô para ser inoculado antes que a mãe estivesse suficientemente recuperada para fazer uma aparição pública, a "inquietação" diante do aparente vácuo de poder aumentasse. Cherkasov e Vladimir Orlov chamaram Thomas para uma reunião privada a fim de discutir um novo plano: inocular Paulo a partir de um dos jovens cadetes, de modo que ele pudesse permanecer no palácio de inverno e acalmar os nervos públicos. O médico, totalmente responsável pela vida da imperatriz da Rússia, não podia fazer nada além de aguardar os acontecimentos enquanto a inoculação seguia seu rumo. O alerta dado por Panin quando Thomas chegara à Rússia sobre o significado do procedimento pesava fortemente sobre ele, e a carruagem parada do lado de fora, pronta para removê-lo dos domínios russos, pareceu uma garantia ridiculamente inadequada de sua segurança.

No domingo, uma semana depois da inoculação, Catarina se levantou no horário de sempre e caminhou mais uma vez no frio para aliviar a sensação de peso e a febre. Os pontos de incisão nos braços estavam totalmente inflamados, e ela se deitou cedo, depois de consumir nada além de chá, mingau aguado e água na qual maçãs tinham sido fervidas. Na manhã seguinte, Thomas prescreveu 15 mililitros de sal de Glauber, um laxante, e o latejamento na cabeça dela diminuiu, ainda que as costas e os pés continuassem doendo o dia todo. A essa altura, sua menstruação também desceu, acrescentando mais um desafio físico aos sintomas da varíola. O acontecimento foi devidamente registrado pelo médico, e ela não deveria ser submetida a nenhuma purgação até que o sangramento cessasse.[16]

Ao cair da noite, para o alívio profundo de Thomas, surgiram pústulas ao redor das incisões, duas no punho e uma no rosto. Seus batimentos diminuíram e a febre tinha quase desaparecido. Catarina continuava sem apetite, mas o médico começou a ganhar confiança de que o pior havia passado.

Apesar de uma noite inquieta, a imperatriz acordou na manhã seguinte livre das dores pela primeira vez nos nove dias desde a inoculação. "A febre desapareceu por completo", relatou Thomas. "Ela comeu frango cozido com bom apetite e, de modo geral, passou o dia muito bem."[17] Ainda que a recuperação completa da imperatriz não estivesse totalmente garantida, ela havia passado pelo ponto mais perigoso da doença inoculada. Depois de semanas de experimentos fracassados e medos de não conseguir um inóculo efetivo para uma paciente de tamanho poder e destaque, o médico pôde finalmente sentir um pouco do peso monumental da responsabilidade ser retirado de seus ombros. Alexander, o "bichinho" atrevido que fornecera o material para a inoculação da imperatriz, provou ser um doador perfeito.

Panin, orquestrador da inoculação e tomado pela ansiedade tanto quanto Thomas, recebeu as boas novas por uma carta de Catarina e transmitiu a notícia direto para o embaixador britânico, alertando-o se tratar "de um grande segredo" que deveria ser mantido até que a inoculação do grão-duque também estivesse concluída de forma segura. Cathcart compartilhou o alívio. E escreveu para Londres: "É com muito prazer que tenho a honra de informar Vossa Excelência que a imperatriz, que teve apenas uma leve indisposição e nunca ficou confinada em seus aposentos desde o procedimento, teve ontem uma erupção de varíola muito favorável, de quantidade muito pequena e de qualidade totalmente satisfatória para o dr. Dymsdale". A mensagem por trás da inoculação de Catarina já estava sendo transmitida, retratando-a como uma figura de liderança robusta que quase não havia sido afetada pelo procedimento e sempre esteve em pleno comando. Sua recuperação não era apenas uma questão de saúde pessoal – era uma questão de Estado, de importância internacional. Desempenhando seu papel de intermediário, Cathcart escreveu:

> Assegurei [a Panin] que a notícia trará grande satisfação ao Rei, como Sua Majestade esperava que fosse a resolução da viagem ao exterior do Dr. Dymsdale e fosse ficar, como eu já sabia, ansioso até que tudo estivesse felizmente concluído [...] Tendo sido o autor e condutor de todo o processo, [Panin] está especialmente feliz com o sucesso do desfecho, do qual tanta coisa dependia.

No dia seguinte, depois de uma noite calma para a imperatriz, Thomas estava suficientemente confiante para voltar ao palácio de inverno, em São Petersburgo, onde o grão-duque tinha manifestado um caso leve de catapora. Ainda que o adolescente não estivesse muito doente, o procedimento teria de ser adiado até sua recuperação completa. Isso significava que Paulo não poderia ser inoculado a partir de sua mãe, uma vez que as pústulas da imperatriz já teriam secado até a nova data. Thomas prescreveu duas doses de medicamentos leve para ele, deixando-o "animado e ávido pelo experimento" depois de anos evitando a varíola. O médico inglês foi buscar Nathaniel na Casa Wolff e voltou para Tsárskoie Selô.

Apesar de não poder fornecer o inóculo para o filho, Catarina garantiu que outros fossem inoculados com sua matéria infectada, decidida a provar a segurança da doação. Ela também deu os primeiros passos, ainda que pequenos, na sua campanha para introduzir a inoculação por todo o império, encorajando pessoalmente alguns camponeses pobres que viviam perto do palácio a se submeter ao procedimento. Na nota de rodapé de um tratado que escreveria mais tarde sobre a inoculação na Grã-Bretanha, Dimsdale registrou a reveladora reflexão feita pela imperatriz autocrata, durante a visita, sobre a relação entre a missão inoculadora dela e a atitude que adotara em relação ao poder em termos mais amplos. "Lembro-me do que a imperatriz me disse, com a vivacidade e o sentimento de generosidade pelos quais é notavelmente conhecida: 'se eu fosse ordenar que os pobres deste bairro fossem inoculados, eu seria obedecida, e seria benéfico para eles; mas eu adoraria usar meios de persuasão, em vez de autoridade'."[18] Persuasão, nesse caso, significava subornos em dinheiro, ainda que Catarina reconhecesse que a tática era passível de abuso e logo resultasse numa crescente disputa por dinheiro. "Tenho oferecido um rublo [...] a cada pessoa que consente, e muitas concordaram e se recuperaram; mas descobri que elas falam agora sobre aumentar o preço para dois rublos, o que preciso aceitar como uma forma a mais de encorajamento, porque desejo que a prática avance pelos meios mais moderados."[19] Ocorrida logo depois da publicação de sua *Nakaz*, e com a Comissão Legislativa ainda, em teoria, em funcionamento, a experiência logo demonstrou tanto os instintos conscientemente iluministas de Catarina quanto os desafios de colocá-los em prática.

O processo de recuperação da imperatriz continuava, interrompido apenas por uma intensa dor de garganta ocorrida quando bolhas da varíola surgiram em suas amígdalas, que foram tratadas por Thomas com um gargarejo de geleia de cassis. Em 27 de outubro, duas semanas e um dia depois da inoculação, ele finalmente se permitiu dar a notícia das experiências em sua terceira carta a Henry em Londres. Seu alívio diante do resultado explodia na página. "Ela teve varíola da forma mais desejável – uma quantidade modesta de pústulas e maturação completa, algo que agora, graças a Deus, acabou, e sinto uma carga inexprimível de preocupação sendo removida do meu peito." Enfatizando repetidas vezes a necessidade de sigilo, o médico contou a história toda: os muitos encontros com Catarina, os cadetes enfermos, a viagem de carruagem até o palácio de inverno sob o abrigo da noite. Ele contou ao amigo: "Muitas coisas aconteceram comigo aqui que me causaram tanto ansiedade quanto prazer em extremos tão grandes que tem sido bem difícil sustentar minha reputação adequadamente. No entanto, de modo geral, tudo correu bem, minha felicidade provavelmente será permanente e espero que a parte dolorosa tenha chegado ao fim".

As preocupações de Thomas com a saúde da imperatriz estavam diminuindo, mas ele não conseguia impedir seus pensamentos de se voltarem para o dinheiro, algo que tinha sido deixado de lado no auge da inoculação. Ele já estava fora da Inglaterra havia mais de três meses, resultando numa considerável perda de renda de sua clínica médica, e a inoculação adiada do grão-duque o manteria na Rússia por mais tempo do que o esperado. A incerteza sobre a própria recompensa foi exacerbada após ouvir notícias de Jan Ingen-Housz, o amigo e médico holandês que ele havia orientado durante as inoculações paroquiais em Hertford. Recomendado para a corte austríaca em detrimento do arrivista Daniel Sutton pelos médicos de Jorge III, Ingen-Housz havia chegado a Viena em maio. Conduzira testes de inoculação em grupos de crianças pobres, supervisionado pela imperatriz Maria Teresa e por seu filho, o imperador José II. Finalmente, em setembro – apenas algumas semanas antes –, ele havia inoculado com sucesso os dois filhos mais jovens de Maria Teresa, Fernando e Maximiliano, e Teresa, a filha de José. A imperatriz austríaca havia celebrado com um jantar no palácio Schönbrunn para 65 das primeiras crianças inoculadas ali, servindo-as pessoalmente com a ajuda da própria família.

Agora, a inoculação estava no auge da moda em Viena, e Ingen-Housz disse a Thomas que havia sido nomeado médico real, com um adiantamento de 550 libras por ano e sem obrigação de trabalhar, exceto em emergências. Ele também havia recebido uma pensão para sua futura esposa caso viesse a contrair matrimônio, alojamentos na corte, um valioso anel de diamantes e uma "magnífica tabaqueira com um retrato do imperador".[20] Logo, ele inocularia mais membros da família imperial, incluindo a filha de Maria Teresa, a arquiduquesa Maria Antonieta, futura rainha da França. Depois da amplamente divulgada devastação que a varíola havia causado na corte no ano anterior, as inoculações dos Habsburgos eram o assunto do momento na Europa.

A imperatriz da Áustria havia criado altas expectativas no que se tratava de remuneração. "Não sei qual será minha gratificação, tampouco penso muito sobre isso", garantiu Thomas a Henry, não de todo convincente, "ainda que eu seja da opinião de que será bastante requintada". Não havia dúvida de que a imperatriz da Rússia dispunha dos recursos para agradar e fazia uso deles estrategicamente. Com sua recuperação bem encaminhada e o período de contágio encerrado, a vida na corte em Tsárskoie Selô voltou ao habitual circuito de animações e entretenimento. "Este local é só alegria, música, bilhar, carteado e outras diversões o dia todo", escreveu Thomas. Livre do pior de sua ansiedade, ele estava até desenvolvendo um gosto por iguarias exóticas. "Todos jantamos à mesma mesa com muito luxo; entre outras coisas, sempre comemos belas melancias de Astracã, de que agora gosto muito, apesar de no início elas não me parecerem muito saborosas." A socialização constante, com visitas de nobres, foi cansativa para Catarina durante a convalescença, mas seu desejo de "trazer satisfação a todos" a fez prosseguir sem reclamar, comentou ele. Passar mais tempo com a imperatriz apenas aprofundou sua admiração por ela. "De todas as mulheres que já conheci, ela é a mais hábil em agradar aos outros sem parecer ter alguma artimanha."

Enquanto seus sintomas desapareciam, Catarina saía de carruagem todos os dias em busca de ar fresco. Sua recuperação agora estava garantida, e ela começou a campanha para divulgar a inoculação em seus próprios termos. Primeiro, ela escreveu para o governador de Moscou, conde Petr Saltykov, elogiando "as habilidades impecáveis" de Thomas "em seu ofício" – prova de sua própria maestria como caçadora de talentos. A imperatriz tomou o cuidado de enfatizar que não só tinha se mantido ativa durante o processo, como também não havia sentido nada além de um leve desconforto em decorrência do procedimento. "Conto esse feliz resultado para que o senhor possa rebater quaisquer rumores falsos", concluiu ela, ávida por estabelecer sua narrativa antes que o segredo chegasse ao ciclo da fofoca na antiga capital.[21]

O próximo a receber as boas novas diretamente da imperatriz foi seu correspondente regular, Étienne-Maurice Falconet, o escultor francês a quem Catarina havia acabado de encomendar a criação de uma estátua equestre monumental de seu predecessor, Pedro, o Grande. De brincadeira, Falconet havia criticado sua patrona por desafiar a Sorbonne, cuja Faculdade de Medicina nunca havia recomendado cancelar a proibição da inoculação feita pelo Parlamento de Paris em 1763. Catarina deixou claro que havia passado em segurança pelo procedimento e afirmou animadamente que havia sido a resistência da universidade parisiense que pesara em favor de sua decisão. "Não vejo nada infalível no estabelecimento de Robert de Sorbon", escreveu ela, aconselhando, maliciosamente, os membros da Sorbonne a se inocularem sem demora.[22] Catarina aproveitou a oportunidade para fazer ataques à conservadora tradição médica francesa, ao mesmo tempo provocando a nação rival e alinhando firmemente a inoculação com o pensamento independente e progressista: "eles costumam decidir em favor de absurdos que, na minha opinião, deveriam ter sido desacreditados muito tempo atrás; afinal, a espécie humana deixou de ser ignorante".

Uma carta de Johanna Bielke, a confidente politicamente conectada de Catarina em Hamburgo, trouxe notícias de que fofocas sobre a inoculação já tinham se espalhado pela Europa. Quem era o misterioso médico inglês, com sua estranha fé religiosa e sua enigmática presença frequente na companhia da imperatriz? Catarina, que costumava usar seus amigos como relações-públicas nos salões, foi rápida em acabar com os rumores. Em 1º de novembro, ela respondeu, compartilhando as informações do procedimento e garantindo à amiga que o médico "não era nem um charlatão nem um quaker". Seus elogios a Thomas não tinham fim: ele não era apenas um médico qualificado, mas um homem definido por suas qualidades morais. "Em menos de três semanas, cá estou eu, recuperada, graças ao Senhor. Ele é um homem prudente, sábio, altruísta e extremamente íntegro. Seus pais eram quakers, assim como ele, que se afastou e manteve apenas a excelência moral. Serei eternamente grata a esse homem."[23]

Catarina tinha mais informações e esperava que a influente madame Bielke as espalhasse por suas redes de contato. A intenção principal da imperatriz sempre fora usar o poder de seu próprio exemplo para encorajar outros a seguir seus passos: naquele momento, o plano estava sendo posto em ação. Ela havia começado com os tirânicos militares da corte: o marechal de campo e conde Kirill Razumovsky já havia sido inoculado por Thomas, seguido pelo amante da imperatriz, Gregório Orlov, que não sabia ao certo, assim como tantos de seus compatriotas, se já tinha contraído varíola ou não. Orlov – nas palavras dela, "um herói como os antigos romanos do período áureo da República, dotados tanto de coragem quanto de magnanimidade" – tinha sido tão pouco afetado pelo procedimento que tinha ido caçar numa nevasca terrível no dia seguinte. Onde risco e novidade estavam envolvidos, o poder da imitação era mais forte que o argumento razoável. "Toda Petersburgo quer ser inoculada, e os que foram estão bem", vangloriou-se Catarina.

As inoculações   209

Depois de selar a última carta, ela deixou Tsárskoie Selô na tarde de 1º de novembro, duas semanas e cinco dias depois de sua chegada. "Ela voltou a São Petersburgo em perfeita saúde, para a grande alegria de toda a cidade", relatou Thomas.[24] Ao adentrar a metrópole, ela parou na catedral de Nossa Senhora de Cazã, onde beijou as imagens sagradas e rezou. Às cinco da tarde, Catarina finalmente chegou ao palácio de inverno, onde se reencontrou com Paulo, que esperava no salão de bilhar para beijar a mão da imperatriz. Naquela noite, ela apareceu na corte, apresentando publicamente sua recuperação plena e recebendo os parabéns de "um número infinito" de nobres e aristocratas. No dia seguinte, um *Te Deum* foi celebrado na capela do palácio de inverno pelo arcebispo Gavriil, para dar graças por sua recuperação plena. Os fiéis se ajoelharam enquanto a imperatriz e o filho beijaram a cruz ao som de 101 canhões sendo disparados do forte e do almirantado de São Petersburgo.[25]

Para Thomas, o retorno à capital significava uma audiência com Cathcart, que estava pronto para se aproveitar da história de sucesso da inoculação no contexto do delicado namoro diplomático entre a Rússia e a Inglaterra. Durante o outono, cada nação garantiu à outra agir de boa-fé, atuando com cautela enquanto o plano de Panin para um sistema de alianças para o Norte ganhava novo significado diante de uma provável guerra com a Turquia. A última carta de Londres trazia uma saudação oficial de Jorge III para a confirmação da amizade de Catarina, suas "ideias justas" sobre os interesses comuns dos dois Estados e "suas perspectivas salutares para a estabilidade do Norte". Gostando ou não, o projeto de inoculação de Thomas estava totalmente interligado com os interesses mais amplos da Inglaterra, e Cathcart não tinha escrúpulos em usar o médico como uma fonte política não oficial que poderia ajudar a compreender o verdadeiro caráter de Catarina. Em sua comunicação subsequente para Weymouth, em Londres, ele escreveu:

> Vossa Excelência há de lembrar a observação de um grande homem de que existem poucos heróis aos olhos de seus *valet de chambre*. Garanto a Vossa Excelência que ela é uma heroína e uma mãe dedicada aos olhos do médico, e, dos relatórios que recebi de um homem muito sincero e criterioso, que teve excelentes oportunidades de observar em momentos em que poucos estão em alerta, que poderiam ser ocultados, mas não seriam de lisonja, tenho em respeito a opinião sobre o temperamento e as disposições da imperatriz que ela deseja expressar em seu exterior.[26]

Thomas, mais próximo de Catarina do que qualquer outro inglês, havia se tornado o elo entre duas das maiores potências do mundo e estava tentando equilibrar sua lealdade e sua honra.

Outros embaixadores estavam igualmente ávidos para retransmitir as notícias da inoculação. Conde Solms, o poderoso representante prussiano em São Petersburgo, mandou notícias para Frederico, o Grande, aliado de Catarina, sobre o "jubiloso sucesso" do procedimento depois de uma audiência com Panin. Sua atualização dizia:

> A erupção ocorreu sem provocar uma febre violenta, Sua Majestade foi afetada por dois dias, nos quais foi obrigada a ficar acamada. Ela teve algumas pústulas no rosto, uma centena no corpo, a maioria nos braços. Já estão começando a descascar e, portanto, até onde seria humanamente possível prever, ela não tem mais nada a temer.[27]

Panin garantiu que estava circulando a notícia de que Catarina estava de volta ao pleno comando, mas havia ordenado que não houvesse publicidade de sua inoculação no exterior até depois do procedimento adiado do grão-duque.

Enquanto a corte celebrava a recuperação da imperatriz, Thomas voltava ao trabalho. Paulo estava curado da catapora e havia tomado três grãos do pó mercurial purgante do médico para limpar o organismo. Às dez da manhã de 2 de novembro, domingo, dia do *Te Deum*, Thomas inoculou o grão-duque usando líquido infectado recente do filho mais novo do sr. Briscorn, boticário da corte. A incisão foi feita apenas no braço direito, pois Thomas estava preocupado que, ao fazer no outro, pudesse inflamar uma glândula do lado esquerdo da garganta, onde o garoto havia tido problemas muitos anos antes.

Os médicos de Paulo haviam manifestado sua relutância explícita em ter qualquer envolvimento direto com o procedimento. Mais uma vez, Dimsdale estava assumindo toda a responsabilidade sozinho. Ainda que o garoto fosse jovem, o que costumava significar sintomas mais leves depois da inoculação, seu conturbado histórico médico era motivo de apreensão. As anotações pessoais de Thomas, irregulares e cheias de borrões e rasuras, mais uma vez mapeavam cada detalhe do progresso e das evacuações do paciente. Na noite do procedimento, Paulo ingeriu mais três grãos de purgante e, no dia seguinte, "defecou bem duas vezes, nem constipado nem depurativo, e se manteve muito ativo e bem". No começo daquela noite, ele engoliu três colheradas de uma "decocção de casca de árvore" – um concentrado de casca de árvore peruana amplamente usado para tratar febres, para o qual Thomas havia conseguido a autorização relutante do dr. Cruse.

No terceiro dia, o adolescente começou a sentir os efeitos tipicamente desconfortáveis da inoculação. A ferida da incisão estava avermelhada e dolorida, demonstrando que a infecção havia se instalado, e Paulo foi se deitar reclamando de tremores e dor no braço. Na manhã seguinte, sua frequência cardíaca estava "consideravelmente acelerada", 96 batimentos por minuto, mas a febre baixou por volta do meio-dia, e ele conseguiu jantar uma sopa leve, vegetais e frango. No dia seguinte, o quinto depois do procedimento, seus batimentos chegaram a 104 por minuto, mas as queixas de tontura e enjoo logo diminuíram com o remédio preferido de Thomas: uma caminhada por um cômodo fresco. Em 9 de novembro, domingo, exatamente uma semana depois da inoculação, uma pústula apareceu no queixo e três outras nas costas, sinais de uma erupção bem-sucedida que daria fim à febre.

Mais pústulas surgiram, e Paulo começou a se exercitar, apenas para sucumbir de novo a uma dor de garganta tão forte que o grão--duque não conseguia engolir e estava cuspindo saliva com espuma. Gargarejo de geleia de cassis dissolvida em água morna acalmou a dor temporariamente, mas em alguns dias uma grande pústula fez o palato do garoto inchar, bem acima da garganta, e o pulso se acelerou drasticamente para 118 batimentos por minuto. Reclamando de fraqueza, foi sua única ocasião acamado durante a convalescença.

Em 14 de novembro, a inflamação havia diminuído. Thomas escreveu: "A esta altura, ele estava praticamente livre de dor; as pústulas, que juntas não passavam de quarenta, amadureceram de forma branda e logo secaram. A doença acabou de forma bastante satisfatória".

Aliviado, Cathcart escreveu imediatamente para o conde de Rochford, um político habilidoso que havia assumido o cargo do visconde Weymouth como secretário de Estado britânico para o Departamento do Norte. Ele atualizou o secretário de Estado sobre a saúde do grão-duque, comparando favoravelmente os resultados de Thomas com seu famoso rival de inoculação Daniel Sutton.

> Ele estava sem febre ontem e assim continua hoje, então acredito que posso me aventurar e garantir a Vossa Excelência, uma vez que os pacientes do dr. Dymsdale sofreram menos e tiveram uma varíola mais leve que os do sr. Sutton na Inglaterra, que o perigo acabou por completo e que este império está às vésperas de uma ocasião muito sincera e geral de regozijo público.[28]

Não havia elogio maior. Enquanto isso, a imperatriz estava "em perfeita saúde" e sentia que sua decisão de ser inoculada antes do filho havia sido justificada. Ela havia lhe dito pessoalmente que "tinha sofrido tão pouco que está bastante tranquila em relação ao grão-duque, o que não poderia ter acontecido se ela não tivesse se satisfeito anteriormente ao fazer o experimento em sua própria pessoa".[29]

Rochford transmitiu as boas novas ao rei, que, como ele contou a Cathcart, havia sentido uma profunda ansiedade em relação às inoculações, "compreensivelmente" solidarizando-se em especial com o jovem grão-duque. Jorge III ficou extasiado com o resultado, "não apenas por Sua consideração e estima pessoais por uma princesa tão bem-sucedida e um sucessor tão promissor, mas porque ele vai garantir a felicidade interna e a estabilidade do Império Russo".[30] A lanceta de Thomas havia protegido dois indivíduos contra a varíola, mas também havia fortalecido a própria Rússia.

Enquanto a recuperação de Paulo avançava, os dois intimidantes desafios da missão de Thomas em São Petersburgo estavam quase concluídos; no entanto, o médico quase não teve tempo de recuperar o fôlego. A determinação de Catarina em servir de exemplo para a inoculação havia desencadeado uma fila de inoculados em potencial entre os nobres da corte, e Thomas se apressava, lanceta em punho, de um casarão para outro conforme a nova moda pegava. Tendo visto a imperatriz "perfeitamente recuperada e com poucas marcas", Cathcart relatou: "o número de inoculados diariamente, em parte em reconhecimento ao exemplo que tiveram, em parte devido ao perigo da infecção, é indescritível, e a maneira muito favorável como tem ocorrido para todos é muito encorajador. O dr. Dymsdale, durante todo o decorrer de sua residência, foi de grande satisfação".[31]

Só no dia da inoculação de Paulo, a lista de pacientes de Thomas, cuidadosamente registrada em seus cadernos com aproximações da grafia russa, continha não apenas membros da nobreza, mas criados da corte também: "Sua Alteza Imperial, o grão-duque; príncipe Alexander Kurakin; conde e condessa Czerimeteff; A.N. outros; Calmuck, um criado; uma garota da comitiva de Czerimeteff, também de nome

Calmuck; um anão; e Simon, um negro".[32] Simon foi a primeira pessoa de origem africana que teve sua inoculação registrada na Rússia.

Encontrando uma brecha para enviar outra carta a Henry, o médico, exausto, admitiu que mal estava conseguindo atender à demanda. "Todo mundo aqui está louco para ser inoculado e, apesar de todos os protestos, acredito que seja impossível que eu me envolva em mais atividades do que seja capaz de executar de forma adequada. No momento, meus pacientes consistem na primeira nobreza, dos quais inoculei cerca de 40 [...] Não posso divulgar os nomes de todos os pacientes, mas todos nas famílias dos Narishkins, Cherbatoffs, Galitzins, Woranzoffs, Butterlins, Stroganoffs e muitos outros estão entre eles e passam bem."[33] Até mesmo Nathaniel, seu único assistente, não conseguia mais dividir o fardo. A pedido de Panin, ele tinha sido enviado para ficar com o conde Sheremetev, cuja filha, a noiva do ministro, havia morrido de varíola no começo daquele ano. O filho e a filha sobreviventes do conde, de 18 e 17 anos, tinham sido inoculados na mesma leva que o grão-duque, e Nathaniel estava acompanhando a recuperação. "O velho conde tem tanto afeto por esses dois que mantém, sem necessidade, meu filho praticamente confinado enquanto eu me mato de trabalhar o dia todo", queixou-se Thomas.

Deixando a exaustão de lado, o sucesso de seus esforços estava além de qualquer coisa que Dimsdale ousasse imaginar. Mesmo antes que a notícia tivesse sido divulgada oficialmente, todas as pessoas com quem ele encontrava estavam encantadas com a recuperação da imperatriz e de seu herdeiro. "É impossível expressar a alegria universal que predomina aqui e que, posso ver nitidamente, vai irromper de forma extraordinária em alguns dias, já que a nação, de modo geral, adora a imperatriz e o grão-duque." O próprio Thomas estava sendo inundado de elogios que, ele insistia – tanto para si mesmo quanto para Henry – não lhe subiriam à cabeça. "Não direi nada sobre os elogios e as cortesias que recebo, mas são suficientes para fazer qualquer um se distrair do fato de que eles são devidos à imoderação dos demais. Agradeço a Deus por ter a compreensão de que minha importância é como uma mosca na roda de uma carruagem."

Depois de três meses na Rússia, em grande parte na corte, o médico inglês já havia superado havia tempo o medo de cometer uma gafe. Thomas havia passado tanto tempo em palácios e conhecido tão bem aqueles que viviam e trabalhavam neles que se deu conta de estar "bem à vontade para frequentar os apartamentos como se estivesse em casa". As boas-vindas atenciosas que recebera na corte haviam deixado Thomas muito impressionado, e ele descobriu que os russos comuns também o tratavam com gentileza e com inteligência quando ele se aventurava a fazer caminhadas por São Petersburgo e, com frequência, se perdia. Tipicamente, os britânicos acreditavam que a aristocracia russa "preservava vestígios de barbárie em seu meio", mas a experiência de Thomas, ainda que limitada, não demonstrou nada disso.[34] Como ele escreveu a Henry:

> O que quer que os outros possam ter dito, se a refinação consiste em liberdade, gentileza e comportamento prestativo àqueles de posição inferior, tenho motivo para acreditar que esta corte é extremamente educada, mas em especial a imperatriz, que é a perfeição em bondade misturada ao mesmo tempo com grandiosidade. O grão-duque, com quem convivi por um bom tempo, é tão bom para mim que você ficaria maravilhado.

Até mesmo Panin, uma figura mais impenetrável, havia demonstrado afabilidade. "Nem se fosse meu próprio irmão ele poderia ter sido mais gentil comigo."

Thomas havia mais do que cumprido com suas obrigações, mas uma incerteza perdurava: a questão do pagamento ainda não havia sido abordada. Àquela altura, ele estava mais confiante de ser bem recompensado por seus esforços, mas o tempo estava passando e a partida se aproximava. A antiga obsessão de aumentar a fortuna nunca tinha desaparecido de fato. O médico confessou a Henry: "Eu deveria ficar feliz em voltar para casa mais rico, o que com certeza é impossível, mas poderia ser o caso, já que todos dizem haver grande generosidade na alma de Sua Majestade. Tenho motivos para acreditar que meu comportamento foi satisfatório". Apesar dos encantos da Rússia, e do conforto de seu apartamento com aquecimento em meio ao clima gelado, seus pensamentos estavam se voltando para sua amada Hertford. Hesitante, ele esperava voltar no começo de janeiro, quando a neve possibilitaria um rápido deslocamento por trenó. "O lugar é muito agradável, mas estar em casa e a felicidade de rever velhos amigos são ainda mais."

Conforme Thomas escrevera para Henry, Catarina estava de volta ao ofício. Com a saúde plenamente restaurada, ela voltou a se concentrar na guerra contra o Império Otomano. Seu período de reflexão em Tsárskoie Selô a convencera a não ceder às exigências turcas. "Ela está decidida a desembainhar a espada imediatamente e mandar uma força militar adequada para suas fronteiras, seja para defender seus territórios ou exigir satisfações nos territórios inimigos", informou Cathcart aos ministros em Londres.[35] A imperatriz combinou suas duas preocupações numa carta para Frederico II da Prússia, seu inflexível aliado, que desaprovava tanto a inoculação quanto o conflito planejado. Se ela ao menos tivesse sabido dessa oposição ao procedimento, isso teria influenciado sua decisão, afirmou Catarina, acrescentando em tom de brincadeira, "dessa vez minha temeridade acabou bem". Agora, ela sugeriu, o mesmo espírito audacioso a estava orientando a declarar guerra. "Até o presente, tentei fazer o bem. No momento, estou sendo forçada a fazer o mal – porque é isso que as guerras são, ou é o que nos dizem os filósofos. A única que pode ser tolerada, acredito eu, é a que devo levar adiante e declarar. Fui atacada e estou me defendendo."[36] Com sua recente vitória sobre o vírus da varíola, Catarina se sentia invencível.

Quando o general George Browne, governador de origem irlandesa da Livônia, a parabenizou por sua coragem em se submeter ao procedimento, ela se deleitou com os elogios. "Creio que preciso acreditar que seja o caso, ainda que até este ponto eu acreditasse que qualquer garoto de rua na Inglaterra tivesse coragem suficiente para esse propósito. O dr. Dimsdale, honesto e competente, seu conterrâneo, torna todos aqui valentes."[37]

O entrelaçamento das obsessões gêmeas da imperatriz estava evidente em sua carta para o conde Ivan Chernyshëv, o novo embaixador russo que havia substituído o conde Pushkin em Londres. "Agora temos apenas dois assuntos para discutir", começou a imperatriz, "o primeiro, a guerra, e o segundo, a inoculação. Começando comigo e com meu filho, que também está se recuperando, não há uma casa aristocrata onde não sejam encontradas diversas pessoas inoculadas; muitas se queixam de já terem contraído varíola de forma natural e, por isso, não poderem seguir a última tendência."[38] Ela citou uma lista de nobres que tinham "se entregado ao sr. Dimsdale", incluindo uma série de lindas princesas e muitos outros que haviam se recusado a aceitar o procedimento anteriormente. Catarina havia lançado uma tendência e estava convencida a receber todo o crédito. "O senhor está vendo o que o exemplo pode fazer?! Três meses atrás ninguém queria saber, e agora eles o consideram uma salvação!"

Apenas semanas depois de sua inoculação, a imperatriz não só havia protegido a si mesma e a seu herdeiro, mas também havia divulgado a notícia de seu passo arrojado por toda a Europa. Em casa, ela havia ganhado admiração e imitação, e havia introduzido uma nova tecnologia que beneficiaria seu país. Era emocionante, mas estava longe de ser o bastante. O plano de aumentar suas conquistas estava só começando.

7
A NOVA MODA

"Está vendo o que um exemplo é capaz de fazer?"
Catarina, a Grande[1]

Na grande igreja do palácio de inverno, a fumaça das velas de cera e a névoa da resina do incenso subiam e se misturavam na cúpula dourada acima da iconóstase.[2] Lá embaixo, diminuído pela escala da galeria, com suas colunas jônicas e seus ornamentos rococó dourados, os frequentadores da igreja estavam reunidos para uma missa em celebração da plena recuperação da imperatriz da Rússia e do grão-duque da varíola inoculada.

O evento ocorreu pouco depois do meio-dia em 22 de novembro de 1768, quarenta dias após a inoculação secreta de Catarina e menos de três semanas depois do procedimento de Paulo. A saúde de ambos estava totalmente restaurada, e a imperatriz não perdeu tempo em sua campanha para transformar a incisão feita em seu braço, no procedimento médico, num poderoso símbolo político. Para a população de seu império, tão religiosa quanto a própria governante era instintivamente secular, o primeiro passo era demonstrar que suas ações tinham a bênção inequívoca da Igreja ortodoxa.

A data escolhida para a ação de graças pelas inoculações caiu no Pós-Festa da Apresentação da Virgem Maria, uma das Doze Grandes Festas Litúrgicas do calendário ortodoxo.[3] Nobres e dignitários estrangeiros apinharam a igreja do palácio, desenhada por Francesco Rastrelli com o mesmo esplendor barroco que havia sido empregado em Tsárskoie Selô. O embaixador Cathcart estava entre os convidados, acompanhado pela esposa e por todos os filhos, trazidos a convite pessoal da imperatriz. Com eles, estava Thomas Dimsdale, melhor cientista e médico que comentarista de eventos reais. "A alta e a baixa nobreza expressaram sua satisfação e sua alegria como era esperado de súditos leais à sua soberana", descreveu ele de modo sucinto na conclusão do relatório sobre a inoculação de Paulo.

Por sorte, outro espectador britânico, William Richardson – o tutor erudito dos filhos de Cathcart, que havia chegado à Rússia poucos dias antes de Thomas –, registrou a cerimônia "solene e magnífica" em todos os seus detalhes multissensoriais.[4]

> Do lado de dentro da balaustrada, que chegava até o outro lado do salão, e perto do pilar que ficava ao lado do altar, do lado sul, estavam a imperatriz e seu herdeiro; também do lado de dentro, de cada lado do altar, havia um coro de músicos. Todas as demais testemunhas, ou quem fazia parte da solenidade, com exceção do sacerdote, estavam do lado de fora da balaustrada.[5]

Em seguida aos cantos do coral e às orações, duas portas sanfonadas perto do altar se abriram, revelando aos espectadores a parte mais sagrada da igreja. Richardson escreveu:

> De frente para nós havia uma grande imagem da descida da cruz: de cada lado, uma fileira de colunas jônicas douradas. No centro, havia uma mesa coberta com um tecido de ouro; sobre a mesa estavam posicionados um crucifixo, um castiçal com velas finas acesas e

cálices contendo água benta. Uma série de veneráveis sacerdotes de cabelo grisalho, barba longa, mitra e vestes litúrgicas caras, estava em formação solene dos dois lados do magnífico santuário. O todo sugeria um cenário do Templo de Jerusalém.

Do santuário emergiu um sacerdote carregando uma vela fina acesa, seguido por um segundo que recitava orações e carregava um turíbulo queimando incenso.

Aproximando-se de Sua Majestade, ele balouçou três vezes o turíbulo diante dela; a imperatriz tinha a cabeça baixa o tempo todo e, muito graciosamente, fez o sinal da cruz sobre o peito. Ele foi sucedido por outro sacerdote trazendo o Evangelho, que, depois da leitura de um trecho, foi apresentado à imperatriz, que beijou o livro.

A cerimônia prosseguiu conforme sacerdotes administravam o pão e o vinho da Eucaristia, acompanhados pelas músicas de um coral "de tom profundo e sublime". Quando as portas do santuário se abriram uma terceira vez, Richardson e os demais testemunharam o metropolita Platon subir ao púlpito de frente para a imperatriz e proferir um sermão celebrando sua "fortitude e magnanimidade" e agradecendo a Deus por conceder benevolência à Rússia. Um comentário em especial chamou a atenção do tutor escocês: "os russos receberam auxílio da Grã-Bretanha, aquela ilha de sabedoria, coragem e virtude".

Finalmente, Catarina e Paulo se ajoelharam enquanto o arcebispo Gavriil, de São Petersburgo, conduziu os bispos de todo o império numa prece pela saúde deles. Mãe e filho então beijaram a cruz ao som dos disparos de canhão da fortificação do almirantado, do outro lado do Neva. O barulho ecoou pela cidade: 51 canhões para a imperatriz e 31 para o grão-duque.[6]

A cerimônia à luz de velas explorou a teatralidade do culto ortodoxo tradicional para ressignificar a ciência de ponta. Em meio

A nova moda 221

ao movimento dos turíbulos e do canto transcendental, a inoculação da imperatriz foi representada como um ato sagrado. O entendimento profundo que Catarina tinha do poder da representação religiosa russa, aprimorado em sua própria extravagante coroação, havia associado o mais físico dos processos – com suas purgações, pústulas e febres – com o mistério sagrado. Ela havia até acrescentado um pouco de diplomacia para os participantes britânicos na cerimônia, que, mesmo atônitos com as imagens, entenderam os elogios ao seu país.

O serviço de ação de graças foi apenas o início. Em seguida, os convidados foram conduzidos para as áreas de recepção pública do palácio, onde Catarina postou-se diante dos representantes do Senado, o principal órgão do governo russo, de membros do Santo Sínodo, representando a Igreja, e de integrantes de sua Comissão Legislativa, vindos de todas as partes do império para a reforma legal, sob o comando dela. Em nome do Sínodo, o arcebispo Gavriil parabenizou a imperatriz e seu herdeiro pela inoculação; o conde Kirill Razumovsky, ele próprio recém-inoculado por Thomas seguindo o exemplo de Catarina, ofereceu seu agradecimento em nome do Senado. A "amada mãe" da Rússia havia protegido todas as gerações de seus súditos desde que ascendera ao trono quando, envolta em altruísmo, colocou a si mesma e seu filho em risco pelo bem de seu povo e dos descendentes deles. "Agora todas as idades e ambos os sexos estão a seus pés e louvam na imperatriz a imagem de nosso Deus que cura",[7] proclamou ele.

A representação da inoculação de Catarina como um ato religioso agora estava explícita. Ela não havia apenas protegido o próprio corpo e o do filho, o gesto havia conferido à imperatriz uma versão do poder divino para curar todo o seu povo. A insistência no uso de sua própria matéria infectada para inocular outras pessoas fora bastante divulgada conforme ela tentava combater a crença supersticiosa de que isso significava a morte do doador. Thomas comentou:

tanto a imperatriz quanto o grão-duque ficaram felizes em possibilitar que diversas pessoas fossem inoculadas a partir deles próprios; e, com essa condescendência, o preconceito que havia reinado entre as classes mais baixas, que a pessoa de quem a infecção era tirada se sacrificava, foi destruída da forma mais eficaz.[8]

Na prática, Catarina não poderia esperar uma mudança de atitude do dia para a noite: era preciso continuar a campanha. Então ela acrescentou mais uma camada de simbolismo ao gesto: a imperatriz ofereceu seu corpo a seu povo, assim como Jesus Cristo havia simbolicamente oferecido o seu quando, na Última Ceia, ele partiu o pão, serviu aos seus discípulos e ordenou: "fazei isto em memória a mim". Na Rússia, a inoculação havia se tornado um sacramento.

A resposta de Catarina ao Senado manteve o tema bíblico.

Meu objetivo era, por meio de meu próprio exemplo, salvar da morte meus numerosos súditos leais que, desconhecendo os benefícios desse método, e com medo dele, estavam correndo perigo. Desta forma, cumpri parte do dever de meu título; uma vez que, de acordo com o Evangelho, um bom pastor oferece a própria vida por seu rebanho.[9]

A mensagem era clara: ao correr o risco da inoculação pessoalmente, a corajosa imperatriz havia demonstrado ser, ela mesma, não somente a salvadora de seu herdeiro, mas também do povo russo, protegendo-o, assim como Cristo havia se sacrificado pela humanidade. Ela havia revelado o milagre da inoculação, e, ao confiar em seu exemplo, a nação seria afastada do perigo e levada para a segurança. "Podem ter certeza de que vou intensificar meus esforços e cuidados pelo bem-estar de todos os meus leais súditos de modo geral e de todo e qualquer indivíduo. Apresento isso como um sinal de minha benevolência", concluiu ela. Ao promover o procedimento médico que salvaria seu povo, Catarina estava, ao mesmo tempo, promovendo a si mesma.

Agora que a inoculação estava impregnada de um significado místico, havia chegado o momento de propagar as boas novas da inoculação de Catarina e da sua recuperação. Sob as ordens da imperatriz, as igrejas na capital realizaram liturgias e fizeram sermões celebratórios, seguidos de uma noite de vigília pela saúde da imperatriz e de seu filho. Do lado de fora, nas ruas nevadas de São Petersburgo, a atmosfera era a de um festival.[10] Todos os trabalhadores receberam folga para participar das celebrações, que seriam repetidas nas cidades de todo o império assim que a notícia chegasse a cada uma delas. Sinos de igreja soaram sem parar pela capital, e casas e a fortaleza de São Pedro e São Paulo foram intensamente iluminadas por três dias, trazendo luz para a escuridão do inverno. Dentro do palácio de inverno, nobres e dignitários estrangeiros brindaram com vodca à imperatriz, com o acompanhamento de mais disparos de canhão, e participaram de um baile comemorativo. As festividades foram registradas na publicação oficial da corte, que havia encerrado seu bloqueio a notícias sobre as inoculações reais depois da recuperação de Catarina.[11]

A imperatriz decidiu continuar a festa. Inocular o império todo seria uma longa campanha, que exigiria lembretes constantes, de modo a não perder o ritmo – e manter viva a lembrança de sua própria contribuição precursora para o povo russo. Haveria forma melhor de fazer isso do que dar um dia de folga para todo mundo? Um decreto do Senado proclamou o dia 21 de novembro feriado nacional para marcar a recuperação da imperatriz e de seu filho da inoculação contra a varíola. A celebração, a ser solenizada em todas as cidades do império, era um dos 63 feriados civis e religiosos observados todos os anos na Rússia, mas o primeiro que marcou um fato médico e apenas o quinto a honrar a própria Catarina. A inoculação recebeu o mesmo reconhecimento que o aniversário da imperatriz, o dia de seu nome, sua ascensão ao trono e sua coroação.[12] O novo feriado, decretado pelo Senado, seria tanto secular quanto espiritual e começaria com uma vigília durante a noite e liturgias divinas pela saúde. Um feriado obrigatório de "liberdade da vida pública" seria celebrado com fogos de artifício (com duração de três dias inteiros na capital e de um dia no restante do país) acompanhados pelo som dos sinos de todas as igrejas ortodoxas da Rússia. A inoculação da imperatriz foi totalmente integrada ao calendário nacional: o evento seria comemorado todos os anos na corte até 1795.[13]

Em 24 de novembro, no feriado do Dia de Santa Catarina, o momento pelo qual Thomas estivera esperando tão ansiosamente por fim chegou. A imperatriz, vestindo o uniforme da guarda e uma pequena coroa com a estrela da Ordem de Santa Catarina presa ao peito, participou da liturgia para celebrar o dia de seu nome com orações, discursos e disparos de canhões.[14] Em seguida, ao deixar a igreja do palácio ao som de música e do rufar de tambores militares, ela recebeu os parabéns dos membros de sua corte. Então, finalmente, Catarina anunciou as recompensas que seu médico receberia por concluir a tarefa que Panin havia descrito como "possivelmente o trabalho mais importante já confiado a qualquer cavalheiro".[15] Como era de imaginar, as recompensas foram excepcionais.[16] Thomas Dimsdale, proclamou a imperatriz, seria nomeado barão do Império Russo, um título hereditário a ser transmitido para a linhagem masculina de sua família em perpetuidade. Foi o primeiro baronato criado por Catarina em seus seis primeiros anos de reinado e apenas o 12° desde que Pedro, o Grande, concedera o título a Peter Shafirov, seu poderoso vice-chanceler, em 1710.[17] Nathaniel também foi nomeado barão, com o mesmo direito de transmitir o título a seus herdeiros. Com o duplo baronato, veio o direito de incluir no brasão de armas dos Dimsdales uma asa da águia do Império Russo com um escudo situado no centro. Foi uma grande honraria, a despeito de a família quaker não ter armas às quais anexar a asa e ter sido preciso criar uma peça para a ocasião.[18]

A imperatriz não esqueceu do terceiro visitante que se juntou a Thomas e Nathaniel na missão secreta de inoculação no palácio de inverno. Alexander Markov, o travesso garoto de 6 anos cujas pústulas haviam fornecido o material da inoculação, também se tornou nobre, assumindo o sobrenome Ospenniy – algo como "variolento" –, de *óspa*, varíola em russo. O pequeno "lorde Varíola" havia tido um caso bem leve de varíola depois da própria inoculação e se recuperado plenamente, aumentando as provas de que doar pus era seguro. Ele foi recompensado com 3 mil rublos e um brasão de armas com uma criança com o braço estendido e a manga dobrada, revelando uma única marca de varíola, e uma rosa cor-de-rosa na mão.

As recompensas financeiras de Thomas foram tão impressionantes quanto suas honrarias. Catarina o presenteou com uma gratificação única de 10 mil libras – o equivalente, hoje, a cerca de 20 milhões de libras –, além de 2 mil libras para cobrir as despesas da viagem de e para a Rússia e uma pensão de 500 libras por ano para o resto da vida.[19] Os valores eram altos, e as notícias logo se espalharam pela Europa. A decisão de não definir um valor por seu trabalho, fosse qual fosse o grau de calculismo, tinha resultado numa fortuna para além de qualquer quantia que ele ousasse cobrar. O médico inglês também foi nomeado para o Corpo de Médicos da Imperatriz e conselheiro de Estado, um título com status de major-general no sistema altamente formalizado de cargos militares, civis e da corte. Recompensado para muito além de suas maiores fantasias, Thomas beijou as mãos da imperatriz.[20] Longe de sua casa em Hertford, num país que lhe era desconhecido, finalmente livre da ansiedade, o médico de 56 anos ficou atônito. O grão-duque, que não havia sido informado da recompensa para poder desfrutar a surpresa, quase chorou diante da gratidão demonstrada ao médico que ele tinha passado a amar. O embaixador Cathcart, um dos 120 convidados do jantar e do baile celebratórios, ficou tocado com a emoção do garoto órfão de pai.

O grão-duque [...] honrou-me ao contar, no começo da noite, praticamente com lágrimas nos olhos, que lhe era impossível expressar a satisfação sentida e me deu uma grande prova da sensibilidade de seu coração, algo que lhe é natural e foi cultivado com enorme cuidado.

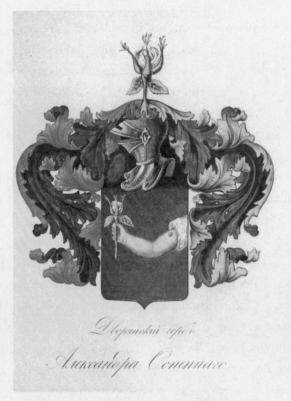

Brasão de armas criado para Alexander Ospenniy.

O anúncio do baronato não foi uma surpresa completa, confessou Thomas em sua última carta a Henry. Panin havia pedido seu consentimento de antemão em segredo, informando-o de que Catarina "tem o mais alto apreço pelos meus serviços e tinha o desejo de que o nome Dimsdale se mantivesse respeitável enquanto a Rússia existisse, e, para isso, havia determinado que eu me tornasse barão do império". O médico havia consultado Cathcart, apreensivo com um incidente diplomático e receoso em aceitar o elevado título estrangeiro antes que seu próprio monarca aprovasse. O rei iria preferir que ele aceitasse, em vez de esperar uma permissão real, o embaixador foi rápido em tranquilizá-lo; não valia a pena ofender uma grande aliada num momento político delicado por uma pequena questão de tempo. Thomas escreveu: "eu só poderia dizer que, apesar de indigno dessa honra, devo me submeter à vontade de Sua Majestade".

Notícias das recompensas rapidamente chegaram a Londres, como Catarina esperava. O relatório de Cathcart só teria sido mais favorável se a imperatriz o tivesse escrito pessoalmente. "Dadas as circunstâncias, Vossa Excelência pode julgar a magnificência e a generosidade de Sua Majestade Imperial", escreveu ele admirado para Rochford.

> Tais emolumentos, formidáveis como foram, têm um valor determinado, mas a maneira como foram concedidos, a satisfação do grão-duque e os aplausos de toda a nação são um acréscimo que, estou convencido, aos olhos do sr. Dymsdale são inestimáveis.

Catarina ainda não havia terminado. Ela tinha mais presentes para Thomas, que não apenas demonstrariam sua genuína gratidão pelos cuidados dele, mas também promoveriam a imagem desejada de uma Rússia culta e civilizada, capaz de gerar produtos de luxo e beleza, comparáveis a quaisquer outros na Europa. Desde que assumira o trono, ela havia encorajado artesãos estrangeiros de todos os tipos a levar suas habilidades a São Petersburgo, transformando a capital num centro de joalheria, porcelana, ourivesaria, moedas e medalhas. Frequentemente adornados com a própria imagem da imperatriz – controlada com todo o cuidado –, esses itens manufaturados com requinte funcionavam como artigos de relações públicas para o seu país e para a sua liderança.

Thomas Dimsdale recebeu pelo menos quatro exemplos de uma das clássicas peças promocionais de Catarina: tabaqueiras intricadamente incrustadas de diamantes e decoradas com um retrato esmaltado da imperatriz. Por mais valiosas que fossem, era costume presentear visitantes de importância com essas caixas adornadas com joias como forma de divulgar a riqueza e as habilidades russas. Um presente mais personalizado foi um jogo de chá e café de viagem criado especialmente pela Fábrica Imperial de Porcelana, com bules e chaleiras dourados, xícaras com tampa e colheres decoradas com imagens alegóricas e o monograma de Thomas, tudo acondicionado numa caixa de madeira revestida de couro marroquino e forrada com cetim cor-de-rosa.[21] Uma coleção de 62 medalhas de prata comemorativas e um anel de diamante completavam o pacote.

Nathaniel, que não era tão experiente, porém havia mergulhado no mundo da inoculação, recebeu seus próprios presentes. Paulo, que tinha apenas seis anos a menos que ele e havia se tornado tão próximo do jovem estudante de medicina quanto de seu pai, o presenteou com uma tabaqueira em quatro tons de dourado incrustada de diamantes. O conde Sheremetev, cujo filho e cuja filha tinham recebido os cuidados de Nathaniel depois de sua inoculação, também lhe deu uma tabaqueira, junto a uma bela gratificação em dinheiro. Thomas escreveu para Henry: "O velho conde está extremamente feliz. Ele é muito rico e generoso. Na sexta-feira, ele me deu algo tão pesado que saí mancando de sua casa – ao examinar o que era, encontrei 500 libras em moedas de ouro".

Mesmo com as inoculações reais concluídas e as remunerações entregues, a hospitalidade de Catarina não foi interrompida. Durante as semanas e os meses passados na companhia da imperatriz em São Petersburgo e Tsárskoie Selô, Thomas havia se tornado muito mais do que um especialista em medicina contratado: ele era considerado um amigo de confiança. Ainda que os tensos dias da recuperação tivessem ficado no passado, a imperatriz apreciava a companhia dele, e os Dimsdales continuavam sendo presenças estimadas na corte. Num dia de inverno, Catarina o convidou para se juntar ao seu grupo de tiro, que estava caçando galos-lira contra um céu branco no campo coberto de neve fora da cidade.[22] Thomas acertou quatro pássaros, a imperatriz, nove, enquanto os dois nobres que os acompanhavam mataram, somados, outros quatro. Catarina era uma caçadora entusiasmada que adorava a perseguição de aves de caça e lebres com armas e falcões, mas não era uma boa ideia matar mais animais que ela. Na sequência, ela presenteou Thomas com um jogo de armas, um coldre e uma bolsa de pólvora de sua própria coleção e lhe disse que ela mesma havia caçado com aquelas pistolas e comprovado sua qualidade. Ela tinha uma caixa de cartuchos feita de prata com uma gravação em inglês: "Para Thomas Dimsdale, barão e conselheiro de Estado".

Thomas descreveu o presente numa carta para John Dimsdale, filho de seu primo e cirurgião, aconselhando que ele levasse suas habilidades médicas para a Rússia ou a Polônia ("se você tiver energia para empreender a viagem").[23] A carência de médicos nativos significava oportunidades para ingleses aventureiros. Ele garantiu a John que suas próprias "dificuldades e incertezas" tinham ficado no passado. "Tendo superado todas as minhas questões, neste momento tudo me sorri. A maneira muito nobre como fui recompensado você já conhece. Além disso, fico feliz em receber constantemente sinais de apreço da imperatriz, do grão-duque e de toda a corte." Uma nota no fim da carta solicitava que qualquer resposta fosse enviada ao *Monsieur Le Baron Dimsdale à Moscou, Russia*. O homem cujos antepassados quakers recusavam todos os títulos, por princípio, já se deleitava com seu novo status.

Os quakers, com seu comprometimento com a simplicidade, também rejeitavam tradicionalmente a vaidade dos retratos. Thomas não tinha essas reservas. Para Catarina, especialista no poder influenciador da arte, era essencial que o inoculador real e seu filho

230 A IMPERATRIZ E O MÉDICO INGLÊS

fossem pintados num retrato como parte da campanha publicitária da nova tecnologia e da corajosa adoção vanguardista pela imperatriz. Os dois barões recém-nomeados posaram para o retratista da corte Carl Ludwig Christinecke. Thomas olhava com seriedade, num traje de veludo num tom pouco usual de escarlate vivo, com um casaco e um colete da mesma cor, enquanto Nathaniel tinha uma postura mais relaxada, com um sobretudo de estilo continental de veludo azul com uma camisa de babados de fina renda branca à moda da época. Os retratos, junto a outras representações do grão-duque, de Panin, Cherkasov, Vladimir Orlov e diversos da própria Catarina, foram dados a Thomas como parte da pilha cada vez maior de presentes oferecidos pela imperatriz.

A lista de regalos de Catarina e dos demais que ele havia inoculado tinha se tornado tão longa que era difícil mantê-la atualizada. Thomas usou um caderno para registrar o nome dos pacientes e seus presentes: quatro tabaqueiras, um colar de pérolas, outro colar e braceletes. Com uma receita para tinta e anotações de como se dirigir à nobreza russa e pronunciar seus nomes não familiares, ele tomou nota de encomendas feitas por pacientes seguindo as últimas tendências da Inglaterra, prometendo um livro sobre abelhas, diversos cães de caça e faisões-dourados.[24]

Com tantas famílias abastadas para atender, havia espaço para levar suas conquistas ainda mais longe, mas os pensamentos nostálgicos estavam cada vez mais fortes. "Muitas figuras da primeira nobreza já foram inoculadas e muitas outras continuam desejosas de sê-lo", escreveu ele para Henry em 25 de novembro, um dia depois da cerimônia do Senado. "Se dinheiro fosse meu objetivo, eu poderia, com toda a probabilidade, ganhar uma enorme quantia num curto período, mas estou satisfeito."

Aos olhos oficiais britânicos, Thomas não tinha mais nada para provar. Cathcart, estabelecendo-se no novo cargo e aliviado de que o arriscado projeto de inoculação tinha aprimorado as relações entre

Rússia e Inglaterra ao mesmo tempo que poderia tê-las destruído, não poderia ter sido mais elogioso em relação ao médico tão criterioso politicamente. Ele escreveu a Londres:

> Quanto ao barão Dimsdale, ele é exatamente o que o dr. Dimsdale era quando partiu de Stratford. A simplicidade viril de seu comportamento, sua firmeza e prudência no decorrer de circunstâncias muito delicadas e agradáveis honraram este país, além de lhe render sua própria fortuna. Ele nunca esqueceu-se da honra que tem de ser súdito do rei e sempre se comunicou comigo em questões nas quais a obrigação que lhe cabia não tornava impróprio falar delas.

Thomas havia caminhado sobre uma delicada corda bamba política, oferecendo perspectivas úteis sem trair confianças. Ele havia impressionado tanto com seu caráter quanto com suas habilidades médicas.

As tensas negociações do apoio britânico à guerra russa com a Turquia estavam começando a frustrar o embaixador, mas sua admiração pela imperatriz de origem germânica era mais forte do que nunca. "Os russos em geral são homens sem educação nem princípios de conhecimento de tipo algum, mas não sem suas agilidades", relataria ele mais para o final da estada de Thomas. O ex-soldado achava Catarina mais fácil de compreender.

> A imperatriz tem uma rapidez de pensamento e discernimento, uma atenção aos negócios e um desejo de encher seu trono de dignidade e utilidade até mesmo para seus súditos mais pobres, e para a nascente e a futura gerações, bem como para a presente, que, sem ela seriam difíceis de imaginar.[25]

Enquanto a agitação dos sinos de igreja e canhões soavam por São Petersburgo, Catarina intensificou sua campanha publicitária de inoculação. A imponente Igreja ortodoxa havia abençoado suas ações, agora ela ia recorrer ao poder promocional das artes. Em 28 de novembro, o teatro da corte do palácio de inverno foi palco para um balé alegórico, *Prejudice Defeated* [Preconceito derrotado], que dramatizou a batalha da imperatriz contra o preconceito médico enquanto ela lutava para salvar seu povo adoentado. Coreografada pelo professor de balé italiano Gasparo Angiolini e encenada pelos alunos da escola de dança do hospital para órfãos de São Petersburgo, a performance mostrava Rutênia (Rússia), aos prantos, protegida pelo Espírito do Conhecimento, mas ameaçada pela Superstição, pela Ignorância e por um exército liderado pela Quimera, o monstro da mitologia grega que solta fogo pelas narinas, simbolizando a varíola. Uma Minerva russa, representando Catarina, ajudava a Rússia e o Conhecimento a derrotar a Quimera, libertando o povo das garras da Ignorância e permitindo que Rutênia apresentasse seu filho Alcides – uma versão de Hércules, representando Paulo – para a inoculação. No caso improvável de a plateia não entender a mensagem, o drama acabava com a Rússia construindo um obelisco com a inscrição "nossa misericordiosa monarca [...] uma redentora da humanidade".[26]

A produção lisonjeira não tinha pretensões de sutileza. A representação de Catarina como Minerva, deusa romana da proeza militar, da sabedoria e patrona das artes, já estava bem estabelecida. Voltaire a chamava de "a Minerva do Norte", e ela costumava aparecer sob a forma de uma deidade guerreira de armadura em retratos e poemas. Agora, a introdução da nova ciência da inoculação, por sua parte, também ganhava um toque mítico e heroico, enraizando suas ações numa lenda clássica tanto quanto na medicina moderna. Para uma plateia habituada a ver representações alegóricas em tudo, de moedas a pratos, o simbolismo foi fácil de interpretar.

O tema mitológico continuou em *Triumphant Parnassus* [Parnaso triunfante], um espetáculo teatral em cinco atos escrito pelo poeta Vasily Maikov, que também celebrava a recuperação da imperatriz e do grão-duque.[27] Abrindo com Apolo e as musas sentados no monte Parnaso com São Petersburgo envolto em nuvens de tempestade ao fundo, a performance retratava a varíola como uma serpente que cuspia veneno. "O monstro voa pelo ar", gritava o coro. "E infecta a todos com seu hálito peçonhento, golpeando a todos com sua fúria, sem poupar idade ou sexo... O odioso monstro empilha corpos. Muitos perderam amigos, noivas e filhos." Apenas Catarina, "a Palas russa" – versão grega de Minerva –, ousou desafiar o monstro, assassinou-o com sua espada, extraindo seu veneno mortal e salvando "seu povo, a si mesma e a seu filho desse perigo". Enquanto as nuvens se abriam sobre São Petersburgo e o teatro da corte se iluminava simbolicamente, Apolo exclamou: "Ela desafiou o mal ardiloso, e os grandes feitos dessa monarca são aclamados como gloriosos por todo o país. Que a Rússia floresça desta forma para sempre!".[28]

Com a derrota do monstro venenoso, Catarina passou a ser apresentada como uma super-heroína que desafiava os gêneros, equiparada não só a Minerva, mas a Hércules destruindo a Hidra de Lerna no segundo dos doze trabalhos. "Não seria adequado que todo o Universo fosse subordinado apenas a ela?", pergunta o coro. Não havia necessidade de resposta. A peça se encerrava com um salto para a política contemporânea e um alerta à Turquia, agora se preparando para a guerra: "A monarca aqui foi capaz de destruir o mal, e a Ásia vai saber destes dias tempestuosos, quando ela se inflamar com a faísca da Rússia [...] a Turquia vai descobrir o que significa respeitar a Rússia".[29] A implicação era clara: tendo vencido a varíola, a imperatriz estava pronta para destruir qualquer outro inimigo que ameaçasse seu povo cristão.

A poesia que celebrava a inoculação bebeu dos mesmos temas clássicos com elogios igualmente hiperbólicos. Uma ode de Mikhail Kheraskov, uma das principais figuras do Iluminismo russo, ecoou a imagem de Catarina destemidamente decapitando a Hidra, substituindo a escuridão com luz. O "veneno" que a imperatriz havia deixado

234   A imperatriz e o médico inglês

entrar em contato com seu sangue havia infectado todo o povo russo, que havia sofrido com ela e dela esperava a salvação, declarou ele. "Sua Majestade é considerada uma deidade na terra, é a salvadora da nossa pátria e um conforto para os leais russos." Maikov, criador da produção parnasiana, escreveu o "Sonnet on the Day of Celebration of a Happy Recovery from Inoculation Against Smallpox of her Imperial Majesty and His Imperial Highness" [Soneto no Dia da Celebração da Feliz Recuperação da Inoculação contra a Varíola de Sua Majestade Imperial e Sua Alteza Imperial]. Exortando o mundo natural invernal a florescer e "Prestando homenagem à Minerva do povo russo, salvadora de todos e nossa deusa", ele combinava a retórica da salvação com o triunfo da ciência:

> *Twice all Russia was saved by her,*
> *She sent vice and Hydra to hell,*
> *Here mortals have been saved from danger by her,*
> *Sciences and laws have been upheld.**

O poeta e tradutor Vasily Ruban, numa ode também em resposta às celebrações de 22 de novembro, comparou Catarina à serpente de bronze pendurada numa árvore por Moisés para curar seus seguidores israelitas depois que foram picados por serpentes ardentes como punição por sua falta de fé. A analogia bíblica, com suas imagens de envenenamento e curas milagrosas, identificou a imperatriz com o símbolo de Cristo na cruz, retomando sua representação de si mesma como a Boa Pastora do seu discurso para o Senado.

Por meio de performances e poesia, com sua mistura de associações clássicas e cristãs, Catarina pretendia logo dar o tom para interpretações de sua inoculação na Rússia, enquanto, ao mesmo tempo, usava o ato para definir e promover sua própria identidade

---

* Duas vezes toda a Rússia foi salva por ela, / Ela enviou o mal e a Hidra ao inferno, / Aqui os mortais foram / salvos do perigo por ela, / Ciências e leis foram defendidas. (N. da T.)

mais abrangente como líder. Num país com pouca cultura impressa e alfabetização limitada, até mesmo na corte, os registros hagiográficos em russo podiam se tornar o primeiro esboço da história. Na Grã-Bretanha, a introdução da inoculação mais de quarenta anos antes havia gerado um debate amplo e feroz nos jornais, folhetos e periódicos, mesmo quando a própria família real adotou o procedimento. Os experimentos com os órfãos e prisioneiros de Newgate e a posterior inoculação das filhas do príncipe e da princesa de Gales foram noticiados, muitas vezes com incredulidade diante da novidade da medicina. Não havia espaço para tais debates públicos na autocrática Rússia, onde, como o tutor britânico William Richardson observou:

> [...] nenhuma inteligência de natureza política, mas assim é como a corte decide se comunicar; sem opiniões sobre homens nem modos, e nenhuma anedota acerca dos incidentes da vida doméstica pode ser encontrada nos jornais. Que diferença da Inglaterra! Aquela terra esclarecida pelo esplendor das crônicas, dos anunciantes e dos jornalistas. Metade da Rússia pode ser destruída, e a outra metade não ficaria sabendo nada sobre o assunto.[30]

A notícia da inoculação de Catarina no *Sankt-Peterburgskie Vedomosti*, o jornal oficialmente sancionado, estava muito alinhada com os poemas e os espetáculos da corte. Ela estava cheia de elogios às habilidades e à coragem de Thomas ao salvar a imperatriz, seu filho e seus súditos do perigo, e manifestava a esperança de que as recompensas inspirassem outros na Rússia e além "a realizar empreendimentos semelhantes e pesquisas científicas em benefício da humanidade".[31] Com sua inoculação, Catarina havia buscado dar o exemplo "não apenas para a Rússia inteira, mas também para toda a raça humana", declarou o jornal. Seu exemplo era "mais forte do que todas as outras imagens para introduzir um caso muito necessário [de inoculação] em nosso país".

236 A IMPERATRIZ E O MÉDICO INGLÊS

Até se críticas fossem permitidas, o apoio à inoculação na Rússia se tornou incrivelmente forte, de acordo com William Tooke, compatriota de Richardson e capelão dos mercadores ingleses em São Petersburgo. Em 1799, ele escreveu:

> Os grandes nobres do império, os habitantes da residência, todos os postos e todas as classes de pessoas pareciam competir uns com os outros para seguir tão ilustre exemplo. Nem um único médico, nem um clérigo fez qualquer oposição pública à inoculação; quase todos os médicos a adotaram em suas atividades, e muitos entre os eclesiásticos a recomendaram, mesmo no púlpito.[32]

Para Catarina, sempre moldando e reformulando sua própria narrativa política, a inoculação mitificada oferecia a oportunidade perfeita para simbolizar múltiplas facetas de sua liderança ao mesmo tempo. A batalha heroica contra a serpente peçonhenta recordava a viril rainha guerreira, montada com o uniforme militar enquanto liderava suas tropas para reivindicar o trono e alçar a Rússia à grandeza. Ao mesmo tempo, comparações com a benevolente Boa Pastora ofereciam uma imagem mais gentil e feminina, retratando a imperatriz como a *Matushka*, a Mãezinha da pátria russa, e ofuscando lembranças mais sombrias do golpe e da violenta morte de seu marido que a haviam levado ao trono. Catarina, a déspota benevolente, usaria sua autoridade absoluta para proteger e salvar seu povo, literalmente introduzindo o procedimento salvador de vidas por todo o império e, metaforicamente, por seu governo firme e esclarecido. A qualidade que a imperatriz possuía de desafiar gêneros, algo com frequência notado por seus observadores estrangeiros que tentavam dar sentido à ideia de seu poder feminino, encontrou a expressão perfeita na mistura de força e amor materializados na inoculação. "Tomo a liberdade de afirmar em meu próprio nome que fui um cavaleiro honesto e leal, cuja mente é infinitamente mais masculina que feminina. Mas, com tudo isso, fui tudo menos masculinizada, e em mim outros encontraram, unida à mente e ao caráter de um homem, os charmes de uma mulher muito atraente", escreveu ela em suas memórias.[33] Seu corpo de mulher, purgado, sangrado, esfregado com saliva, sofrendo dores de cabeça, febres e menstruações acompanhadas nos mínimos detalhes por seu médico, havia enfrentado uma das doenças mais temidas da história para que seu povo pudesse viver.

As complexas mensagens da representação artística da inoculação de Catarina foram destiladas num lema de três palavras em russo gravadas numa medalha de bronze comemorativa encomendada por ela ao gravador Timofei Ivanov. "Ela usou a si mesma como exemplo" foi gravado acima da imagem da imperatriz segurando a mão do filho e oferecendo a outra para uma mãe agradecida com seus filhos, simbolizando a Rússia e seu povo. Atrás dela, a Hidra do preconceito estava morta e, ao fundo, um templo, em estilo clássico, representava a fé.

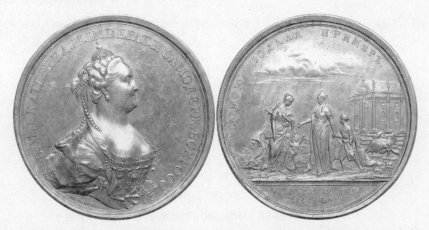

Medalha de bronze que diz "Ela usou a si mesma como exemplo", encomendada por Catarina para celebrar sua inoculação. Gravada por Timofei Ivanov.

Enquanto sua corte assistia a apresentações alegóricas, com deuses e dragões, a imperatriz já estava oferecendo uma narrativa muito diferente para consumo fora da Rússia. Suas primeiras cartas de Tsárskoie Selô haviam enfatizado a plena recuperação. Agora ela queria dar à inoculação uma repercussão mais ampla como o gesto de uma líder europeia esclarecida. Em 5 de dezembro, ela escreveu mais uma vez para Frederico, o Grande, da Prússia, em resposta às críticas de sua decisão "imprudente" e representando suas motivações como uma mistura de emoção justificável e julgamento racional.[34] "Quando criança, fui criada para ter um medo terrível da varíola; numa idade mais razoável, tive mil dificuldades para dominar esse medo: se a menor enfermidade se abatesse sobre mim, eu acreditava se tratar dessa doença." Forçada na primavera e no verão anterior a fugir "de casa em casa" com o filho para escapar da doença, ela havia

> considerado uma fraqueza não tentar fugir dela. Fui aconselhada a inocular meu filho. "Mas", disse eu, "como eu poderia ter a coragem de fazê-lo se eu não começasse comigo mesma, e como eu introduziria a inoculação se não liderasse pelo exemplo?".

Catarina contou a Frederico que, depois de pesquisar o tema, ela transformou a decisão num modelo de pensamento iluminista, avaliando friamente o peso do risco.

> As seguintes reflexões me fizeram decidir: "Qualquer homem razoável, ao ver dois caminhos perigosos a sua frente, se todos os demais fatores forem considerados iguais, escolhe o menos perigoso". Seria covardia não seguir a mesma regra para questões da maior importância: "Permanecer durante toda a vida em perigo verdadeiro, junto a diversos milhares de homens, ou optar por um

perigo menor que dura apenas um curto período e salvar muitas pessoas?". Pensei estar escolhendo a opção mais segura.

A inoculação em si, apresentada como um sacrifício messiânico na Rússia, foi minimizada numa frase: "Para dizer a verdade, descobri que a montanha deu à luz um rato, e que esse era um risco que não valia mencionar. Não se pode dizer o mesmo da varíola natural".[35] Catarina encorajou Frederico a seguir seu exemplo, recomendando as habilidades e o histórico impecável de Thomas. "A pessoa fica doente da forma mais agradável possível."

A imperatriz usou a mesma fábula para fazer pouco caso do seu procedimento numa carta para Voltaire, seu correspondente desde 1763 e um importante canal para disseminar as notícias de suas ações pela Europa.[36] Escrevendo com a desenvoltura e o flerte típicos das correspondências entre os dois, ela apresentou sua decisão como um presente de agradecimento ao filósofo defensor da inoculação em retribuição pelos exemplares recentes de seus livros e de um busto do francês em porcelana que ela havia ganhado.

> Meu raciocínio foi o seguinte: um pedaço de papel mal rabiscado em francês ruim é um agradecimento inútil para um homem como esse. Devo felicitá-lo com algum gesto de que ele possa gostar [...] Por fim, achei melhor fazer de mim mesma um exemplo que pudesse ser útil para a humanidade. Lembrei-me de que, felizmente, eu ainda não havia contraído varíola. Mandei buscar um inoculador da Inglaterra; e o famoso doutor Dimsdale foi corajoso o suficiente para vir para a Rússia.

No palco do teatro do palácio de inverno, a inoculação era uma conquista heroica; na carta de Catarina, tornou-se um gesto descontraído para agradar a um amigo. Não houve menção ao pulso acelerado, ao suor e às febres descritos nas anotações médicas de Thomas.

240 A IMPERATRIZ E O MÉDICO INGLÊS

Para um público ocidental, a imperatriz se apresentava cheia de vida e sem ter sido afetada pelo procedimento. "Não fiquei de cama um único segundo, e me encontrei diariamente com pessoas." Os livros do próprio Voltaire, ela o bajulou, haviam ajudado na recuperação, lidos em voz alta pelo conde Shuvalov.

> Acrescentei à quantidade pequena ou inexistente de medicamentos que é ministrada durante a inoculação três ou quatro remédios excelentes que aconselho a qualquer homem de bom senso não esquecer nessa ocasião. Ouvir a leitura de *The Scotswoman, Cândido, The Artless Man, The Man with Forty Crowns* e *The Princess of Babylon*. É impossível sentir o mínimo de dor depois disso.

Ela e o filósofo estavam do lado certo da história: unidos contra os "detratores", incluindo o padrão francês, que ainda se opunha à inoculação. "Vamos não dar atenção a essas crianças grandes demais, que não sabem o que dizem e falam só por falar." Atualizando sua carta algumas semanas depois de começá-la, ela se vangloriou da tendência iniciada com seu exemplo, competitivamente reivindicando um impacto maior do que a imperatriz Maria Teresa de Habsburgo havia conseguido com sua campanha de inoculação. "Posso lhe dizer, senhor, que praticamente todo mundo quer ser inoculado, há um bispo que vai se submeter ao procedimento, e inoculamos mais pessoas num mês que Viena inoculou em oito."

O bispo seria inoculado por Thomas, que astutamente reconheceu o plano como mais uma estratégia de Catarina de rechaçar a oposição popular ao procedimento. Ele escreveria ao amigo Henry:

> Esse é mais um sinal das habilidades extraordinárias de Sua Majestade, que, ouso dizer, tem a intenção de atacar a raiz de todos os escrúpulos religiosos, uma vez que essa ação será mais efetiva que todos os escritos ou todas as pregações de todo o clero.[37]

Embrulhando mais uma de suas tabaqueiras personalizadas, um manto de pele e um exemplar da nova tradução francesa de sua *Nakaz* para a leitura de Voltaire, a imperatriz despachou a carta. Os parabéns do filósofo foram rápidos e reconfortantemente diretos. "Ah, *madam*, que lição Vossa Majestade está dando a nós, reles franceses, à nossa ridícula Sorbonne e aos charlatães questionadores das nossas faculdades de medicina! Vossa Majestade foi inoculada com menos alarido que uma freira recebendo uma lavagem intestinal."[38]

Para ele, sua França natal fora, como sempre, uma decepção – "Não sei o que aconteceu com a nossa nação, que no passado dera grandes exemplos em tudo" –, mas Catarina estava dando sinais encorajadores de liderança esclarecida. Sua *Nakaz* era "clara, precisa, justa, firme e humana", e a mulher que ele apelidou de "Semíramis do Norte" estava enfrentando os bárbaros otomanos quando outras nações europeias relutavam em fazê-lo. Da distante Ferney, sua propriedade na fronteira francesa com a Suíça, ele podia ajudar a imperatriz a se moldar como salvadora da Europa através do mundo virtual da correspondência, sem nunca arriscar uma visita ao longínquo império ou aos campos de batalha. "Reverencio a legisladora, a guerreira, a filósofa", escreveu ele. "Derrote os turcos, e morrerei feliz."[39]

Em sua inoculação, Catarina encontrou um símbolo pronto para transmitir ao exterior sua imagem desejada de governante iluminista de uma nação civilizada. Adquirir bibliotecas e patrocinar filósofos empobrecidos tinham sido gestos úteis, mas, ao oferecer o próprio corpo para testar o inovador procedimento científico que protegeria seu povo, ela havia fisicamente aplicado os valores do Iluminismo. Catarina recebeu as congratulações de Diderot, o filósofo que ela havia socorrido financeiramente e cuja *Encyclopédie* ela havia se oferecido para publicar quando houve oposição na França. O artigo de 17 mil palavras sobre a inoculação, escrito pelo médico Theodore Tronchin, mas tendendo fortemente aos argumentos do defensor Charles-Marie de La Condamine, apresentava o apoio à prática como um marco do pensamento iluminista. A França falhara no teste.

> Nesse século tão civilizado, tão pleno do Iluminismo que o cha-
> mamos de Século da Filosofia, não percebemos nossa ignorância,
> nossos preconceitos, nossa indiferença com o bem-estar da huma-
> nidade que entrega à morte, de forma estúpida, todo ano só na
> França, 25 mil súditos que caberia a nós preservar para o Estado.
> Concordemos que não somos filósofos nem cidadãos.[40]

A fundamentação declarada por Catarina para a decisão de inocular não apenas a si mesma, mas também seu filho, se alinhava perfeitamente com o "amor iluminista" que La Condamine havia exortado que os pais demonstrassem para proteger os filhos. Como ela havia escrito na carta para Frederico, o Grande, seu gesto havia sido motivado apenas em parte pela avaliação fria e racional dos riscos que concorriam entre si. Ela também havia sido movida pela emoção: os medos de sua própria infância e seu desejo de proteger o filho do perigo. A combinação de sentimento e razão a havia levado a agir.

O risco que Paulo corria havia instigado a imperatriz a recorrer à inoculação, mas o garoto teve apenas um papel coadjuvante em sua campanha promocional depois do acontecimento. No início do reinado de Catarina, Panin e outros na corte tinham presumido que ela governaria como regente até que o grão-duque chegasse à maio-ridade, mas esse nunca foi o plano dela. A única inoculação que ela descrevera aos seus correspondentes era a sua própria, e a imagem que ela projetava em seu país era mais de *Matushka* para todo o seu povo do que de mãe para seu filho. Não foi por acaso que as medalhas comemorativas representavam Paulo, com 17 anos quando entraram em circulação em 1772, como uma criança pequena segurando a mão da mãe, que se virava para o outro lado e estendia a outra mão para o agradecido povo russo. Em vez de usar sua inoculação para apresentar a si mesma como protetora do próximo imperador, ela esperava usar o ato para acabar com a imagem de usurpadora estrangeira e reforçar sua própria legitimidade como governante, em seu país e no exterior. Suas memórias constantemente reescritas configuravam e reconfiguravam sua história de vida para criar uma ideia de destino. Da mesma forma, ela podia enquadrar sua luta contra a varíola como uma metáfora para uma benevolente liderança feminina.

As mensagens da imperatriz viajaram rápido. Em 1º de dezembro (20 de novembro pelo calendário russo), notícias de sua inoculação foram dadas na Inglaterra, completadas com detalhes acerca do papel de Thomas e com o fato de que "ela não havia ficado nem um dia confinada no quarto". A redação elogiosa tinha exatamente o ângulo que ela queria. "Acreditamos que isso precisa ser dito, em honra da imperatriz, que, num país em que a prática da inoculação era desconhecida, ela mesma se submeteu ao primeiro experimento: um nobre exemplo da excelente resolução e da firmeza de pensamento de Sua Majestade, bem como uma atenção incomum ao bem-estar de seu povo."[41]

Os jornais britânicos também publicaram matérias de Viena, onde a rival de inoculação de Catarina, Maria Teresa, também estava divulgando o procedimento. "Um grande número de pessoas da mais alta distinção recentemente enviou seus filhos para o Castelo de Sankt Veit para serem inoculados", noticiou o *Scots Magazine*. A imperatriz de Habsburgo, ela mesma, não havia sido inoculada e carecia do talento de Catarina para a construção de imagens, porém, mesmo assim, seu exemplo ao tratar a própria família tinha lançado uma tendência. A moda havia se espalhado por Veneza, depois dos experimentos bem-sucedidos com 24 crianças pobres no Hospital dos Mendicantes da cidade. "A inoculação contra a varíola, que está tão em voga em diversas outras nações da Europa, também começa a ser introduzida nos territórios desta república. O Senado autorizou formalmente que o procedimento seja realizado", anunciou o *Bath Chronicle*.[42]

Mas nem todo relato da inoculação de Catarina foi respeitoso: o irascível Horace Walpole ouviu as notícias pelo embaixador russo.

> Ele me agraciou na outra noite com um pomposo relato do heroísmo de sua soberana – nunca duvidei de sua coragem. Ela mandou chamar o dr. Dimsdale; nenhum teste havia sido feito em nenhuma pessoa de sua idade ou constituição. Ela foi para o interior com sua habitual companhia. Dimsdale jurou segredo, e se pode estar certo de que ele manteve o juramento a tamanha leoa. Ela foi inoculada, jantou, ceou, desfilou em público e nunca desapareceu, com exceção de um dia; algumas [pústulas] em seu rosto e muitas em seu corpo que, imagino, ela também tenha obrigado Orloff a não revelar. Desde então ela inoculou o filho. Eu me pergunto se, por magnanimidade, ela não testou no garoto antes.[43]

Até mesmo o fofoqueiro Walpole, incapaz de fazer menção ao corpo de Catarina sem falar de sua aparência ou de sua vida sexual, não conseguiu esconder um quê de admiração. Enquanto isso, Voltaire havia descartado piadas sobre freiras e lavagens intestinais e estava ocupado amplificando o triunfo dela de forma mais reverente. Em janeiro de 1769, ele escreveu ao diplomata príncipe Dimitri Golitsyn, intermediário na compra feita por Catarina da biblioteca de Diderot e seu principal comprador de arte: "A inoculação que a imperatriz experimentou de boa-fé e sua generosidade para com o médico reverberaram por toda a Europa. Há tempos admiro a coragem e o desprezo dela pelo preconceito".[44] Mais uma vez, ele relacionou o triunfo médico de Catarina à sua esperada vitória militar na Turquia, definindo Catarina tanto como uma filósofa quanto como uma rainha guerreira. Se ela tomasse Constantinopla, prometeu Voltaire, ele se instalaria ali com a permissão da imperatriz. Mas o filósofo não se mudaria para São Petersburgo, "porque, aos 75 anos, eu não tenho como enfrentar o gelo do mar Báltico".

Enquanto a imperatriz se concentrava na divulgação, Thomas continuava lidando com questões práticas. Além de fazer inoculações na corte e nas grandes residências de São Petersburgo, onde a nobreza correu para seguir o exemplo de Catarina, ele foi chamado para a cidade de Ropsha, propriedade de Gregório Orlov a quase cinquenta quilômetros a sudoeste da capital. Ali, o poder letal da varíola havia atacado da forma mais brutal, levando tanta destruição que 31 pessoas no vilarejo rural já tinham morrido. Com a ajuda do dr. Strenge, assistente do dr. Schulenius na Casa Wolff, Thomas inoculou todas as pessoas que não tinham sinais da doença, tratando 123 moradores, 47 deles bebês e o resto, basicamente, crianças. Os resultados foram tão impressionantes quanto na corte: todos, com exceção de três pacientes, sobreviveram, e todas as jovens vítimas tinham sido acometidas de outras enfermidades. A primeira inoculação geral na Rússia forneceu outro exemplo do poder do tratamento, e permitiu que o favorito de Catarina se apresentasse como um fiel seguidor de sua imperatriz e um defensor progressista da prática médica iluminista.

O sucesso das inoculações reais e do programa em massa de Ropsha só aumentaram a preocupação de Thomas de preservar a reputação do procedimento na Rússia. O exemplo de Catarina havia encorajado o apoio a essa tecnologia, mas ele era frágil e poderia ser facilmente revertido por uma única fatalidade de alguém notável. Thomas tratou o conde Scheel, embaixador dinamarquês na Rússia, e um de seus dois filhos pequenos, mas decidiu que o outro não estava suficientemente saudável para se submeter à inoculação. Enquanto o conde se recuperava, sua esposa deu à luz gêmeos, e um deles teve um caso sério de varíola. Desesperado, o conde implorou a Thomas que inoculasse o outro bebê e seu frágil irmão mais velho, sendo que ambos já haviam sido expostos à doença. Na Inglaterra, o médico não teria hesitado em tratar pacientes que já pudessem ter sido infectados naturalmente com a varíola, graças à vasta experiência que mostrava que a inoculação ainda podia funcionar se realizada com rapidez. Mas na Rússia, ele se conteve: "não pude deixar de expressar alguma relutância, por receio de que um preconceito se forme contra a prática, num país onde a introdução da inoculação era tão recente, caso o procedimento não fosse bem-sucedido".[45] Pai e mãe imploraram para que ele mudasse de ideia, e Thomas cedeu. "A insistência do conde e as lágrimas da condessa, que me suplicaram sinceramente para não colocar a vida de seus filhos em competição com a reputação do procedimento, junto às esperanças que eu alimentava de sucesso, me fizeram concordar." Enquanto Catarina lidava com o simbolismo da inoculação, o generoso coração de Thomas se deparou com as realidades humanas da angústia e do medo. Sua aposta valeu a pena: o bebê com varíola morreu, mas seus irmãos, inoculados a partir do pequeno corpo que enfrentava o vírus, contraíram casos leves da doença e sobreviveram.

Com a inoculação de acordo com seu novo método firmemente estabelecida em São Petersburgo, e suas recompensas anunciadas, de início Thomas esperava voltar direto para a Inglaterra. Mas o sucesso do médico e o respeito pessoal da imperatriz por suas habilidades resultaram num novo convite, tão difícil de recusar quanto a convocação original da Rússia. Enquanto o frio de dezembro se instalava para valer, os dois médicos Dimsdales faziam as malas e juntavam peles para o próximo estágio de sua jornada. A viagem os levaria para outra parte do império, longe de São Petersburgo e do já familiar universo da corte. Eles estavam a caminho de Moscou.

8
O IMPACTO

"Que lição Vossa Majestade Imperial nos deu!"

Voltaire[1]

Enquanto os Dimsdales se preparavam para a jornada de mais de oitocentos quilômetros até a antiga capital da Rússia, a missão deles se deparou com um obstáculo inesperado. Surpreendentemente, não havia número de casos de varíola suficiente em Moscou. Assim como em São Petersburgo, foi instituída uma quarentena rigorosa para impedir a disseminação dos casos, e ainda que epidemias pudessem ocorrer, o vírus estava controlado naquele momento. "Era bastante provável que muito tempo fosse perdido antes que a doença pudesse ser descoberta ali, numa situação adequada para a inoculação", escreveu Thomas.[2]

O problema precisaria ser solucionado rápido. Conforme a notícia do exemplo da imperatriz se espalhava, nobres em Moscou haviam começado a preparar suas viagens a São Petersburgo para que suas famílias fossem inoculadas pelo famoso médico inglês. Era uma bela prova de sua influência, mas Catarina estava preocupada com a perspectiva de crianças viajarem longas distâncias em pleno inverno. Se os pacientes não podiam ir a Thomas, o médico teria de ir até eles e, de alguma forma, conseguir matéria infectada para o procedimento. As generosas recompensas tinham impossibilitado que Dimsdale recusasse o pedido da imperatriz de prolongar sua estada, ainda que Catarina tivesse lhe dito que estava livre para voltar para a Inglaterra se desejasse. "Teria sido indesculpável hesitar por um instante diante dessa solicitação; por isso, eu me ofereci para partir imediatamente para Mosco [sic] com meu filho e prestar todos os serviços que pudéssemos, para o máximo de pessoas dispostas a aceitá-los".[3] Se tudo corresse bem, Nathaniel, que havia se afeiçoado muito à Rússia e deixado uma boa impressão, continuaria no país enquanto seu pai voltaria para Hertford.[4]

As instruções de Thomas eram não apenas tratar o máximo de famílias nobres que clamavam pela inoculação. Catarina também o havia encarregado de encontrar um imóvel adequado, perto de Moscou, que seria convertido em hospital de inoculação, seguindo o modelo da Casa Wolff nos arredores da capital. Ele havia enviado os detalhes da planta necessária a um "nobre de distinção" da cidade e planejava inspecionar com ele propriedades com potencial. Se nenhum imóvel satisfatório estivesse disponível, ele deveria escolher um local apropriado para a construção de um hospital partindo do zero.

Levaria tempo, e a experiência durante os primeiros testes de inoculação havia mostrado ao médico os desafios de encontrar doadores de matéria infectada dispostos a ajudar. Se ele não encontrasse casos ativos, haveria ainda mais atrasos. Para minimizar a incerteza, Thomas deu um passo que ele admitiu "ter sido considerado bastante extraordinário".[5] Em vez de buscar casos de varíola em Moscou, ele decidiu inocular "uma ou duas crianças" em São Petersburgo e levá-las na viagem. Se conseguisse planejar direito o processo, eles chegariam ao destino bem quando as pústulas aparecessem nas crianças, possibilitando que usasse o líquido no exato estágio inicial que Thomas preferia para a inoculação de um corpo para o outro.

Até mesmo esse plano provou ser mais difícil de executar do que o previsto. O registro escrito do próprio Thomas revelou sua leve frustração, a de que – para seus propósitos – o despotismo iluminista da imperatriz não fosse despótico o suficiente.

> Foi com certa dificuldade que duas crianças foram localizadas, uma vez que, apesar de a ideia do poder arbitrário carregar consigo uma presunção de que nada mais seja necessário além de uma ordem imperial para conseguirmos as pessoas que considerássemos mais adequadas, tamanha delicadeza e benevolência predominam sob o governo da imperatriz que nenhuma coerção desse tipo é praticada.[6]

Assim como ela explicara a Thomas em Tsárskoie Selô, Catarina – confiante no próprio poder seis anos depois do golpe – reconhecia o poder político da persuasão, especialmente quando se tratava de um novo procedimento médico que gerava medo.

Após uma busca de alguns dias, duas crianças com o perfil necessário foram finalmente encontradas: um garoto de cerca de 6 anos, filho da viúva de um marinheiro, e uma garota de 10 anos, Anoushka, que já havia passado de um adulto para outro como um pacote indesejado.[7] O pai da menina, um oficial alemão, havia morrido, e a mãe logo se casou de novo e foi embora com o novo marido, deixando a filha aos cuidados da avó. Terrivelmente pobre e incapaz de sustentá-la, a idosa havia efetivamente penhorado a neta: Anoushka fora "colocada [...] nas mãos de um cavalheiro com a promessa de oito rublos". A quantia foi ressarcida, e Thomas inoculou as crianças dois dias antes da data fixada para a viagem a Moscou. Com a expectativa de que a jornada durasse quatro dias, a programação levaria o pequeno grupo à cidade no sexto dia depois do procedimento – pouco antes da erupção das pústulas e da pior parte da febre. Finalmente, o médico podia ansiar pela visita "àquela cidade antiga e magnífica", tão remota de tudo o que ele conhecia na Inglaterra.

Em contraste com a diligência simples, feita para ser veloz, que os havia trazido de Londres, dessa vez os Dimsdales viajariam em grande estilo. A imperatriz havia emprestado uma de suas carruagens de viagem – um carro espaçoso que parecia uma cabana de madeira em miniatura sobre rodas, projetado para seguir adiante dia e noite. Os assentos poderiam ser reclinados como leitos e as rodas podiam ser trocadas por lâminas para transformar o veículo em trenó. Acompanhando a comitiva em outra carruagem, para atuar como intérprete, estava Sergei Volchkov, um ilustre lexicógrafo que havia acabado de publicar um dicionário em língua estrangeira.[8] Um pequeno grupo de outras carruagens transportava um séquito de criados, junto à bagagem dos médicos e às provisões para a jornada.

Apesar – ou talvez por causa – dos preparativos elaborados, o grupo acabou sendo "detido por decepções inevitáveis" e só pegou a estrada quatro dias depois da inoculação das crianças. Pior ainda: descobriu-se que o garoto tinha síndrome da pele escaldada estafilocócica – uma infecção cutânea, mais comum entre os pobres, que produz descamações e inflamações na pele. A doença contagiosa significou que o garoto não pôde ser levado, o que obrigou os médicos a contar apenas com Anoushka para fornecer pus para as inoculações em toda Moscou. Para garantir que houvesse matéria infectada suficiente, Thomas inoculou a menina em quatro pontos, dois em cada braço. A bolha que surgiu em cada incisão conteria líquido suficiente para o procedimento, junto às outras pústulas que apareceriam no corpo dela.

Quando finalmente partiu, com Anoushka bem agasalhada ao lado de Thomas e Nathaniel, o grupo encontrou ainda mais dificuldades. A viagem teve início no frio intenso de dezembro, mas num momento crítico antes que o volume de neve fizesse com que as carruagens precisassem ser transformadas em trenós. As estradas estavam cheias de buracos congelados. "Depois que geou o bastante para tornar o gelo dos rios seguro para atravessar, foi necessário um tempo considerável até que a neve nas estradas estivesse suficientemente assentada e nivelada para o deslocamento", escreveu Thomas. "Nossas carruagens estavam, portanto, sobre rodas quando partimos, e fomos obrigados a viajar devagar e com um grande número de cavalos."[9]

Para piorar as coisas, eles estavam seguindo os rastros das tropas saindo de São Petersburgo rumo ao sul para lutar na guerra recém--declarada por Catarina contra a Turquia. Os soldados, marchando para o ponto de encontro em Kiev, na Ucrânia, bloqueavam a estrada e requisitavam quase todos os cavalos mensageiros nas paradas pelo caminho para transportar bagagens e suprimentos. As dificuldades da jornada do Exército no inverno não preocupavam a imperatriz, que estava promovendo o ataque solitário da Rússia aos otomanos "bárbaros". "Meus soldados vão para a guerra contra os turcos como se estivessem indo a um casamento", escreveu ela a Voltaire.[10]

Presos atrás do comboio militar num clima gelado com uma criança cada vez mais doente, Thomas sentia toda a ansiedade do passado voltar.

> Eu estava cada vez mais preocupado com o atraso, por conta da nossa pequena paciente, que começou a reclamar no oitavo dia (como é usual) e pareceu sofrer consideravelmente com a febre que antecede a erupção; no entanto, somos obrigados a viajar noite e dia, incessantemente, sem pausas, exceto as necessárias para a troca de cavalos em diversos pontos.

As pústulas de varíola de Anoushka apareceram enquanto a comitiva ainda estava na estrada, o que melhorou a febre, mas aumentou a urgência de chegar a Moscou.

Apesar dos esforços de todos ao longo do percurso para ajudá--los, a comitiva médica não chegou à antiga capital até o começo da manhã do sétimo dia depois de sair de São Petersburgo e o décimo primeiro após a inoculação. Quando estavam finalmente livres dos sacolejos da carruagem, Thomas e Nathaniel Dimsdale e Anoushka se acomodaram num casarão perto do centro da cidade. Na manhã seguinte, sem querer perder tempo, os médicos se puseram a trabalhar, indo de casa em casa para tratar cada família nobre por vez.

Àquela altura, o inverno russo tinha chegado com força total. O tutor da embaixada inglesa, William Richardson, que também se deparou pela primeira vez com sua severidade, ficou abalado com a experiência. "Frio! Desesperadamente frio! [...] O vento soprou quase sem parar vindo do nordeste. Ele veio gélido e uivante das alturas da Sibéria e trouxe consigo quantidades imensas de neve [...] No país, parece haver apenas um deserto branco sem fim, e os rios são pratica-mente uma grande massa cristalina." Como Richardson descobriu, as "rajadas uivantes" podiam ser desanimadoras em dias nublados, mas o céu claro criava um fenômeno extraordinário no gelo que ele nunca tinha visto na Inglaterra.

> No clima mais frio e mais claro, vê-se uma multitude infinita de peque-nas setas e espículas brilhantes, voando no céu em todas as direções. Elas parecem ter cerca de seis milímetros de comprimento; não são mais espessas que o mais fino fio de cabelo, e sua coloração dourada, que reluz quando disparam pelo céu azul profundo, é de beleza imensa.[11]

Apesar da severidade, o clima gélido tinha uma vantagem. Quan-do a neve nas estradas ficava bem batida, e as rodas podiam ser trocadas por lâminas para transformar as carruagens em trenós, tornava-se mais fácil viajar pela Rússia do que pelo lamacento inverno inglês. "O movimento do trenó é muito confortável e agradável. Neste país, ele é puxado por cavalos, e a velocidade com que eles correm, mesmo sobre o gelo, é impressionante. Os cavalos aqui são pequenos, porém ágeis e belos; e os russos, de modo geral, são excelentes cavaleiros."

De trenó, Anoushka e o médico inglês atravessaram Moscou. Em poucos dias, a partir da garota apenas, eles haviam inoculado mais de cinquenta indivíduos. Thomas, sempre especialmente gentil com pacientes jovens, de início ficou preocupado em transportar a criança doente pelas temperaturas congelantes, mas foi reconfortado pela destreza russa em se proteger do frio. "Nossa pequena paciente estava envolta em peles; na carruagem havia uma pele de urso, e o mesmo material revestia as portas. Suas pernas estavam dentro de uma pele dobrada. Com essas medidas de precaução, não havia nada a temer por ela."[12] Conforme ela se recuperava e recobrava o apetite, uma alimentação mais nutritiva do que a comum estava melhorando a saúde da menina.

Depois das primeiras inoculações, veio a segunda leva de futuros inoculados, e – quando não estavam visitando possíveis locais para o hospital – os Dimsdales passaram quase dois meses se deslocando entre pacientes, que muitas vezes viviam a seis ou oito quilômetros uns dos outros naquela grande cidade. No tempo livre, eles faziam turismo. Thomas escreveu: "Tivemos uma temporada maravilhosa em Moscou, conhecendo a cidade e seus interessantes pontos turísticos, que são muitos e merecem a atenção dos viajantes".[13] O entusiasmo dos médicos não era compartilhado por Catarina, que quase não tolerava a confusão, a sujeira e o quê asiático da antiga capital quando comparada à moderna e ocidentalizada São Petersburgo. Para a mente diligente e laboriosa da imperatriz, Moscou era "um poço de indolência".[14] Ela reconhecia o incomparável poder simbólico do Kremlin, tendo realizado sua coroação ali para reforçar a legitimidade duvidosa, mas estremecia diante da religiosidade supersticiosa e "fanática" do povo. "Moscou é uma multidão, não uma cidade", escreveu ela para Voltaire.[15]

Com sua população de aproximadamente 250 mil habitantes, mais ou menos o dobro da de São Petersburgo e ainda mais inchada durante os meses de inverno, quando nobres da província fugiam da zona rural, Moscou era, de fato, vasta e caótica, mas estava longe de ser um fim de mundo.[16] Assim como na nova capital, a elite adotou a inoculação. A Universidade Imperial de Moscou comemorou a recuperação da imperatriz com uma celebração especial, na qual Sergei Zybalin, professor de anatomia e cirurgia da Faculdade de Medicina, fez um discurso sobre "Os benefícios da varíola inoculada em relação à doença natural, com evidências físicas e morais contra os iludidos".[17]

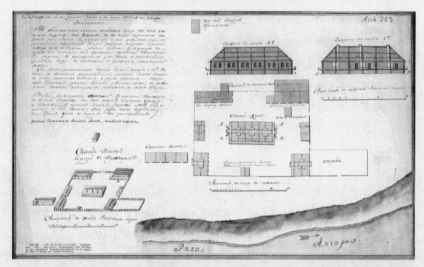

Hospital de inoculação no rio Angara, ao norte de Irkutsk, Sibéria, fundado para tratar os povos nômades da região. Desenho do agrimensor Anton Losev, 1790.

Com o princípio da inoculação firmemente estabelecido na cidade e todos os pacientes plenamente recuperados, Thomas se preparava para retornar a São Petersburgo, quando se deparou com um contratempo novo e alarmante. Depois de meses de estresse, viagens e trabalho árduo sob temperaturas inclementes, ele sucumbiu à pleurisia – uma doença grave o bastante para ameaçar sua vida. Sofrendo de "uma febre muito perigosa, do tipo pleurítica, que me abateu enormemente", ele foi tomado por dores no peito e dificuldades para respirar.[18] Dimsdale teve a sorte de ser tratado por um dos médicos mais importantes da Rússia: o barão Georg von Asch, membro-fundador da Faculdade de Medicina de São Petersburgo e chefe do serviço médico do Exército. Em seu relatório para Catarina, Thomas não poupou elogios a Asch e seu colega de origem estoniana, o dr. Conrad von Dahl, "que foram tão solícitos em me atender, e cujas habilidade e assiduidade merecem meus maiores agradecimentos". Notícias de sua situação periclitante chegaram a São Petersburgo, de onde lady Cathcart, esposa do embaixador britânico, enviou atualizações para a família de Thomas na Inglaterra. Ann, sua esposa, profundamente aflita, escreveu em resposta:

> Se for da vontade de Deus, que ele volte para mim em segurança; acredito que nada me tentaria a aceitar outra separação tão longa. Ainda que existam razões extraordinárias para ficar satisfeita e agradecida pelo enorme sucesso que ele teve, a ansiedade e os medos que inevitavelmente são causados por tal ausência são maiores do que me tinha dado conta ou poderia, acredito eu, suportar mais uma vez.[19]

Ainda doente, mas fora de perigo, Thomas finalmente pôde ir embora de Moscou. O pequeno comboio se reorganizou, dessa vez com lâminas no lugar das rodas. Nathaniel, que não quis ficar e abandonar o pai, viajou com Anoushka, enquanto Thomas ficou sozinho num trenó, espaçoso o bastante para caber seu colchão. Com as portas bem fechadas para maximizar o calor, ele podia ficar totalmente deitado sob os cobertores de pele enquanto o trenó seguia viagem. Durante o dia, as janelas deixavam a luz do Sol entrar, mas, à noite, quando a vela na pequena lanterna pendurada se apagava repetidas vezes por causa dos movimentos abruptos do condutor, ele ficava ali deitado e febril na completa escuridão. Nas estradas que cintilavam com a neve batida, o grupo avançou muito mais rápido do que na viagem de ida, ainda que o frio de fevereiro fosse ainda mais forte que o de dezembro. Uma garrafa de vinho húngaro que o governador de Moscou, o conde Petr Saltykov, havia dado ao médico

256 A IMPERATRIZ E O MÉDICO INGLÊS

como tônico congelou a meros trinta centímetros de sua cabeça.[20] Finalmente, no quarto dia de deslocamento, os aliviados viajantes chegaram a São Petersburgo.

De volta à segurança de seu apartamento na rua Millionnaya, Thomas pegou papel e caneta e terminou de registrar os casos clínicos solicitados por Catarina da inoculação da imperatriz e da de seu filho, sem poupar nenhum detalhe. O objetivo, explicou ela, era "que, sendo publicados, eles pudessem acabar com os preconceitos e promover o avanço de um procedimento que ela desejava muito encorajar".[21] Sob as ordens dela, Thomas acrescentou sua própria análise dos impactos da varíola no povo russo e um modelo para expandir a inoculação pelo império.

Os efeitos da doença em lugares não familiarizados com o tratamento e a prevenção adequados eram "pouco menos gerais e letais do que a própria peste", mas, como Thomas alertou, eles muitas vezes eram subestimados. Sem estatísticas concretas com as quais contar, e sem experiência pessoal na Rússia para além de duas cidades grandes, o médico fez uma extrapolação a partir dos números da Inglaterra, analisando os Relatórios de Mortalidade de Londres mais de quarenta anos antes. Compilando números mais recentes, entre 1734 e 1767, em tabelas, Thomas constatou que suas novas descobertas batiam exatamente com as observações de Jurin. Depois de descontados os bebês com menos de 2 anos, que morriam de muitas doenças da primeira infância, a varíola era a responsável por 1 de cada 8 mortes em Londres. Quase 1 em cada 5 pessoas que contraíam varíola naturalmente morriam, mesmo numa cidade com clima temperado e médicos experientes. Na Rússia, onde a doença era "excessivamente fatal", concluiu ele, a proporção podia chegar a 1 morte a cada 2 casos, o que o levou a sugerir um índice de mortalidade tão alto quanto 2 milhões de indivíduos por ano. Mais tarde, Thomas viria a admitir que essa estimativa era excessiva e influenciada pela virulência dos casos que havia testemunhado, mas o impacto da doença continuava sendo devastador. De acordo com um cálculo feito em 1807, a Rússia perdeu 440 mil vidas para a varíola, de uma população de 33 milhões: cerca de 1,3%.[22] Mesmo sem números exatos, a conclusão do médico era clara. "Estou convencido de que o público precisa ser persuadido através de fatos e demonstrações de que a inoculação é o único meio de impedir o dano causado pela varíola."[23]

Para Catarina, quanto mais exorbitantes as estatísticas para promover a inoculação, melhor para sua campanha. Junto ao desejo humanitário de salvar seu povo da morte e do sofrimento, havia imperativos econômicos compartilhados por toda a Europa: se a população de um país constituía o núcleo de sua riqueza, então essa população precisava ser protegida e expandida. "É quase desnecessário demonstrar quanto as riquezas e forças de uma nação dependem do seu número de habitantes", escreveu Thomas. "Mas talvez não exista nenhum país em que a certeza dessa colocação seja mais indisputável do que na Rússia."[24] A imperatriz, que comandava um império vasto e esparsamente povoado, concordava de todo o coração. "Não há encorajamento excessivo para a propagação da espécie humana", escrevera ela em sua *Nakaz*. Thomas estava reforçando o que havia sido dito: desde sua ascensão ao trono, Catarina havia feito das melhorias na saúde pública a peça central de suas reformas sociais. Planos ambiciosos já estavam encaminhados para promover assistência médica não só para os militares, mas também para a população civil em toda a Rússia, com a formação de médicos nativos, em vez do recrutamento de estrangeiros, e o estabelecimento de laboratórios e boticários em todo o império. Thomas tinha visto pessoalmente algumas das novas regulamentações impostas pela Escola de Medicina para controlar o preço dos medicamentos e exigir que todos os clínicos e cirurgiões fossem submetidos a uma prova antes de receber autorização para exercer a profissão.[25]

258   A IMPERATRIZ E O MÉDICO INGLÊS

A inoculação em si já tinha estabelecido uma posição firme na Rússia, onde as elites médicas, muitas vezes nascidas e com formação no exterior, eram bem relacionadas com as redes científicas da Europa ocidental. O dr. Schulenius, que supervisionava o hospital da Casa Wolff, fazia inoculações na progressista província báltica da Livônia havia mais de vinte anos, e outros médicos faziam o mesmo em menor escala em São Petersburgo. Agora, com o exemplo de altíssima visibilidade da imperatriz e de seu herdeiro, o procedimento finalmente ganhava o impulso necessário para se espalhar pelo império.

Ao redigir suas recomendações, Thomas só podia falar de sua própria experiência. Em seu "pequeno tratado [...] um esboço imperfeito escrito às pressas", os arborizados vilarejos de Hertfordshire serviam de exemplo para as inoculações gerais dos pobres na Rússia.[26] Em Little Berkhamsted, ele havia inoculado todos os residentes que consentiram no mesmo dia, tomando o cuidado de não infectar aqueles que não quiseram ou não puderam aceitar o tratamento e encorajando os que tiveram sintomas mais leves a ajudar os mais doentes para manter os custos baixos. O mesmo poderia ser feito em todas as cidades ou vilas da Rússia a cada cinco anos, sugeriu ele, acrescentando detalhes de sua própria casa de inoculação em Bengeo como outro modelo de boas práticas. Apenas profissionais com licença deveriam realizar o procedimento, "uma vez que os danos que podem advir da prática da inoculação realizada por iletrados e ignorantes vão além do que se pode imaginar".[27] Seu próprio tratado, que definia seu método de preferência e havia sido publicado no ano anterior, havia sido traduzido para o russo para ser distribuído entre os inoculadores.

O novo movimento de inoculação na Rússia começou na Casa Wolff, aberta sob a direção de Thomas e estabelecida permanentemente com subvenção imperial, como o Hospital da Varíola de São Petersburgo. Sob a direção geral do médico escocês Matthew Halliday, outro membro de longa data da vibrante comunidade britânica da capital, grupos de crianças de todas as origens recebiam inoculação e cuidados até a recuperação. Num primeiro momento, os pais recebiam dinheiro para serem convencidos a levar os filhos para o tratamento, mas o capelão inglês William Tooke escreveu em 1799 que o sucesso da prática logo tornou os subornos desnecessários.[28] A partir de 1783, o hospital passou a admitir crianças duas vezes por ano, na primavera e no outono, e as tratava de graça. Halliday, que também havia inoculado boa parte da vasta família do grão-duque Paulo, ainda estava no cargo em 1791, quando publicou um anúncio no jornal *Sankt-Peterburgskie Vedomosti* oferecendo tratamento gratuito contra a varíola todas as noites, das seis às onze horas.[29]

Mais casas de inoculação foram abertas nas principais cidades e nos vilarejos provincianos do país seguindo o mesmo modelo. Georg von Asch, o médico que havia tratado a pleurisia de Thomas e estudado as técnicas de inoculação no Hospital da Varíola de Londres, introduziu a prática em Kiev em 1768. O hospital montado por Thomas em Moscou foi seguido de outro em Cazã, perto do rio Volga, em 1771 e, no ano seguinte, em Irkutsk, na Sibéria, onde 15.580 pessoas foram inoculadas em cinco anos.[30] "Desde então, essas instituições aumentaram tanto que não somos capazes de fornecer uma lista completa delas", escreveu Tooke na virada do século. Ele relacionou a expansão diretamente ao apoio de Catarina. "A Rússia, no século XVIII, parece ter uma vantagem sobre a maior parte dos outros países da Europa, de que estabelecimentos de utilidades gerais aqui encontram proporcionalmente menos dificuldades, são encorajados com muito mais generosidade por parte do trono e conseguem com mais rapidez iniciar uma operação mais difundida de modo geral."[31] Mais hospitais foram construídos no campo e nas propriedades da nobreza, que tinha o poder de forçar seus servos a serem tratados, assim como os proprietários britânicos das plantações inoculavam seus trabalhadores escravizados sem levar em conta o consentimento deles.

Para encorajar os desconfiados em relação ao novo procedimento, gravuras coloridas, ou *lubki*, com ilustrações divulgando seu poder eram amplamente distribuídas.³²

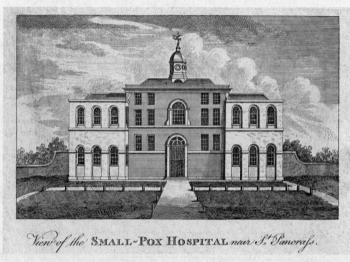

Hospital da Varíola de Londres, St. Pancras, 1771.

Apesar do poder autocrático da imperatriz e de seu apoio à inoculação, não havia uma obrigatoriedade geral de se submeter ao procedimento. Assim como na Inglaterra, as crianças nos hospitais para órfãos eram rotineira e efetivamente tratadas; na casa fundada por Catarina em Moscou, houve apenas quatro mortes em vinte anos. Com a escassez de médicos e a população dispersa, a insistência de Thomas de que apenas profissionais licenciados pudessem fazer inoculações não era prática na Rússia. Em vez disso, algumas comunidades aprenderam a realizar elas mesmas o procedimento. Na progressista Livônia, Johann Eisen, um pastor luterano muito ativo, conseguiu inocular quinhentos indivíduos em sua própria casa em dois anos, começando em 1769, antes de treinar jardineiros e assistentes da igreja para ajudar. Finalmente, ele abriu uma escola de inoculação e ensinou 99 mães camponesas a realizar o procedimento por conta própria, com preparativos mínimos e uma pequena picada de seringa entre o polegar e o indicador, na esperança de que elas transmitissem o método para as filhas.[33] A técnica dele, que também recomendava ar fresco e borrifadas de água fria no rosto para abaixar a febre, foi publicada num livro promovido pela nova Sociedade Econômica Livre, a primeira sociedade científica da Rússia. Quase cinco mil quilômetros a leste, na Sibéria, líderes indígenas, temerosos com a doença que devastava suas populações de maneira especialmente brutal, procuraram o cirurgião Schilling, diretor do Hospital da Varíola de Irkutsk, para pedir instruções sobre a inoculação a fim de poderem proteger seu próprio povo. Schilling, um médico militar alemão, também realizou ele mesmo o tratamento de forma incansável, inoculando mais de 18 mil indivíduos no decorrer de trinta anos, com apenas 237 mortes.[34] Ao longo dos quatro meses de verão em 1791, ele viajou pela estepe selvagem perto do lago Baical, tratando 620 buriates nômades e pastores de rena e relatando seu trabalho em detalhe para a Escola de Medicina em São Petersburgo.[35]

Os esforços de Catarina para promover a inoculação até mesmo nos cantos mais remotos do império só foram intensificados pela maior tragédia de saúde pública de seu reinado: um surto devastador de peste bubônica em Moscou. A doença chegou à cidade em 1770 pela movimentada rota do Sul, provavelmente por meio de tecidos importados do inimigo, o Império Otomano. Ela causou tumultos e destruição na fervilhante metrópole, fazendo a nobreza fugir para suas propriedades no campo e matando mais de 100 mil pessoas que ficaram para trás. No meio da escassez de alimentos e de uma economia paralisada, o arcebispo de Moscou foi morto por manifestantes depois de remover uma imagem sagrada para impedir que multidões se aglomerassem e espalhassem a infecção.

A imperatriz ficou horrorizada com a escalada de mortes, mas também pela desordem pública e pelas provas de ameaça ao seu im-

262 A IMPERATRIZ E O MÉDICO INGLÊS

pério, mesmo enquanto ela travava uma guerra vitoriosa. O caos desafiou suas reformas na saúde, mas também seus ideais iluministas e a promoção da Rússia como uma nação moderna e civilizada. Enquanto minimizava a calamidade para observadores estrangeiros, ela acompanhava de perto o progresso da epidemia, enviando Gregório Orlov para tomar conta da cidade e estabelecendo novos controles rigorosos que permitiam aos oficiais determinar quarentenas e medidas sanitárias. Lições aprendidas com o desastre influenciaram reformas em 1775 que alicerçaram seu impulso por mais instituições de saúde pública por todo o império, melhor formação médica e recrutamento de mais médicos. Cada cidade menor deveria ter um médico e um cirurgião, além de assistentes e alunos, e o pagamento seria mais alto nas áreas remotas.[36] A epidemia, que ocorreu tão perto da tão divulgada inoculação de varíola de Catarina, fez até alguns médicos observadores explorarem a ideia da inoculação contra a praga, ainda que a infecção pudesse ocorrer mais de uma vez. O conceito não funcionou, mas o desejo de entender mais estimulou a pesquisa epidemiológica que se tornaria uma especialidade médica na Rússia.

O alcance total da disseminação da inoculação durante o reinado de Catarina foi difícil de medir com exatidão, prejudicado por estatísticas inconstantes. Em São Petersburgo, pelo menos a diligente coleta de dados de outro pastor luterano, Joachim Grot, de origem germânica, forneceu um registro único e detalhado do impacto da varíola na capital.[37] Em suplementos impressos aos sermões sobre inoculação que ele pregava todos os anos na Igreja de Catarina, feita de madeira, na ilha Vasilievsky, do lado oposto do rio Neva em relação à margem inglesa, Grot publicou tabelas detalhadas sobre os índices de mortalidade anual da varíola durante a década de 1770. Organizando os números por idade, sexo e mês, ele revelou que as ondas da epidemia se abatiam sobre a cidade em ciclos de aproximadamente quatro anos, levando mais de quinhentas pessoas todos os anos no ápice – um oitavo dos infectados. O maior grupo eram os bebês com menos de 1 ano, o que fez o pastor recomendar a inoculação na primeira infância. Em áreas de aldeias indígenas, onde os povos nativos estavam muito mais vulneráveis a doenças do que nos países europeus, os índices de mortalidade eram significativamente piores, relatou ele, com epidemias ceifando populações a cada dez anos, sem deixar tempo suficiente para que os índices de natalidade se recuperassem nesse intervalo.

Não havia dúvidas da eficácia da inoculação para quem a recebia. O professor Wolfgang Krafft, da Academia de Ciências, analisou o impacto do Hospital da Varíola de São Petersburgo, que tratou 1.570 crianças nos anos 1780 com apenas quatro mortes. Uma de cada 7 crianças na cidade que contraíam varíola natural morria em decorrência da doença, o que representa um índice de mortalidade 57 vezes mais alto do que o da inoculação, que matava apenas 3 pessoas de cada mil. Apesar dos números de sucesso do hospital, apenas uma pequena minoria das crianças da capital se beneficiava da principal instituição na primeira década depois da inoculação da imperatriz. Apenas 1 criança em cada 49 nascidas na cidade era tratada ali, e Grot descobriu que os filhos da nobreza e dos oficiais dominavam a lista de pacientes, seguidos pelos filhos de artesãos e servos, cujos senhores tomavam as decisões por eles.[38]

Como Catarina havia reconhecido desde o início, as famílias mais pobres na Rússia tinham muito mais probabilidade do que as famílias ricas de oferecer resistência a um novo procedimento estrangeiro, mesmo que essa relutância não fosse manifestada publicamente. Superstições como a ideia de que dar pus era fatal para a pessoa que doava eram difíceis de eliminar. De acordo com algumas crenças populares, quem morria de varíola recebia as "vestes de Cristo" para usar no paraíso.[39] "Os antigos russos tinham uma profunda antipatia pela inoculação", escreveu o embaixador britânico Cathcart para Londres enquanto a imperatriz se recuperava de seu próprio procedimento. "O sr. Panin afirma que a questão poderia ter se tornado mais séria se a firmeza e o discurso da imperatriz e de seu ministro não tivessem superado a oposição."[40] Como Thomas testemunhou, o exemplo de Catarina logo influenciou a aristocracia – uma tendência que continuou depois que o médico foi embora. Ao escrever a ele de São Petersburgo para Hertford em julho de 1771, ela se gabou: "Aqui, a inoculação atingiu um ponto em que quase não existe nenhuma residência nobre em que não se espere impacientemente a idade adequada para inocular as crianças pequenas. Assim que ela chega, não há nada mais urgente do que submetê-las a esse tratamento tão salutar".[41] Até mesmo Catarina, sempre pronta a celebrar as próprias conquistas, reconhecia que ainda era preciso batalhar para convencer os pobres, ainda que ela não conseguisse resistir a um acesso competitivo de nacionalismo sobre a inoculação:

> No que tange a pessoas comuns, elas não se apresentam com tanta avidez; entretanto, é preciso ter esperança de que o exemplo da nobreza vá superar a repugnância e o preconceito delas. Diversos nobres estão levando os filhos de seus camponeses para serem inoculados. Acredito poder afirmar sem estar me enganando que a inoculação não fez progressos mais rápidos em nenhum país quanto na Rússia, onde ela teve início com a sua viagem.

Dezesseis anos depois, em 1787, uma carta da imperatriz para o conde Piotr Rumiantsev, governador-geral e vice-regente de Malorossiya (atual Ucrânia) em Kiev, revelou tanto que um pouco de resistência à inoculação continuava existindo no interior do império quanto que, quase duas décadas depois de lançar sua campanha de promoção, Catarina continuava igualmente determinada em seu projeto. Uma das obrigações mais importantes de Rumiantsev, ela escreveu, "deveria ser a introdução da inoculação contra a varíola, que, como sabemos, causa enorme dano, especialmente entre as pessoas simples. Tal inoculação deveria ser comum em toda parte, e hoje em dia é ainda mais conveniente, uma vez que existem médicos ou atendentes em quase todos os distritos e não exige gastos altos".[42] Como sempre, suas instruções foram práticas e detalhadas, ordenando que Rumiantsev requisitasse monastérios em desuso para serem usados como hospitais de isolamento para pacientes inoculados, e recompensasse médicos mal remunerados da província com um pagamento suplementar para realizar o procedimento.

Em 1797, um ano depois da morte de Catarina, Heinrich Storch, o economista político nascido em Riga, relatou que, na Rússia, "o preconceito contra a inoculação tinha sido totalmente destruído: a convicção de sua utilidade tinha se tornado tão generalizada que havia poucos pais que não tentavam impedir o perigo dessa doença contagiosa por meio do procedimento leve, realizado na tenra idade".[43] Era um exagero – nem mesmo a influência de Catarina conseguiria reverter uma resistência tão arraigada com tanta rapidez –,[44] mas refletia uma mudança dramática nas atitudes e provisões médicas em apenas três décadas que fizera a Rússia ultrapassar a maioria das outras nações europeias em termos de aceitação da inoculação. Impulsionada pelo exemplo e pela intensa promoção da imperatriz, a inovação havia se espalhado pelo império como parte de uma reforma fundamental da medicina e da saúde pública. Muito tempo depois que as lembranças de poemas e espetáculos alegóricos formadas pelas primeiras inoculações imperiais tinham se apagado, sinos ainda estavam soando por toda a Rússia todos os anos no feriado nacional que celebrava o evento. John Parkinson, um acadêmico de Oxford que acompanhava um estudante rico numa excursão pelo Norte em 1792, participou de um baile de máscaras comemorativo com jogos de cartas, dança cossaca e um bar servindo limonada e xarope de amêndoa, lotado com uma multidão de cerca de duas mil pessoas.[45]

A tradição da celebração que tomava conta de todo o império foi mantida pelo grão-duque Paulo depois que se tornou imperador. Em 1800, o mineralogista e viajante inglês Edward Daniel Clarke se juntou aos cossacos do Don num festival marcando a recuperação da inoculação de um dos filhos de Paulo e participou de uma cerimônia solene ortodoxa seguida por um banquete de sopa de esturjão, vinho e cálices de hidromel aromatizados com suco de frutas.[46]

Firmemente integrada à cultura russa e facilitada por uma rede expandida de hospitais e praticantes da medicina, a inoculação salvou dezenas de milhares de vidas durante o reinado de Catarina. Sua familiaridade e ampla aceitação também abriu caminho para a rápida adoção, por parte da Rússia, da arma seguinte, ainda mais eficaz na luta contra a varíola: a vacina.

Em seu apartamento perto do palácio de inverno, Thomas concluiu seus relatórios para a imperatriz. Exausto pela tensão e pela doença depois de sua viagem a Moscou, ele estava desesperado para voltar para casa. Era fevereiro de 1769, quase sete meses depois que Dimsdale se despedira de sua família, e seu trabalho estava encerrado. Ou era o que ele achava. "Tendo terminado minhas tarefas, fiz minha solicitação para Sua Majestade imperial pedindo permissão para voltar para a Inglaterra. Ela me garantiu que meu tempo deveria pertencer a mim", escreveu Thomas.[47]

Enquanto a corte vibrava com os festejos e o festival que celebrava a inauguração do Pequeno Hermitage, a extensão à margem do rio do palácio construída para festejos informais, Thomas se preparava para ir embora. Ele despediu-se das devidas pessoas e recebeu uma cópia ornamentada da Patente de Nobreza que outorgava formalmente seu baronato. O documento, com cada página brilhando folheada de dourado, elogiava de forma elaborada: "Thomas Dimsdale, cavalheiro inglês e médico cujas humanidade, virtude e louvável preocupação pelo bem da humanidade em geral há tempos o haviam induzido a dedicar todos os seus pensamentos e suas capacidades para melhorar e aperfeiçoar a inoculação da varíola, como a única forma de preservação racional da espécie humana das consequências destrutivas dessa doença mortal". As familiares imagens mitológicas dos espetáculos da corte que tematizavam a inoculação da imperatriz reapareceram conforme o texto elogiava a habilidade de Thomas não apenas em tratar Catarina e Paulo, mas em converter uma nação cética: "enquanto ele estava assim eliminando os medos ansiosos de nossos fiéis súditos pelo bem-estar de NÓS mesmos e do NOSSO amado filho e herdeiro, [ele] destruiu, ao mesmo tempo, a nefasta Hidra do Preconceito e as terríveis apreensões de doença (até então fatal)". O documento foi encadernado e coberto com um tecido brilhante de trama dourada e prateada, acompanhado de um selo dourado com acabamento de borlas feitas com lantejoulas.

Como uma lembrança final, Thomas foi retratado numa gravura vestindo um casaco aberto ricamente drapeado com colarinho largo e mais borlas; o braço direito estava apoiado em dois livros e o dedo indicador apontava para as folhas de anotações enquanto ele olhava com expressão séria para o espectador.

Com as pilhas de presentes e a bagagem acondicionadas no trenó, e um oficial montado para acompanhar e garantir celeridade na saída dos domínios russos, Thomas e Nathaniel deram seu último adeus para toda a corte. Os cavalos deixavam marcas na neve da rua Millionnaya enquanto os dois médicos se acomodavam no veículo e espalhavam as peles que os manteriam aquecidos. Então, como tantas vezes em sua longa viagem, o inesperado aconteceu. Um nobre correu até a carruagem com uma mensagem: a imperatriz não estava bem e havia pedido para ver imediatamente o médico que estava de partida. "Fiquei muito preocupado em encontrá-la com todos os sintomas de febre pleurítica", escreveu Thomas, "e ela me deu a honra de dizer que sentia muito em interromper minha jornada, mas que desejava minha assistência."[48] Sem hesitar, ele adiou a partida e entrou no palácio de inverno para cuidar mais uma vez de Catarina.

Durante a inoculação, os sintomas da imperatriz, apesar de desconfortáveis e não isentos de risco, tinham sido reconfortantemente previsíveis. Enquanto ela enfrentava a perigosa inflamação dos tecidos ao redor dos pulmões que Thomas sofrera fazia tão pouco tempo, sua situação piorou, e o grupo de médicos estrangeiros à sua cabeceira estavam divididos quanto ao tratamento. "Seus sintomas se intensificaram, e seus batimentos eram tais que eu estava convencido de que seria necessário que ela fizesse uma sangria", registrou Thomas. "A imperatriz consentiu, e monsieur Rousselin, um cirurgião muito inteligente e muito capaz, em quem ela deposita muita confiança, foi encaminhado imediatamente a extrair cerca de 230 mililitros de sangue." Rousselin, por mais que fosse de muita confiança de Catarina, se recusou. A tradição médica humoral indicava que a extração de sangue, o tratamento-padrão para febres em meados do século XVIII, interromperia o suor, impedindo que o corpo da imperatriz expelisse os venenos que ele acreditava estarem causando a doença. Thomas discordou veementemente – e sua vontade prevaleceu. "Pensei, ao contrário, que havia a necessidade de um sangramento imediato, e ela ficou satisfeita em determinar que ele ocorresse, o que lhe trouxe alívio imediato."[49] Mais uma vez, ele havia enfrentado "a mais profunda ansiedade" e, mais uma vez, Catarina lhe havia confiado sua vida. Por mais três semanas, ele ficou ao lado da imperatriz, observando-a enquanto seu quadro melhorava e insistindo que ela deixasse de lado sua extenuante rotina diária e descansasse. A proibição de trabalhar não impediu que a paciente escrevesse para madame Bielke contando sobre as instruções do médico e explicando que a febre "havia me mantido acamada por seis dias inteiros, algo que considerei muito inconveniente para alguém que ama se mexer e que tem ódio mortal de ficar na cama".[50]

Finalmente, em meados de março, o perigo acabou, e os Dimsdales puderam mais uma vez fazer as malas para voltar para casa. Aos olhos da imperatriz, Thomas havia provado seu valor duas vezes: como um habilidoso inoculador e como um experiente médico de cabeceira, tomando decisões que salvariam vidas numa emergência.

O médico inglês tinha ganhado seu respeito, mas também tocado seu coração. Lorde Cathcart, outro admirador, escreveu para sir Andrew Mitchell, seu equivalente diplomático em Berlim:

> Nenhum homem obteve tanto sucesso numa incumbência que, considerando tudo, posso muito bem dizer se tratar de algo arriscado. Nenhuma parte do mérito dele se perdeu aqui, tampouco nada pode ser mais forte do que as expressões da imperatriz de suas impressões sobre o tema: ela fala do médico para nós não apenas com estima, mas com carinho. Quando ele se despediu, não foi sem lágrimas.[51]

Catarina deu a Thomas um último presente de despedida antes que ele e Nathaniel deixassem a Rússia. Enquanto os médicos embarcavam na carruagem, a imperatriz passou em seu trenó. Pensando que Thomas parecia estar com frio, ela lhe deu seu protetor de orelhas feito de zibelina, a pele mais cobiçada e mais cara do mundo.[52] Extravagante, oferecido de forma divertida e, acima de tudo, útil, foi o presente perfeito. Os médicos o acrescentaram à sua coleção dos melhores luxos que a Rússia tinha a oferecer e finalmente partiram, saindo de São Petersburgo rumo ao oeste, atravessando a expansão da Europa até a Inglaterra.

Com montes de neve ainda cobrindo as estradas, e as lâminas na carruagem, os Dimsdales avançaram com rapidez até Riga, o último entreposto no território russo. Ali, os dois foram escoltados pela fronteira por um oficial que os acompanhava e garantiu que fossem poupados da inspeção das bagagens costumeira para estrangeiros que saíam do império. Eles foram acompanhados por um jovem mercador de origem irlandesa, Stratford Canning, que registrou a rota subsequente numa carta para seu pai em Dublin.[53] O grupo passou por Mitau, a capital do ducado da Curlândia, antes de fazer uma curva na Polônia até a Prússia, onde pararam na pequena cidade portuária de Memel. A caminho de Königsberg, onde Canning ficou a trabalho, os viajantes seguiram viagem até a Curlândia, um istmo de areia amarela de quase cem quilômetros que separava a laguna da Curlândia do sombrio mar Báltico. Os Dimsdales seguiram para Danzig e, de lá, em 11 de abril, para Berlim, onde a força irresistível da hospitalidade diplomática britânica os compeliu, com relutância, a interromper a viagem e transmitir as notícias da aventura russa.[54] Mitchell, o emissário britânico na capital da Prússia, relatou a Cathcart: "O barão Dimsdale estava com tanta pressa de voltar para casa que foi com a maior dificuldade que o convenci a ficar dois dias aqui".[55]

A nova fama de Thomas o precedeu: Frederico, o Grande, que havia repreendido Catarina por colocar a própria vida em risco com a inoculação, o convocou para uma audiência. O médico foi levado de carruagem com um intérprete falante de inglês até o palácio de Sanssouci, em Potsdam, onde o rei prussiano o manteve esperando por duas horas. Depois de voltar de uma cavalgada, Frederico finalmente se encontrou com Thomas à porta de seus aposentos e disse em francês: "Acredito que o senhor tenha inoculado a imperatriz e o príncipe em Petersburgo". Quando o visitante concordou educadamente, ele resmungou: "eu o felicito pela ocasião e lhe desejo uma boa viagem", antes de dar meia-volta e desaparecer em seus aposentos. O encontro brusco, tão diferente da adulação de São Petersburgo, foi um choque para o novo barão, já acostumado à lisonja. "É como se um inglês não estivesse em voga lá, porque de modo geral a maneira de falar de Sua Majestade foi longe de ser graciosa", escreveu ele para Mitchell enquanto seguia às pressas para Magdeburgo.[56] O emissário discordou: o alvo da falta de consideração do rei da Prússia era a imperatriz da Rússia, que ainda tentava convencê-lo a uma Aliança do Norte contra os franceses. A reputação de Thomas podia ter se tornado excelente, mas ele ainda era um peão no jogo de poder dos monarcas concorrentes da Europa.

Não houve mais atrasos, e os Dimsdales embarcaram num navio de Amsterdã até Harwich e, no fim de abril, por fim chegaram a Port Hill House, nove meses depois da partida. As neves de São Petersburgo tinham ficado para trás; nas sebes de Hertfordshire, o abrunheiro estava quase no fim e o espinheiro-branco estava desabrochando. Finalmente Thomas se reuniu com a família de que ele tanto sentira falta: Ann, sua esposa, e os seis filhos que tinham ficado em casa. Todos queriam ouvir o pai e o irmão contarem histórias da Rússia.

No relatório que havia finalizado antes de deixar São Petersburgo, o médico registrara sua opinião sobre a imperatriz e os russos que havia encontrado em sua visita. Os elogios a Catarina foram tão irrestritos quanto em sua primeira carta a Henry Nicols, pouco depois de chegar à Rússia. Destacando a ética incansável dela em seus afazeres, a alimentação moderada e o talento para línguas, ele concluiu:

> Ela acrescenta a seus encantos naturais um modo cortês, gentileza e bondade do mais alto grau, além de manifestar a cada ocasião tanta clareza de julgamento que é digna de admiração [...] A promoção e o encorajamento das artes liberais, o bem-estar de seus súditos, estes são os objetos a que, em tempos de paz, ela devota todos os seus esplêndidos talentos.[57]

Thomas estava longe de ser imparcial: Catarina concordava com ele no tema que lhe era mais caro – a inoculação –, confiava em suas habilidades e o havia recompensado com uma generosidade excepcional. Mas, como seus trabalhos científicos revelaram, tipicamente ele era um observador contido, moderado e preciso, não afeito a excessos. Sua admiração genuína pela imperatriz se baseava em sua própria experiência.

O médico parecia tentar antecipar acusações de parcialidade ou ingenuidade em sua descrição da aristocracia russa, tomando o cuidado de definir com exatidão os parâmetros do seu conhecimento. Ele sabia que sua narrativa era o oposto das percepções britânicas vigentes da Rússia como uma terra rude, não civilizada, movida a vodca, mas ele havia visto, pessoalmente, uma imagem muito diferente e a havia registrado com tanta honestidade quanto um estudo de caso médico.

> Todos têm preconceitos contra outros países e contra seus modos e costumes. Desse modo, muitos ingleses, que ficam surpresos com a personalidade das exaltadas figuras acima descritas [a imperatriz e o grão-duque], têm uma opinião diferente da aristocracia e do povo da Rússia, e até acreditam que eles guardam vestígios de barbárie em seu meio.
>
> Não vou dizer nada sobre o que eram antes, mas esclareço com a observação de que falo dos anos 1768 e 1769 apenas; nesse período, a execução de minhas obrigações médicas e os frequentes convites às mesas da nobreza me deram uma oportunidade de conhecê-los e às suas famílias, e me permitiu formar uma ideia mais detalhada deles do que se pode obter em contatos superficiais e convencionais feitos em eventos sociais comuns. Posso garantir de forma absoluta que as pessoas de status são educadas, de espírito elevado, honráveis e, o que pode parecer ainda mais estranho, extremamente moderadas no uso de bebidas fortes.[58]

Thomas havia frequentado os círculos mais prestigiosos imagináveis na Rússia, mas ele também estava ansioso em compartilhar suas experiências pessoais para corrigir visões equivocadas sobre os pobres.

> Pode-se imaginar com facilidade que não tive interações frequentes com as classes mais baixas, no entanto, para o melhor de minha observação, eles sempre pareceram prontos para oferecer quaisquer

préstimos ao seu alcance, e durante qualquer caminhada externa, quando eu estava sozinho, tive a oportunidade de colocar em xeque sua gentileza prestativa: com regularidade tive de pedir orientações sobre minha localização e me fazer entender com sinais apenas, e sempre constatei que as classes mais pobres eram as mais inteligentes e dispostas a ser úteis.[59]

Sete meses vivendo na Rússia, a maior parte na corte, deram a Thomas um acesso inédito a um mundo que muitos julgavam e pouco conheciam. Por formação, ele o havia observado e registrado com a máxima exatidão que conseguiu, e, por instinto, tornou suas descobertas públicas. Mas a experiência também o havia modificado pessoalmente, abrindo seus olhos para um novo mundo que permaneceria em seu coração para o resto da vida, mesmo quando ele retornou, aliviado, aos confortos de sua casa e sua família.

Em julho de 1769, Stratford Canning, o companheiro de viagem dos Dimsdales – a essa altura em Londres –, mais uma vez escreveu para o pai. Ele havia encontrado Thomas na capital e recebido um caloroso convite para visitar a família Dimsdale em seu lar em Hertfordshire. O jovem mercador resumiu o humor do médico exatamente um ano depois da chegada do convite para ir a São Petersburgo, ao qual ele resistira de início: "ele fica maravilhosamente feliz ao recordar a Rússia, ao mesmo tempo que se encontra na segurança de sua terra natal".[60]

Com seu título de nobreza e sua generosa recompensa, Thomas poderia ter se aposentado, aproveitado sua riqueza e seu novo status de celebridade. Mas sua criação quaker e sua formação médica estavam fortemente impregnadas: enquanto a varíola continuasse causando danos, ele não havia terminado seu trabalho. Havia novos desafios pela frente.

9

A CELEBRIDADE

"Na verdade, eu sou um defensor da inoculação."

Thomas Dimsdale[1]

Numa manhã fria de dezembro de 1769, dois homens chegaram para tomar o café da manhã na elegante casa londrina do dr. John Fothergill na rua Harpur, em Bloomsbury. Um deles era Samuel Galton, um rico fabricante de armas de Birmingham e quaker, como seu anfitrião.[2] O outro, que tirou o casaco depois da curta caminhada de sua casa em Red Lion Square, também em Londres, era um velho amigo de Fothergill, Thomas Dimsdale, barão do Império Russo.

Betty Fothergill, a vibrante sobrinha de 17 anos do médico que o estava visitando de Warrington naquele inverno, estava encantada de estar na presença da celebridade que havia inoculado a imperatriz da Rússia. Ela escreveu em seu diário:

> Eu estava muito feliz, e talvez minha ambição tenha sido um tanto envaidecida de estar na companhia de um homem que, alguns meses antes, tenha causado tanta agitação no mundo, por receber tantos indícios do favorecimento e da amizade de uma das maiores soberanas da Europa. Foi uma novidade para

mim ouvir conversas sobre príncipes, condes e barões de uma maneira tão familiar.[3]

Enquanto notícias da inoculação de Catarina reverberavam pela Europa, impulsionadas por sua campanha publicitária pessoal e os elogios dos filósofos iluministas que a admiravam, o recém-nomeado barão Dimsdale também se tornou um nome conhecido. Seu tratado, *Present Method*, publicado dois anos antes e agora ainda mais requisitado, já lhe havia trazido notoriedade. O novo título de nobreza, que ele usava em qualquer lugar onde seu nome fosse mencionado, garantia que ninguém esquecesse seu vínculo com a Rússia. Foi como "barão Dimsdale" que ele assinou o título de 55 xelins de sua anuidade da Royal Society, para a qual ele foi eleito em 11 de maio de 1769, pouco depois do seu retorno de São Petersburgo. Fothergill, mestre em utilizar sua rede de conexões quakers, foi um dos três proponentes que o recomendaram para a ilustre instituição científica, que tinha desempenhado papel fundamental no processo de avaliar e aceitar a inoculação na Inglaterra quatro décadas antes.[4]

O título russo de Thomas também acrescentava um toque de grandiosidade a um novo banco privado que ele havia acrescentado ao seu portfólio de interesses. Já membro da sociedade Dimsdale, Archer & Byde, ele foi um dos dois sócios a se afastar em 1774 e fundar a Staples, Baron Dimsdale, Son & Co.[5]

O universo dos bancos nunca conquistou o coração de Thomas. Ainda que a empresa familiar fosse durar mais de um século, orientada por seus filhos e seus descendentes, ele se afastou de qualquer envolvimento pessoal depois de apenas dois anos. Os pilares de sua vida continuaram sendo o que sempre foram: a prática da medicina e – movido pela criação quaker, que ainda tinha peso em seu caráter e sua rede de amizades – a busca por reforma social. Ele podia ter enriquecido com o ouro russo, mas não demorou a voltar ao trabalho na clínica de inoculação ao lado de sua própria casa em Hertford e continuou a fazer as inoculações coletivas no vilarejo que havia recomendado de forma tão entusiasmada para Catarina. Suas experiências e os relatórios que coletara de seus colegas médicos realizando inoculações em locais como Leeds e Chester forneceram informações para um novo tratado, que se concentrou menos na prática da inoculação segura e mais em como expandir seus benefícios aos pobres sem colocar vidas em risco com o contágio.

Assim como havia feito antes de ir a São Petersburgo, ele combinou sua preocupação com os pacientes mais pobres com o tratamento lucrativo para os mais ricos. Sua lista de clientes aristocráticos, ansiosos para serem atendidos pelo médico pessoal da imperatriz da Rússia, crescia mais do que nunca. Mesmo a extremamente bem relacionada Dorothy Bentinck, duquesa de Portland, encontrou Thomas ocupado demais para inocular seus três filhos em seu hospital no interior. Ela escreveu para o marido, William, terceiro duque de Portland e futuro primeiro-ministro: "O barão Dimsdale esteve comigo ontem pela manhã, ele considerou ser um momento muito apropriado para inocular as crianças, mas tinha tantos compromissos em Londres que estaria além de suas possibilidades fazê-lo em Hertfordshire, como ele gostaria, portanto, me aconselhou a permitir que isso fosse feito imediatamente, o que ocorreu".[6]

Thomas tinha status de celebridade, mas não esqueceu-se dos contatos que eram a fonte de sua fama. Como seu companheiro de viagem Stratford Canning tinha observado, ele se lembrava de seu período na Rússia com verdadeira felicidade. Desde o momento em que voltou para Hertfordshire, o médico manteve uma relação próxima com Catarina, Paulo e os demais que havia conhecido durante a visita, relação que duraria até o fim de sua vida.

Thomas havia estabelecido um forte vínculo com o grão-duque, órfão de pai, durante as refeições compartilhadas e as discussões sobre a saúde do garoto na Rússia. Ambos estavam decididos a manter essa conexão. Poucos meses depois do retorno, o médico escreveu duas vezes para Paulo e lhe enviou uma matilha de cães de caça – cobiçados por russos anglófilos – e uma fonte. Uma fonte de água pode ter parecido um presente incomum para um adolescente, mas o garoto agradeceu efusivamente pelos dois: "Tanto um quanto o outro me trouxeram grande prazer, e envio meus agradecimentos".[7] Paulo, que tinha uma relação distante com a mãe, sentia uma grande afeição pelo médico que havia passado tanto tempo em sua companhia antes e durante a inoculação. "As duas cartas que o senhor escreveu me trouxeram muita satisfação, já que elas vêm de uma pessoa que estimo e a quem devo, em parte, a segurança de minha vida. Também tenha certeza de que minha gratidão é tão grande que não sou capaz de encontrar as palavras adequadas para expressá-la, mas meu coração está repleto."

A inoculação tinha feito mais do que o protegido da varíola: havia "mudado completamente" toda a sua constituição, explicou ele para Thomas. "Meu apetite aumentou, durmo melhor, aguento melhor a fadiga e, o que para mim é ainda mais importante, não tenho mais indisposições tão frequentes."

O agradecimento de Paulo foi igualmente sincero seis anos depois, quando o grão-duque concordou de imediato que detalhes de sua inoculação fossem publicados no tratado seguinte de Thomas. "Não tenho tanta certeza de nada quanto de que minha cura é prova da competência e qualidade do seu método. Rezo para que o senhor nunca acredite que não sou grato por sua consideração, e para sempre vou me lembrar do serviço prestado pelo senhor."[8] Animado, ele compartilhou mais boas notícias com o médico: sua esposa, a grã-duquesa Natália Alexeievna, estava prestes a dar à luz o primeiro filho do casal. Tragicamente, mãe e filho morreriam no parto algumas semanas depois.

Os perigos do parto e da primeira infância provocaram uma carta emotiva para Thomas do conde Vladimir Orlov, o caçula dos cinco irmãos Orlovs e presidente da Academia de Ciências Russa, descrevendo as tentativas desesperadas e malsucedidas da própria esposa de amamentar o recém-nascido. Depois de duas semanas, uma mastite grave causou uma febre e um abscesso no seio da esposa, onde foi feito um corte por conselho do dr. Cruse – um dos médicos da corte que haviam se recusado a participar da inoculação do grão-duque – para liberar a matéria infectada e aliviar a dor. "Confesso que tenho andado muito agitado", escreveu Orlov. "Não sei como descrever para o senhor o quanto ela sofreu."[9] Confiando muito mais em Thomas do que nos médicos da corte depois de conviver com ele em Tsárskoie Selô, Orlov implorou por seus conselhos sobre "o que é feito na Inglaterra por pessoas de bom senso para ter filhos robustos".

> O senhor me faria um favor se pudesse me informar o que deve ser feito para uma mãe que deseja alimentar seus bebês, a fim de impedir acidentes que possam acontecer, mas eu gostaria que essas regras já tivessem sido praticadas. Diga-me, ainda, se minha esposa estará apta a amamentar no futuro, mesmo que não tenha podido desta vez [...] A confiança que tenho na sua pessoa me encoraja a encarregá-lo com tantas solicitações.

Thomas continuou desempenhando o papel de especialista em saúde infantil para a família Orlov a distância. Conforme a família do casal aumentava, o médico inglês fornecia receitas e conselhos sobre a melhor idade e época do ano para inocular os filhos. "Não vou deixar, monsieur, de informá-lo sobre o sucesso da inoculação assim que possível", prometeu o jovem pai.[10] "Estamos tomados por suas lembranças, por todo o bem que lhe devemos."[11]

Foi Vladimir Orlov quem deu a Thomas cópias dos documentos sobre inoculação que ele havia escrito em São Petersburgo por instrução de Catarina, publicados por ela em russo, mas ainda não disponíveis em inglês. O médico escreveu em francês elaborado para a imperatriz, elogiando-a por suas vitórias decisivas em relação aos turcos (mas expressando esperanças de que ela agora "lhes concedesse paz") e pedindo autorização para ter os registros traduzidos para publicação em inglês com uma dedicatória "para Sua Majestade Imperial como minha grande e generosa Patrona e a mais ilustre personagem deste século".[12] Em poucas semanas, uma resposta foi entregue em Hertford, marcada com o selo imperial e assinada "Catarina" com uma caligrafia confiante. A inoculação estava prosperando e já tinha se estabelecido entre a nobreza da Rússia, escreveu a imperatriz, acrescentando um caloroso tributo a seu médico: "Nunca esquecerei seu cuidado para comigo nem suas inquietações durante o período seguinte à minha inoculação e à do meu filho, das quais, no entanto, nós três felizmente nos recuperamos, pela graça dos céus".[13] Ela encorajou Thomas a contar a história: "Conhecendo sua integridade e seu amor pela verdade, estou convencida de que o livro que deseja publicar e que deseja dedicar a mim será escrito da maneira correta [...] Assim como não tenho dúvidas de que suas observações vão contribuir para o benefício do público, encorajo-o a fazê-las".

De volta à sua dedicação ao trabalho habitual enquanto supervisionava a longa guerra contra a Turquia e a continuidade das reformas nacionais, Catarina nem sempre respondia pessoalmente a Thomas. O barão Cherkasov agradeceu em nome dela por um presente enviado pelo médico pouco depois do seu retorno à Inglaterra: um galgo italiano chamado Sir Thomas Anderson. O pequeno cachorro, com seu rosto suplicante e expressivo e sua necessidade constante de interação humana, foi um sucesso imediato com a imperatriz, tornando-se sua companhia inseparável. Quando Thomas enviou um segundo galgo, Lady Anderson, em 1776, a dupla cruzou e gerou uma família de 115 descendentes, incluindo a travessa Zemira, a mais amada de todos os cachorros de Catarina, que dormia ao lado de sua cama e deixava pegadas de lama em suas cartas. Num retrato de 1794 feito por Vladimir Borovikovsky, a imperatriz está passeando pelo parque em Tsárskoie

280   A IMPERATRIZ E O MÉDICO INGLÊS

Selô com Zemira a seus pés, que olha cheia de carinho para a dona, ainda que a pequena cadela tivesse morrido nove anos antes.[14]

A devoção de seus cachorros era comparável ao amor de Catarina pela adoração, mas ela se manteve animadamente fria em suas interações diárias com as pessoas, em especial quando preocupada com a guerra. Quando Thomas teve pedras nos rins, ela mandou votos de melhora pelo dr. John Rogerson, um médico escocês da corte. Ao enviar fofocas da corte e sementes de pinhão siberiano[15] para o amigo, Rogerson transmitiu um comentário revigorante da imperatriz: "Quando ele [Thomas] ficar sabendo dos nossos sucessos e das belas sovas que dei nos turcos, tenho certeza de que vai se regozijar com tanta sinceridade que isso vai contribuir enormemente para o restabelecimento de sua saúde".[16]

Catarina foi menos solidária em sua reação à morte do rei francês Luís XV, causada pela varíola. Na França, a maioria da população – incluindo a família real – ainda resistia à inoculação, apesar da constante defesa de Voltaire e de muitos de seus colegas intelectuais. Em *Encyclopédie*, Diderot havia descrito a prática como "a descoberta mais maravilhosa já feita na medicina para a preservação de vidas", enquanto o artigo sobre inoculação previa que, apesar de seu papel central na guerra cultural entre a superstição e a razão, ela acabaria sendo aceita na França: "Vamos não nos degradar a ponto de nos desesperar com o progresso da razão humana; ele avança devagar: a ignorância, a superstição, o preconceito, o fanatismo e uma falta de consideração pelo bem público vão diminuir seu progresso e nos enfrentar o tempo todo. Mas depois de eras de luta, vamos finalmente ter nosso momento de triunfo".[17]

Os apoiadores franceses da inoculação exaltavam o exemplo de Catarina. "L'Inoculation" [A inoculação], um poema épico publicado em 1773 pelo padre católico Abbé Roman, foi dedicado à imperatriz, "cuja coragem a Europa admira", retratando-a como ainda mais destemida do que a imperatriz Maria Teresa de Habsburgo, por ter

A celebridade 281

se submetido pessoalmente ao procedimento. Garantindo aos seus leitores sensíveis que não havia usado o termo "varíola" na estrofe, por ser muito deprimente, o poema elogiou:

No less sensitive than her [Maria Theresa], and much more
courageous
You did it on yourself, and you repeated it
On this son, the only hope of your vast States.
By this precious gift, you return to your Crown
This crowd of humans that war harvests,
And your happy Subjects will owe you all at once
Day, liberty, all the arts, and laws.[18]

O rei da França, de 64 anos, sempre resistente à inoculação, acabou pagando o preço. No fim de abril de 1774, ele sentiu as primeiras dores de cabeça e a febre que evoluiriam para um caso de varíola tão brutal que seu corpo exalaria um cheiro fétido e seu rosto ficaria tão inchado e escurecido que pareceria uma máscara de bronze. Seus médicos, em pânico, esvaziaram quatro bacias grandes de sangue, o que, como era de esperar, não o salvou. Ele morreu em Versalhes no dia 19 de maio nas primeiras horas da manhã.[19] Luís foi o quinto monarca governante europeu morto pela varíola no século XVIII.[20] Seu cadáver em decomposição foi rapidamente colocado num caixão reforçado de chumbo, coberto por condimentos, vinagre, limão e vinho e transportado para a cripta de Saint-Denis.

Cinquenta pessoas na corte francesa contraíram varíola; dez delas morreriam. O neto e herdeiro do rei, Luís XVI, de 19 anos, foi colocado em quarentena nos primeiros nove dias de seu reinado e

---

* Não menos sensível que ela [Maria Teresa], e muito mais corajosa/ A senhora se submeteu pessoalmente, e repetiu o ato/ Nesse filho, a única esperança nos seus vastos Estados./ Com essa preciosa dádiva, você retorna à sua Coroa/ Essa multidão de humanos que a guerra ceifa,/ E seus felizes súditos estarão todos em dívida com a senhora/ Dia, Liberdade, todas as artes e leis. (N. da T.)

de novo em 18 de junho, quando ele e seus dois irmãos mais novos foram inoculados com sucesso.

A reação de Catarina foi inflexível. "É vergonhoso para um rei da França vivendo no século XVIII morrer de varíola", escreveu ela sem rodeios para o *encyclopédiste* Friedrich Grimm, acrescentando que ela havia aconselhado o novo monarca a seguir seu exemplo e ser inoculado por Thomas.[21] A morte do rei lhe trouxe uma nova oportunidade de expressar seu desprezo geral por médicos: "Esses charlatães sempre fazem mais mal do que bem: veja Luís XV, que tinha a companhia de dez deles e mesmo assim morreu, se bem que, imagino eu, para morrer nas mãos de um charlatão, bastava um".

Enquanto o rei da França havia morrido de varíola, o rei da Inglaterra seguiu a tradição familiar e continuou a confiar na inoculação. Ao contrário de Catarina, Jorge III não fazia campanha abertamente pela ampla adoção do procedimento, mas ele e a rainha Carlota já tinham começado a inocular sua prole cada vez maior. Então, em julho de 1774, apenas semanas depois da morte de Luís XV, o rei insistiu publicamente no procedimento para um indivíduo fora de sua própria família. As circunstâncias eram extraordinárias, e o inoculador escolhido foi o médico que recentemente havia "gerado tanta comoção no mundo": Thomas Dimsdale.

O paciente tão notável chegou à Inglaterra em 14 de julho a bordo do *HMS Adventure*, uma embarcação que estava acompanhando o capitão James Cook, do *HMS Resolution*, em sua segunda viagem pelo Pacífico. O passageiro foi apelidado de Jack por seus companheiros de navio, mas seu nome verdadeiro era Omai, ou Mai.[22] Com cerca de 22 anos, ele nasceu na ilha polinésia de Raiatea, mas fugiu para o Taiti depois que seu pai foi morto e as terras da família, tomadas. Foi no Taiti que Cook e Tobias Furneaux, capitão do *Adventure*, aceitaram o pedido de Omai de se juntar à tripulação em sua viagem de volta à

Inglaterra, onde o jovem supostamente esperava adquirir as habilidades e, quem sabe, as armas para vingar o assassinato do pai.

Para os exploradores britânicos, numa missão para descobrir e conquistar as terras e os recursos dos mares do Sul, Omai, com sua língua estranha, seu cabelo escuro e esvoaçante, mãos e corpo tatuados, representava um espécime vivo a ser acrescentado às suas extensas coleções de fauna e flora. As arriscadas expedições dos britânicos eram movidas por ambições territoriais e curiosidade científica, mas também pelo desejo de descobrir evidências vivas das origens da civilização humana: povos intocados pelo progresso europeu e pela fé cristã. Eles levavam consigo as arraigadas suposições culturais de superioridade e do direito de dominação, mas os viajantes – assim como aqueles que estavam em casa lendo e interpretando seus relatos –, mesmo assim, tinham dificuldades em aceitar percepções conflitantes. Os povos que encontraram eram, ao mesmo tempo, "selvagens" primitivos, ignorantes das glórias da sociedade civilizada e símbolos de uma existência arcadiana e imaculada, que viviam próximos da natureza, sem nada da complexidade e dos valores questionáveis que essa mesma sociedade moderna incorporava. Jean-Jacques Rousseau, filósofo político nascido em Genebra, argumentava que indivíduos em seu estado natural incorporavam paz e igualdade, enquanto a civilização havia feito do homem um escravo de desejos não naturais. O representante literário idealizado dessas comunidades não corrompidas era o "bom selvagem", cuja liberdade "natural" intocada era usada por críticos sociais como um espelho satírico dos modos e vícios ocidentais.[23]

Em Omai, assim como nos outros três insulares dos mares do Sul que embarcaram nos navios de aventureiros europeus no Taiti, observadores ocidentais viram a personificação do bom selvagem mítico. Em 1769, o explorador francês Louis Antoine de Bougainville levou Aoutourou, de 30 anos, irmão de um líder taitiano, para Paris, porém a breve novidade perdeu seu esplendor entre a elite intelectual

284   A IMPERATRIZ E O MÉDICO INGLÊS

quando ele não aprendeu francês. Aoutourou foi mandado de volta para casa depois de um ano, mas morreu de varíola a caminho da ilha da Reunião. Enquanto isso, o naturalista Joseph Banks,[24] viajando na primeira expedição de Cook pelo Pacífico a bordo do *HMS Endeavour*, havia convencido seu relutante capitão a deixá-lo levar de volta para a Inglaterra dois outros insulares: Tupia, um padre que havia escapado de Raiatea com Omai, e o garoto que era seu servo, Tayeto.[25] "Não sei por que não posso ficar com ele como uma curiosidade", escreveu Banks sobre Tupia, "assim como alguns dos meus vizinhos fazem com leões e tigres com um custo muito maior do que ele vai me dar."[26] Deixando o Taiti em junho de 1769, a tripulação inglesa parou para fazer reparos no navio na Batávia, nas Índias Orientais Holandesas, um porto notório por doenças tropicais. Mais uma vez, a parada acabou sendo fatal: Tupia e Tayeto, os dois taitianos que seriam mais baratos de se manter do que animais selvagens, adoeceram e morreram em questão de dias.

Omai, desembarcando do *Adventure* em Portsmouth, foi o primeiro habitante das ilhas do Pacífico a chegar em segurança ao litoral britânico. Ele logo se tornaria uma celebridade nacional. Banks, que havia pedido ao capitão Furneaux que lhe trouxesse outro taitiano para ser observado, levou o recém-chegado para ficar com ele em sua casa na rua New Burlington, em Londres. Omai, que se lembrava bem do naturalista graças à primeira expedição de Cook ao Taiti, também reencontrou o sr. Daniel Solander, o ilustre botânico sueco que também tinha feito parte da viagem do *Endeavour*. Três dias depois, em 17 de julho, os dois cientistas o levaram a Kew para uma audiência com o rei e a rainha.

Os jornais ficaram fascinados com o visitante do Novo Mundo e noticiaram o encontro em detalhes pitorescos, mas duvidosos. Vestindo um casaco de veludo bordô, culotes de cetim cinza e um colete de seda branca, um traje da moda europeia rapidamente preparado para ele em Londres, supostamente depois de uma elegante mesura,

A *celebridade* 285

Omai proferiu um cumprimento nervoso com seu inglês trêmulo que parecia ser o nome de Jorge: "Como vai, rei Tosh?!". O rei, ele mesmo tímido e desajeitado, presenteou o estrangeiro com uma espada cerimonial e uma espécie de mesada que deveria ser usada durante sua estada (a ser administrada por Banks) e prometeu que ele seria levado de volta para casa no fim da visita. Por fim, ele emitiu uma ordem: Omai deveria ser levado imediatamente para Hertford para ser inoculado contra a varíola pelo barão Dimsdale.

Jorge III, familiarizado com os riscos da varíola e os benefícios da inoculação, tinha bons motivos para tentar proteger o jovem nativo dos mares do Sul. Em dezembro de 1772, um grupo de cinco inuítes tinha sido levado de Labrador para a Inglaterra pelo explorador e naturalista George Cartwright. O grupo de dois casais, um com uma filha pequena, Ickeuna, havia sido apresentado à corte. Eles tinham recebido visitas regulares de Banks, Solander e outros observadores curiosos e haviam sido expostos para o ávido público pagante. Então, quando o grupo começou sua viagem de volta, saindo de Plymouth, ocorreu uma tragédia: os cinco contraíram varíola. Apesar dos esforços para tratá-los, todos, exceto um, morreram.[27] A criança, Ickeuna, foi envolta em pele de cervo e enterrada com suas joias e seu vestido de pele de foca na costa de Plymouth Sound.[28]

Os riscos para Omai, desprotegido como todos os povos aborígenes em termos de imunização contra doenças ocidentais, estavam evidentes. No dia seguinte à audiência real, Banks, Solander e Thomas Andrews, o médico do *Adventure* que falava taitiano, o levaram para a casa de Thomas em Port Hill.

Diversos registros de Omai, de seu aparecimento e de seu comportamento, foram escritos durante sua visita à Inglaterra em cartas, diários e diversas matérias da imprensa. Alguns traziam detalhes factuais de suas atividades, registrando seus jantares com membros da Royal Society, um "oratório grandioso" realizado em sua homenagem e visitas a casas de campo e à Universidade de Cambridge. Outros adotaram um tom espirituoso e condescendente, afirmando que o visitante tinha temido que o rei o comesse e que, quando foi convidado a se sentar, ele se atirou embaixo do sofá. "Foi com alguma dificuldade que ele aprendeu a usar uma cadeira, ainda que tenha se recostado no espaldar com bastante delicadeza", comentou um jornal. "A respeito de qualificações mentais, ele parece não ter quase nenhuma, todas as suas observações levavam a satisfações corporais imediatas."[29]

A descrição de Omai feita por Thomas, a partir de sua experiência pessoal e aparentemente anotada para seus registros pessoais, foi muito diferente.[30] Enquanto examinava seu convidado com a curiosidade de um cientista e refletia sobre a adaptação dele aos hábitos da refinada sociedade inglesa, Thomas também tentava – talvez mais do que qualquer outra pessoa que Omai tivesse encontrado – enxergar as coisas pelos olhos de um visitante de uma terra distante e inimaginável. Ele logo descobriu que a perspectiva da inoculação havia assustado profundamente o jovem. "A princípio, ele pareceu muito chocado ao descobrir que as primeiras boas-vindas num local onde deveria experimentar incontáveis prazeres seriam se submeter a uma doença perigosa e terrível." Reconfortado de que a inoculação era "o que todos os sábios e os grandiosos fazem", Omai concordou com o procedimento. Mas seus medos aumentaram quando o rapaz viu o funeral de uma criança num cemitério próximo, o que também trouxe de volta lembranças da morte do próprio pai. Notando sua apreensão, Thomas tentou acalmá-lo, sugerindo a Banks, Solander e Andrews encontrar outros pacientes para serem inoculados ao mesmo tempo. Omai entusiasmou-se com a ideia, e o médico recrutou três crianças pobres – de 16, 7 e 2 anos – para provar que todas as faixas etárias ficavam felizes em se submeter ao procedimento.

Os quatro foram tratados juntos, e Omai se tornou a primeira pessoa não branca de que se tem notícia inoculada na Inglaterra.[31] Ele "concordou muito prontamente em tomar todos os medicamentos necessários", mas quando a febre e as pústulas da varíola surgiram, ele ficou "muito abatido", deitado na cama com o rosto coberto por um lençol e acreditando que ia morrer. O jovem só se levantou, apesar de seus medos reais, quando Solander o acusou de não cumprir sua promessa solene de confiar nos amigos. Mesmo sofrendo com um caso excepcionalmente severo da doença inoculada, com cerca de setenta pústulas no rosto e mais algumas na garganta, ele logo se recuperou.

Em geral, Omai passou um mês com a família Dimsdale, construindo um vínculo que – assim como o relacionamento do médico com Catarina – foi além da relação médico e paciente. Thomas descobriu que ele "se divertia constantemente com a novidade de tudo o que via e não queria deixar minha família, para quem, por conta de suas singularidades e bom comportamento de modo geral, ele era um hóspede bem-vindo". Assim como havia feito com a imperatriz, o médico descreveu a forma física de seu paciente: "Cerca de 1,78 metro, esbelto de constituição, magro, ainda que não fraco, e, em todas as ocasiões, muito ativo". Ele tomava nota das reações do rapaz e ouvia quando ele manifestava uma opinião. Omai, fascinado com animais de fazenda e inventando nomes criativos para as criaturas desconhecidas usando seu limitado vocabulário em inglês, tinha um grande apetite e perguntava sobre "cada árvore, planta e flor" no jardim da Port Hill House. Se tivesse seu próprio jardim, o jovem disse a seu anfitrião, ele rejeitaria todas as plantas ornamentais e cultivaria apenas as que dessem alimentos.

Como muitos de seus contemporâneos, Thomas observava Omai como um tema científico, avaliando-o pelos padrões do comportamento "civilizado". Mas, assim como havia desafiado os relatos de sua época acerca dos russos, ele descobriu que sua própria experiência não correspondia aos preconceitos comuns. O médico escreveu:

> Quando ele veio para nós, imediatamente depois de sua chegada, tivemos a oportunidade de formar uma opinião de seu temperamen-

to e comportamento natural, ambos muito diferentes de todos os dos selvagens sobre quem já li, pois todos os outros eram descritos como muito rudes e indelicados em seus modos de agir, enquanto Omiah [sic], que não havia encontrado outras pessoas além dos oficiais e marinheiros a bordo do navio, de quem não iria se esperar nada muito melhor, era ao mesmo tempo educado e civilizado, o que era impressionante em sua conduta. Ele adentrou uma sala com delicadeza, prestou bastante atenção em todos, mas sempre se dirigia primeiro às damas, se houvesse alguma, com quem era perfeitamente cortês, algo que considero uma característica singular de boa criação. De modo geral, durante toda a sua visita, seu comportamento foi irrepreensível.

Depois da inoculação, pela qual Thomas recebeu 20 guinéus, Banks e os demais levaram Omai para Londres. Choveram convites para eventos em salões da moda e sociedades da capital, onde a elite podia olhar o taitiano de perto. Simpático, educado e rápido para assimilar as condutas cuidadosamente ajustadas a que era exposto, Omai era um convidado popular. "Todo mundo admirava a boa criação do selvagem", escreveu Hester Thrale, anfitriã da sociedade.[32] O "Homem de Otaheite", como os jornais o apelidaram, foi pintado por sir Joshua Reynolds, ilustre retratista da época, de corpo inteiro numa pose aristocrática vestindo uma túnica esvoaçante e um turbante. Outra pintura, de William Parry, o colocou sob o escrutínio científico de Banks e Solander, seu olhar para além do espectador lhe conferindo uma humanidade cheia de dignidade. Colocar um "nativo" em pé de igualdade com europeus estava além da contemplação da maioria das pessoas, incluindo o escritor Samuel Johnson, um crítico das viagens de Cook que insistia que "um grupo de selvagens é igual a qualquer outro".[33] Johnson conheceu Omai e ficou chocado com "a elegância de seu comportamento", uma impressão que ele se sentiu forçado a justificar: "Ele passou seu tempo, enquanto esteve na Inglaterra, apenas nas melhores companhias, de modo que tudo o que ele aprendeu sobre os nossos modos foi polidez. Como prova disso [...] lorde Mulgrave e ele jantaram um dia em Streatham; os dois se sentaram de costas para a luz à minha frente, de modo que não consegui ver direito, mas havia tão pouco de selvagem em Omai que fiquei com medo de falar com qualquer um deles, para que eu não confundisse um com o outro".[34]

Não surpreende que, quando Omai reencontrou Thomas num jantar da Royal Society, ele expressou sua alegria em revê-lo e pediu para se hospedar com ele em Hertford de novo. Àquela, descobriu a família Dimsdale, o jovem havia se tornado proficiente nas atividades de lazer de sucessivos anfitriões afluentes: Omai jogava cartas bem e costumava vencer, era capaz de "usar uma arma com destreza", havia aprendido, sozinho, a patinar e era um cavaleiro habilidoso e destemido que "dava os saltos mais perigosos sem medo". Ele também tinha melhorado suas habilidades no xadrez, um jogo que aprendera com os marinheiros do *Adventure* durante a longa viagem para a Inglaterra. Numa visita a lorde Sandwich, primeiro lorde do almirantado e copatrocinador, com Banks, de sua temporada na Inglaterra, as habilidades de enxadrista de Omai foram questionadas por um convidado cético. O cavalheiro foi convencido a colocar suas próprias capacidades contra o insular, registrou Thomas, e venceu três partidas sucessivas. Deixando o tabuleiro de lado, o homem comentou: "É extraordinário o suficiente que tenham instruído essa pobre criatura ignorante a ponto de ele conhecer as peças e as jogadas, mas estou cansado de jogar com ele, é possível ver que ele não sabe nada sobre o jogo". Omai o puxou pela manga e o convenceu a jogar mais uma partida. Ele se sentou diante do tabuleiro e ganhou com facilidade quatro partidas, enquanto os espectadores ridicularizavam seu oponente. "A superioridade de Omai ficou aparente", escreveu Thomas, "que então explicou ao seu antagonista que só tinha perdido as primeiras partidas para entender a maneira de jogar dele, e que dali em diante o derrotaria sempre que o outro estivesse disposto a jogar."

Thomas não tinha intenção de idealizar Omai nem procurar sinais de "nobreza"; ele simplesmente tinha se dado ao trabalho de conhecer o homem a quem havia protegido da varíola. Durante essa segunda visita de seis semanas, Thomas reconheceu que a dificuldade de seu hóspede de pronunciar várias consoantes da língua inglesa e sua risada "um tanto boba" provocavam o preconceito dos demais, quando, na verdade, ele "tinha uma grande generosidade e educação naturais". O médico identificou a hipocrisia que cercava o experimento mal definido do "Homem de Otaheite". "Foi bastante incômodo para mim ouvir alguém desejar que ele entendesse de agricultura, outros nessa ou naquela atividade profissional, e, ainda que talvez eles mesmos quase não conhecessem nada daquilo, era esperado que o pobre homem aprendesse uma variedade de coisas em tão pouco tempo." Mesmo assim, Omai estava feliz na casa dos Dimsdales, muitas vezes fazendo uma comparação tão favorável da Inglaterra com seu país que Thomas chegou a perguntar se ele queria ficar de vez. O jovem respondeu que não, explicando de forma incisiva: "Tenho relacionamentos e amigos em Otaheite que me amam, e lá eu sou alguém. Aqui não sou ninguém".

Em junho de 1776, quase dois anos depois de chegar à Inglaterra, Omai zarpou para o sul do Pacífico na terceira expedição do capitão Cook. Ele chegou no ano seguinte a Huahine, que ficava perto de sua ilha natal, onde seus companheiros de tripulação construíram uma casa em estilo europeu para ele e lhe presentearam com gado, aves domésticas, sementes, armas, globos e outros itens de valor na Inglaterra, junto a uma série aleatória de presentes, incluindo um show de marionetes, um realejo, uma armadura (que ele vestiu para pisar em terra firme) e – de Banks – uma máquina elétrica.[35] Para muitos críticos, a coleção absurda levantava questões problemáticas sobre as limitações da cultura britânica e suas ambições de dominação imperial. O poeta William Cowper, em "The Task" [A tarefa], seu poema de 1785, imaginou Omai encalhado entre os dois mundos, desejando com melancolia notícias de uma Inglaterra corrompida:

> [...] gentle savage! whom no love of thee
> Or thine, but curiosity perhaps,
> Or else vain-glory, prompted us to draw
> Forth from thy native bowers, to show thee here
> With what superior skill we can abuse
> The gifts of Providence, and squander life.*

Cook zarpou em sua viagem final desastrosa, e Omai, a tela humana em que a elite britânica havia projetado sua arrogância e suas inseguranças, foi deixado junto a suas novas posses, para reconstruir sua vida na ilha depois de cinco anos de ausência.

Omai nunca recuperou as terras roubadas de sua família em Raiatea. Quando, mais tarde, outros marinheiros baixaram âncora em Huahine, ficaram sabendo que o jovem havia adoecido e morrido em 1780, ainda na casa dos 20 anos.

Thomas havia inoculado uma imperatriz e havia sido solicitado pessoalmente pelo rei da Inglaterra, mas seu coração era o de um reformista. Em 1776, ele publicou um novo tratado, *Thoughts on General and Partial Inoculations* [Ideias sobre as inoculações gerais e parciais], definindo novas propostas para ampliar a inoculação contra a varíola para os pobres e dedicado ao "Legislativo da Grã-Bretanha". Sua campanha o colocaria de novo sob os holofotes, mas também causaria

---

* [...] gentil selvagem! por quem nenhum amor por ti/ ou vós, mas talvez curiosidade,/ ou então glória vã, nos fizeram vos tirar/ de teus caramanchões nativos, para te mostrar aqui/ com que habilidade superior podemos abusar/ dos dons da Providência, e desperdiçar a vida. (N. da T.)

conflitos com os demais defensores da saúde pública sobre a maneira mais segura de oferecer acesso abrangente ao tratamento preventivo.

Àquela altura, os debates médicos sobre como realizar o procedimento tinham sido resolvidos. Em mãos experientes, o método revisado desenvolvido pela família Sutton e promovido por Thomas era altamente confiável, além de muito mais seguro do que o risco da varíola natural. Os mais ricos tinham sido os primeiros pacientes a se submeter ao procedimento, e as classes médias e de rendas mais modestas haviam adotado a inoculação quando o processo se tornou mais barato, menos oneroso e disponível com mais frequência. Em 1772, o vencedor do prêmio de poesia da Universidade de Oxford foi William Lipscomb, com "On the Beneficial Effects of Inoculation" [Sobre os efeitos benéficos da inoculação], que celebrava a tecnologia para proteger "as belezas sagradas da ilha da Britânia".[36] A correspondência particular de famílias afluentes sempre continha relatos da inoculação das crianças, e a família Sutton e seus imitadores continuaram obtendo belos lucros.

Para os pobres, no entanto, os custos ainda eram altos demais. A maioria continuava desconfiada, pelo menos até a ameaça de uma epidemia aparecer. Apesar do grande sucesso da inoculação, escreveu com frustração em 1779 Benjamin Pugh, um médico de Essex aposentado, "é maravilhoso como ela foi negligenciada pelas pessoas comuns nos últimos sete ou oito anos. Parece quase esquecida em muitas partes deste reino, como se ela nunca tivesse sido conhecida, até a varíola natural aparecer seguida sempre de casos malignos, o que as desperta de sua letargia".[37] A alta taxa de transmissão da varíola significava que ninguém, de idade alguma, estava a salvo a menos que estivesse inoculado, argumentou Pugh, mas os benefícios completos da inoculação só se fariam sentir quando o procedimento "fosse disseminado". Ele propôs uma lei que obrigasse os sacristãos a supervisionar a inoculação de todas as crianças pobres, com pesadas sanções para os pais que se recusassem.

> Essa não seria uma forma de difundir as bênçãos dessa descoberta em sua plenitude? Nessa lei, aqueles que, por obstinação, singularidade ou, como pudessem fingir, escrúpulos de consciência, se opusessem a essa medida deveriam estar sujeitos a alguma sanção, como, por exemplo, serem impossibilitados de votar em eleições ou de serem admitidos em sociedades providentes em benefício de si mesmos ou das famílias.

Haveria muitas vantagens além de salvar vidas, sugeria ele, incluindo o fato de que "nações estrangeiras fariam negócios com os ingleses com mais liberdade quando o medo de serem surpreendidas por essa terrível doença fosse eliminado".

A dificuldade de expandir a inoculação para os mais pobres da sociedade era agravada por um segundo problema: o contágio. Entre médicos bem informados, as velhas ideias de uma "semente inata" da varíola dentro de cada indivíduo tinham ficado para trás: Thomas e os demais estavam cada vez mais convencidos de que a doença se espalhava entre as pessoas pelo ar ou por superfícies contaminadas. Indivíduos recém-inoculados podiam transmitir o vírus durante a fase do contágio com tanta facilidade quanto quem contraía a varíola natural. O filantropo Jonas Hanway, queixando-se do "descuido" de pacientes e inoculadores que espalhavam a infecção e comprometiam a "bênção" da inoculação, exigiu uma regulamentação do governo.[38] Ele propôs um sistema de certificados oficiais – uma espécie de passaporte da inoculação – que confirmasse que um indivíduo tinha sido inoculado ou havia contraído varíola natural e que fosse solicitado para admissão em instituições ou locais de trabalho na capacidade de serviçais ou aprendizes. Para reduzir o contágio, casas de isolamento deveriam ser criadas para inoculação e equipes médicas deveriam ter "trocas de vestuário, em especial para essa atividade".

O tratado de Thomas definiu suas próprias propostas a fim de reconciliar a tensão entre os benefícios inquestionáveis da inoculação

294 A IMPERATRIZ E O MÉDICO INGLÊS

para os indivíduos e os potenciais riscos de contágio para a comunidade. Em vilarejos e cidades pequenas, como as que ficavam perto de sua casa, inoculações coletivas nas quais todos eram tratados ao mesmo tempo já tinham demonstrado ter alta eficácia. Até em cidades maiores, como Hertford, a própria experiência de Thomas conduzindo três inoculações de uma comunidade inteira, com poucos anos de intervalo entre os procedimentos, significava que menos de seis pessoas tinham morrido de varíola em dez anos – um número surpreendentemente baixo. Ele rejeitava a ideia de forçar a inoculação às pessoas, recordando as palavras de Catarina sobre o poder de persuasão que tanto o tinham impressionado em Tsárskoie Selô. Em vez disso, ele pedia que a legislação obrigasse cada paróquia "a oferecer a inoculação a todos os pobres que estivessem dispostos a recebê-la" a cada cinco anos.[39] Para garantir que os pacientes pobres pudessem fazer o isolamento, eles e suas famílias deveriam receber auxílio financeiro durante o período de contágio, recomendou Thomas, e as autoridades paroquiais mais avarentas – que muitas vezes empregavam inoculadores amadores, como ferreiros, para economizar – deveriam ser obrigadas a usar inoculadores qualificados (o tema favorito de Thomas) e não "brincar com a vida de seus semelhantes indigentes".[40]

Os benefícios das inoculações coletivas em cidades e comunidades rurais eram evidentes, mas as áreas urbanas, em especial Londres, eram outra história. Na grande metrópole, cuja população chegava a cerca de 750 mil pessoas, não existia a possibilidade de inocular todos os habitantes mais pobres de uma vez, mesmo se sua desconfiança em relação ao procedimento pudesse ser superada.[41] Praticamente nenhum cuidado residencial estava disponível para quem não pudesse pagar por ele: com exceção do Hospital Foundling, o Hospital da Varíola de Londres, com sua capacidade muito limitada e sua política de não admitir crianças com menos de 7 anos, era o único local que fornecia tratamento gratuito. Para lidar com o problema, médicos reformistas – muitos dos quais eram quakers e dissidentes – propunham uma abordagem alternativa: a inoculação em casa. Em 1775, o médico quaker John Coakley Lettsom, que tinha acabado de libertar cinquenta homens e mulheres escravizados herdados com a propriedade de seu pai nas ilhas Virgens, formou uma Sociedade para a Inoculação dos Pobres em suas Casas. Dois anos depois, a organização estabeleceu um Dispensário de Inoculação Geral, que oferecia tratamento ambulatorial gratuito para os londrinos pobres. O dr. John Watkinson, um dos fundadores da sociedade com Lettsom, publicou um folheto promovendo o plano de ampliar o acesso ao procedimento tanto por uma questão moral quanto política: "Uma vez que a força de uma nação é, em grande medida, proporcional ao seu número de habitantes, todas as tentativas de aumentar a população por meio da preservação da vida são justificadas em termos de patriotismo e humanidade".[42] Na prática da inoculação, Watkinson declarou majestosamente, que "vemos a engenhosidade humana se opondo à destruição por parte de uma terrível doença, e a arte da medicina triunfando, como está, sobre os poderes da morte".

Thomas compartilhava esse sentimento, ainda que não a linguagem dramática, mas discordava fundamentalmente dos métodos. Quando os organizadores do dispensário o convidaram para ir a uma taverna e pediram seu apoio, ele se recusou a se envolver.[43] A inoculação domiciliar e no dispensário seria perigosamente contraproducente, alertou ele: ela protegeria alguns, mas exporia muitos a um contágio que eles, de outra forma, talvez conseguissem evitar. Na capital, escreveu Thomas, os pobres viviam "em becos, quadras e travessas fechados, em geral frios, sujos e em grande situação de carência, até mesmo de roupas de cama [...] frequentemente existem diversas famílias sob um único teto". Em situações de tanta miséria e superlotação, em que homens e mulheres saem para trabalhar para alimentar suas famílias, não havia esperança de que os pacientes inoculados permanecessem em isolamento. Mais uma vez, ele recorreu a estatísticas para provar o que dizia, atualizando a tabela de James

Jurin baseada nos Relatórios de Mortalidade de Londres para mostrar que, desde que havia analisado pela última vez os números quando estava na Rússia, oito anos antes, a proporção de fatalidades causadas pela varíola havia aumentado de 1 em cada 8 mortes na capital para 1 a cada 6. Cerca de duas mil pessoas morriam por causa da doença todos os anos em Londres, e quase quatro mil em anos de epidemia.[44] Isso, argumentava ele, se devia às inoculações parciais dos pobres, algo que tinha conseguido salvar algumas vidas à custa de muitas outras. "A inoculação tem sido, em geral, mais prejudicial do que vantajosa na cidade de Londres [...] A perda recaiu principalmente sobre aqueles que não são os membros menos úteis da comunidade, a saber, os jovens, os filhos de comerciantes menores e os trabalhadores pobres."

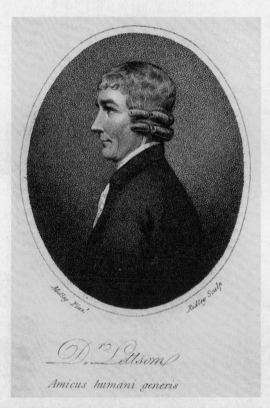

Dr. John Coakley Lettsom.

A celebridade 297

Para tentar reconciliar os interesses conflitantes dos indivíduos e da comunidade, Thomas tinha uma proposta pessoal. Ele sugeria angariar fundos por doação para ampliar o hospital de varíola em St. Pancras, murando seus quatro acres de terreno, e então convidar os londrinos pobres a serem inoculados ali com um isolamento seguro. Reconhecendo que "entre as classes mais baixas na metrópole, assim como em muitos outros lugares, a voz coletiva é contra a inoculação", ele propunha oferecer um incentivo: todas as pessoas inoculadas receberiam roupas novas depois do procedimento – "duas camisas novas ou trocas de roupa" – e 2,5 xelins. Ele concluía com um apelo para que o governo apoiasse o plano como um ato de patriotismo: "Como somos a primeira nação europeia a receber e encorajar a inoculação, também podemos ter a honra de ser a primeira a ter generosamente difundido esse benefício para a comunidade de modo geral; e transmitir isso para a posteridade".

Apesar das intenções honradas de ambos os lados, o debate sobre proteger os pobres das áreas urbanas se tornou uma disputa pública acalorada e, às vezes, agressiva. William Black, médico irlandês formado em Leiden, parte da nova e ascendente geração de médicos ativistas, era um dos muitos a argumentar que as tabelas de mortalidade, que tinham tido um papel inicial tão importante em demonstrar os benefícios da inoculação, eram rudimentares demais para levar em consideração fatores mais complexos como a expansão populacional e os avanços e recuos da doença epidêmica. Ele fez um forte ataque a Thomas, ridicularizando seus grandiosos títulos russos e acusando-o de contribuir pessoalmente com o contágio ao inocular "todas as pessoas ricas de Londres e arredores", que eram tão propensas a espalhar o vírus quanto os pobres. Ele se concentrou no calcanhar de Aquiles de Dimsdale: sua fraqueza por clientes que pagavam caro. Comparando o barão a um clérigo hipócrita que condenava os jogos de azar enquanto um deque de cartas caía de sua manga, Black bradou: "Se ele está falando sério ao considerar a inoculação parcial tão danosa para a comunidade, é altamente criminoso por parte dele ser um dos instrumentos mais ativos dessa destruição".[45]

Retratado como um hipócrita ganancioso e equivocado, Thomas se manteve firme em suas crenças, como sempre fazia. Sua longa carreira tinha acompanhado a evolução da inoculação, de um experimento polêmico para um procedimento amplamente aceito que salvava vidas. Naquele momento, ele estava determinado a proteger a reputação da prática, que ele temia ser irreparavelmente prejudicada se fosse vista como algo que piorava a disseminação da varíola. Para Thomas, até mesmo uma morte causada pela inoculação era excessiva. Para Lettsom, essa postura purista estava deixando os pobres incapazes de se proteger. A dupla trocou argumentos numa guerra de folhetos nada edificante na qual o mais jovem satirizou o "Grande Inoculador, que reivindicava direitos exclusivos sobre a teoria e a prática da inoculação". "Comentários" e "réplicas" iam e voltavam entre os dois médicos, que bizarramente revisavam os manuscritos um do outro antes da publicação.[46] Depois de um interesse inicial, o público ficou entediado com o atrito. Em 1779, o *Monthly Review* resumiu a mais recente intervenção de Lettsom como: "Um desentendimento mais pessoal, de um tipo bastante desagradável. Desejamos sinceramente que esta seja a última publicação nessa disputa insignificante e degradante".

Depois de dois anos, eles fizeram as pazes, alertados por Fothergill de que a discussão estava prejudicando a dignidade da profissão.[47] A reputação dos dois foi maculada, mas havia sobrevivido, assim como a amizade, com sua base quaker. Havia outras batalhas para serem travadas nas quais os dois estavam do mesmo lado. Em 1788, ambos tinham se tornado assinantes da nova e influente Sociedade com o Propósito de Promover a Abolição do Tráfico de Escravos, na qual nove dos doze fundadores eram quakers.[48] O Parlamento nunca respondeu ao pedido de apoio de Thomas para a inoculação hospitalar para os pobres e a opinião de Lettsom sobre o tratamento ambulatorial disseminado foi prejudicada pela contínua desconfiança de Londres em relação à prática.

"Na minha opinião, desde a origem da prática médica, nunca houve uma polêmica na profissão que suscitasse mais repercussões para a humanidade", escreveu Black sobre o desafio da inoculação urbana. "Não é apenas política, mas também uma grande questão nacional." Expandir a proteção contra a varíola para toda a população não seria alcançada com a inoculação, ainda que a prática tenha sido fundamental para preparar o terreno para o próximo estágio revolucionário na luta contra o vírus brutal. Thomas viveria, por pouco, para ver o surgimento de uma tecnologia nova e transformadora criada inteiramente com base no que ele e os demais haviam feito: a vacina.

10
O ÚLTIMO ENCONTRO

"Jamais esquecerei que ele preservou a mim, a meu filho
e os meus netos da terrível doença da varíola."

Catarina, a Grande[1]

Em meados de junho de 1781, intensas tempestades de verão casti-
garam o canal da Mancha. Durante vários dias, o paquete a caminho
de Ostend buscou abrigo do mau tempo no porto de Dover, com os
passageiros impacientes por uma trégua no tempo. Entre eles estava
o barão Thomas Dimsdale, 69 anos, rumo a sua segunda – e última
– viagem para a Rússia.

As circunstâncias eram muito diferentes da primeira visita do médico treze anos antes, ainda que a missão fosse a mesma: a inoculação.
Thomas havia tratado Catarina e Paulo, seu filho, e a confiança dos dois
nas habilidades do médico era absoluta. Eles haviam mantido contato,
trocando presentes, cartas e notícias das respectivas famílias. Quando
chegou o momento de inocular a geração seguinte na linha de sucessão do trono imperial russo – os filhos de Paulo: Alexandre, de 3 anos,
e seu irmão Constantino, de 2 anos –, o médico inglês foi chamado.

Sem se deixar intimidar pelos mais de 5.400 quilômetros somados
da viagem de ida e volta, Thomas aceitou o convite de imediato e se

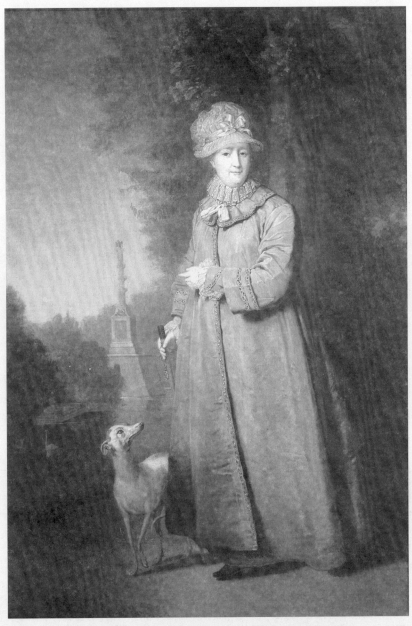

Catarina II em Tsárskoie Selô, por Vladimir Borovikovsky. O galgo italiano aos pés dela é Zemira, descendente dos dois cachorros dados por Thomas Dimsdale à imperatriz.

apressou para concluir sua quarta e última publicação para ir atender ao chamado da imperatriz. *Tracts on Inoculation* [Tratados sobre inoculação], com suas consideráveis 249 páginas, foi finalizado "com certa rapidez", como ele confessou para os leitores, "por conta de um dever repentino de comparecer à corte da Rússia uma segunda vez".[2] Na verdade, ele havia ficado lisonjeado e feliz com o chamado. Seu novo volume, dedicado a Catarina, retribuiu o enaltecimento com a mesma lealdade que ele sempre demonstrou:

> a notável coragem com que Sua Majestade Imperial expôs a si mesma aos primeiros experimentos de uma prática pouco conhecida anteriormente na Rússia [...] Sob a influência de exemplos tão ilustres como o de Sua Majestade e de Sua Alteza Imperial, o grão-duque, a introdução da inoculação foi facilitada nos domínios de Sua Majestade e vai, creio eu, promover consideravelmente a força e a felicidade do império.

O livro finalmente cumpriu a promessa de Thomas: publicar em inglês todos os cinco tratados escritos em São Petersburgo por ordem da imperatriz, junto aos relatos das ansiedades, do sigilo e dos triunfos da visita.

Thomas sentia o mesmo zelo dedicado à campanha de expansão da prática da inoculação que sentiu da última vez que vira Catarina, mas os anos que se seguiram haviam trazido mudanças para sua vida estável. Depois dos destemperados debates públicos sobre a melhor forma de proteger da varíola os pobres de áreas urbanas, ele havia se aposentado da prática médica quando sua visão ficou embaçada em decorrência da catarata (uma operação em 1783 restauraria sua visão). Até então, ele olhava para o mundo através das lentes dos óculos. Em 1780, ano que também trouxe a morte do dr. John Fothergill, seu grande amigo, Thomas se tornou o membro do Parlamento para Hertford. A popularidade local e a reputação profissional de Thomas garantiram sua vitória eleitoral, impulsionada pelo forte eleitorado quaker da cidade. Se ainda fosse membro do grupo, ele não poderia ter feito o juramento de fidelidade ao rei – um requisito que efetivamente barrava os quakers de chegar ao Parlamento britânico. Ele levou os princípios pacifistas de sua criação para Westminster, votando por encerrar a guerra longa e sangrenta com os Estados Unidos e conceder independência às colônias estabelecidas por seus ancestrais.[3] Além disso, sua preferência por conversas cara a cara, em vez de falas públicas, significava que ele era, literalmente, pouco ouvido na câmara. Um relato acerca de um de seus discursos gravados, sobre tributos, conta que Thomas havia "falado por um tempo, mas em tom tão baixo que não pudemos ouvi-lo com clareza".[4] "A oratória não é um de seus talentos", concordou o *English Chronicle*, mas previu que ele "votaria sobre todos os temas baseando-se na influência imparcial de seus princípios e suas convicções".[5]

A vida pessoal de Thomas também tinha mudado drasticamente. Sua amada esposa, Ann, mãe de seus sete filhos, morreu em 9 de março de 1779, depois de um período longo e doloroso marcado por problemas de saúde. Em suas horas finais, ela lembrou o marido de seu único pedido: ser enterrada no cemitério quaker, em Bishop's Stortford, "o mais próximo possível de onde você vai ficar". Esse pedido comovente foi atendido e, desolado, Thomas escreveu pouco tempo depois:

> Vivi em matrimônio com essa mulher excelente por mais de 32 anos e meio e, durante todo esse período, nunca tivemos nenhuma diferença, nenhuma palavra indelicada se passou entre nós, e pouco antes de sua morte, assim como diversas vezes ao longo de nossa vida, declaramos mutuamente que não apenas vivemos em harmonia, mas nenhum foi infeliz por causa do outro.[6]

A profunda solidão de uma segunda viuvez não combinava com um homem que sempre buscara o amor e a companhia próxima da vida conjugal. Apenas oito meses depois, em 3 de junho, Thomas se casou de novo. Sua terceira esposa, Elizabeth Dimsdale, era a filha quaker solteira de um primo também médico, Joseph Dimsdale. Aos 47 anos – vinte mais jovem que ele –, ela já era uma amiga que lhe mandava cartas animadas de viagens para o exterior e – assim como Catarina – compartilhava sua predileção por cães de estimação. Talvez ciente de sua aparente pressa em se casar, ele escreveu para seu irmão John depois das bodas: "o desejo que eu tinha de garantir como uma companheira de vida a pessoa que estimo mais que todas no mundo e a certeza da receptividade por toda a minha família foram meus estímulos; espero que seja algo razoável para qualquer homem da minha idade".[7]

Elizabeth, agora baronesa Dimsdale, provou ser a parceira que Thomas desejava. Ela era afetuosa, uma hábil administradora do lar que mais tarde escreveria seu próprio livro de receitas, e dona de um espírito aventureiro que a fez se juntar a ele na viagem de carruagem rápida na longa jornada até a Rússia.[8] O casal, que tinha levado seu cachorro, Fox,[9] e um carregamento de chocolate quente, também foi acompanhado de Henry, seu criado alemão, e, numa segunda carruagem, do reverendo John Glen King, antigo capelão inglês de São Petersburgo que Thomas havia conhecido em sua primeira visita.[10] Finalmente partindo de Dover, com seu clima tempestuoso, o grupo enfrentou uma travessia difícil e um caso grave de enjoo em alto-mar enquanto seguia rumo ao leste via Bruxelas, Colônia e Dresden, antes de chegar a Königsberg e pegar a antiga rota pela revolta costa do Báltico até Riga. Elizabeth, que tinha uma natureza curiosa e olhar mais aguçado para custos e hierarquia social que o marido, registrou a viagem em seu diário.[11] A fama do barão lhes garantiu uma generosa recepção de uma sucessão de dignitários e casas aristocráticas em todo o norte da Europa, mas as longas distâncias entre elas eram pontuadas por estadas em hospedarias e estalagens, muitas vezes sujas e, às vezes, perigosas. Numa parada, o melhor chapéu de Thomas e a peruca do reverendo King foram roubados, o que desencadeou uma corrida para encontrar substitutos. Depois disso, o casal Dimsdale passou a dormir muitas vezes na carruagem. Elizabeth corajosamente enfrentou os perigos das estradas, certa vez perdendo um sapato enquanto afundava até os joelhos em areia movediça. Ela só se assustou quando a carruagem foi transportada por balsa de forma arriscada por grandes rios à noite ou foi inundada até o eixo das rodas pelas ondas nas areias expostas do istmo da Curlândia. A rota atravessava fronteiras definidas após a última visita de Thomas, conforme a ascensão da Rússia e da Prússia resultaram num avanço sobre o território polonês.[12]

Por fim, depois de sete semanas de estrada, o grupo chegou, à uma hora da tarde de 8 de agosto, a São Petersburgo.[13] Elizabeth, assim como tantos outros visitantes ingleses antes dela, ficou encantada. A cidade, desenvolvida e expandida sob o reinado da imperatriz, era

> um lugar muito mais sofisticado do que eu esperava. Quando da minha chegada, ela pareceu muito grandiosa, uma vez que todos os campanários e pináculos estão cobertos de estanho e bronze, alguns de dourado, e o sol brilhando por inteiro sobre eles foi uma imagem muito feliz. O palácio é uma construção bela e prodigiosa, e muitas casas elegantes estão espalhadas pela cidade [...] A vista da margem do rio Neva revelou uma das paisagens mais vibrantes e grandiosas que já contemplei.

A família Dimsdale mais uma vez recebeu os luxuosos aposentos na rua Millionnaya, mobiliados com uma larga cama inglesa com dossel de seda carmesim e foram servidos por uma empregada inglesa, "uma cozinheira simples extremamente hábil". A baronesa Dimsdale ficou satisfeita ao descobrir que seu status lhe permitia uma carruagem levada por até seis cavalos. "Temos tudo de mais belo e elegante", escreveu ela numa carta para casa.[14]

Dois dias depois da chegada, acompanhado do dr. Rogerson, médico de Catarina, Thomas foi visitar a imperatriz e o grão-duque em Tsárskoie Selô, onde eles estavam fugindo das rígidas formalidades da corte e do calor da cidade. O vínculo entre médico e pacientes, forjado no intenso drama das primeiras inoculações, manteve-se forte como nunca. Para a imperatriz, a chegada dele trouxe de volta memórias da febre, da tontura e das longas caminhadas pelos jardins do palácio para ajudar em sua recuperação. Paulo, cuja infância havia sido marcada pela morte do pai, recordou o carinho e o afeto recebidos de Thomas na adolescência. Ambos receberam o médico "com muita generosidade [...] como um velho amigo", contou ele à esposa. "Disseram muitas coisas amáveis e gentis, que a visita dele lhes trouxe muito prazer."

Enquanto os dois netos da imperatriz eram preparados para a inoculação, Elizabeth aproveitava cada oportunidade para explorar São Petersburgo. Ao visitar o Hermitage, a galeria e os apartamentos adicionados por Catarina ao palácio de inverno, ela admirou as joias da coroa incrustadas de diamantes e "uma belíssima imagem de Catarina em tamanho natural vestida com o uniforme dos homens da Guarda". O retrato equestre de Eriksen, encomendado como parte da construção da imagem de Catarina ao assumir o trono, tinha como objetivo representar suas qualidades de liderança "masculinas". O símbolo havia sido substituído pela realidade depois da vitória russa sobre os turcos – que trouxe controle sobre a Crimeia e acesso ao mar Negro – e a expansão para o oeste na Polônia. A ambiciosa Comissão Legislativa da imperatriz havia ruído quando a atenção da governante se voltou para a guerra, mas desde então ela havia modernizado a governança e a administração provinciais em seus complexos domínios. Em pouco tempo, Catarina embarcaria numa reforma educacional e num novo estatuto para explicitar o status e o papel alicerçador da nobreza. A idade não diminuía seu ritmo: seu ímpeto de construir e melhorar estava mais forte que nunca.

O olhar curioso de Elizabeth captou exemplos do poder sutil de Catarina: ela admirou sua impressionante coleção de arte criada por sir Robert Walpole, o primeiro primeiro-ministro da Grã-Bretanha, comprada do neto do parlamentar, que estava muito endividado, por uma pechincha. A biblioteca de 6.800 volumes de Voltaire, correspondente e admirador de Catarina que havia morrido três anos antes, completa com seus textos comentados sobre a inoculação, agora se encontrava totalmente instalada em São Petersburgo. Trabalhadores nas margens do Neva estavam dando os retoques finais na nova estátua equestre de Pedro, o Grande, feita por Falconet, cujo objetivo era conectar publicamente Catarina na mente do público com seu predecessor reformista e fundador da cidade.

Elizabeth ficou encantada com suas excursões pelos palácios e pelas atrações liberais da capital russa, como o Instituto Smolny das Nobres Donzelas, o primeiro estabelecimento educacional público da Europa para meninas. Mas também viu o lado oculto e brutal do despotismo iluminista de Catarina. "Os camponeses, ou seja, a maior parte dos súditos, vivem em condições abjetas de escravidão, são tratados como propriedade dos nobres e das pessoas de importância a quem pertencem, tanto quanto seus cavalos e cachorros", escreveu Elizabeth. Ela interrogou o jardineiro da imperatriz sobre sua equipe de funcionários e descobriu que "alguns dos senhores desses pobres escravos, que são homens cruéis, lhes dão tão pouco que eles parecem quase famintos e não são capazes de realizar um dia de trabalho". Os senhores ditavam todos os aspectos da vida de seus trabalhadores escravizados, tomando sua produção agrícola, ditando com quem iriam se casar e cobrando impostos de seus filhos homens.

O casal Dimsdale se encontrou em São Petersburgo com o reformador do sistema prisional britânico, John Howard, que estava na Rússia investigando as prisões e as políticas penais e descreveu ter testemunhado um espancamento com um cnute, uma espécie de chicote feito com uma tira de couro presa a um cabo de açoite.[15] Uma sessão de açoitamento, que às vezes envolvia centenas de golpes, costumava ser fatal. Elizabeth incluiu em seu diário o que um conhecido relatara em primeira mão de uma sangrenta execução pública em 1775 de Iemelian Pugachev, um líder cossaco que fingiu ser o imperador deposto Pedro III e liderou uma violenta revolta popular. A cabeça do líder rebelde foi cortada e empalada numa estaca (Catarina insistira numa decapitação rápida, em vez da tortura que a multidão pedia aos gritos); em seguida, suas mãos e seus pés foram cortados e exibidos para o público. O horror e a rapidez do levante e a "cegueira, estupidez, ignorância e superstição" de seus súditos abalaram profundamente a imperatriz, fazendo-a reorganizar e fortalecer o governo provincial.

Numa visita ao Kunstkamera, o museu criado por Pedro, o Grande, na outra margem do Neva, diante do palácio de inverno, Elizabeth pôde ver o manuscrito original da *Nakaz* da imperatriz: a compilação do pensamento político iluminista publicada em 1767 para orientar a criação de uma nova legislação na Rússia. Cuidadosamente preservado num pequeno cofre de bronze e exibido nas reuniões da Academia de Ciências, ele havia se tornado mais um talismã do que um manual de reformas, ainda que sua influência fosse reverberar até o século seguinte. Sua expectativa para a Rússia como um Estado europeu culto e tolerante era mantida por uma premissa que Catarina sempre seguiu enquanto liderava o império em desenvolvimento: "Uma sociedade de cidadãos, bem como tudo o mais, requer uma certa ordem fixa. Precisa haver algumas pessoas para governar e outras para obedecer".

Em 27 de agosto, o casal Dimsdale viajou de carruagem para Tsárskoie Selô, onde Elizabeth foi finalmente apresentada à imperatriz numa rara audiência privada. Como sempre, a simpatia e o encanto de Catarina funcionaram perfeitamente. "Fiz uma reverência para beijar sua mão, então ela se inclinou e me deu um beijo no rosto", escreveu Elizabeth. "Ela é uma mulher muito atraente, não tão alta quanto eu, mais robusta, com olhos azuis muito expressivos e um semblante sensato e delicado; no conjunto, ela é uma pessoa muito bonita." Desde a última visita de Thomas, Catarina havia mantido seu apetite tanto por amantes quanto para o trabalho árduo. Os dois Dimsdales jantaram com o príncipe Gregório Potemkin, a amada "alma gêmea" da imperatriz, conquistador dos turcos e talvez seu marido secreto, e admirou o traje magnífico de seu mais novo favorito, Alexander Lanskoy, "um jovem muito belo" de 23 anos.

Nem o sexo nem a amizade abalavam a disciplina diária de Catarina. "A imperatriz acorda cedo e com muita frequência está no jardim um pouco depois das seis, caminhando com sapatos de couro e levando diversos cachorros a seu lado", registrou a admirada baronesa. De volta a seus aposentos no centro do extravagante palácio, ela acendia a própria lareira, limpava o *rouge* da noite anterior e tomava café forte e quente enquanto alimentava os cachorros e começava a trabalhar. Thomas foi convocado para se juntar à sua caminhada antes das sete da manhã, quando o sol mal tinha nascido. Os jardins do palácio, com paisagismo em estilo inglês, ainda encantavam Catarina com sua beleza de fim de verão, por mais que a montanha-russa notadamente assustadora, a alegria dos anos de juventude em que ela vivia em busca de emoções, tivesse sido praticamente desativada. Uma pirâmide de pedra construída sob encomenda aguardava o sepultamento de Sir Thomas e Lady Anderson, os dois amados galgos italianos com que Thomas presenteara a imperatriz.

Os dois pequenos príncipes – "lindas crianças extremamente espertas e notáveis", segundo Elizabeth – eram mimados pela avó. A imperatriz lhes dava brinquedos de corda feitos de ouro e prata, apartamentos, servos e carruagens próprios, e um regimento de meninos soldados para cada: "ela não consegue recusar nada que eles pedem". Catarina tinha visto seu filho e herdeiro ser levado logo ao nascer, para ser criado pela imperatriz Isabel. Agora era ela a respon-

310   A IMPERATRIZ E O MÉDICO INGLÊS

sável pela criação e formação dos netos, em vez dos pais, Paulo e sua segunda esposa, Maria Feodorovna, com quem ele havia se casado pouco depois da morte de sua primeira esposa, no parto. Os nomes dos garotos foram escolhidos em preparação para o poder: Alexandre estava destinado a se tornar sucessor de Paulo no trono da Rússia, enquanto Constantino, seu irmão mais novo, deveria governar o Império Bizantino recriado de Constantinopla. O chamado "projeto grego" era um sonho que escapou até mesmo de Catarina e Potemkin.

Aos 52 anos, a imperatriz desempenhava seu papel de avó com uma mistura característica de indulgência amorosa e rigor intenso. Os jovens deveriam ser chamados pelo primeiro nome apenas, sem título, instruiu ela às duas governantas inglesas, alertando-as de que "o orgulho chegaria rápido o bastante sem que fosse encorajado". Ela havia começado a escrever uma série de histórias, dissertações históricas e outras obras especificamente para serem usadas na educação dos príncipes, e sua anglomania constante a fez pedir informações a Thomas sobre "o modo de tratamento exato observado no berçário da família real da Inglaterra". Em seu retorno a Hertford, ele faria questão de enviar uma descrição detalhada da rotina de criação das crianças reais, oferecido pela srta. Cheveley, a superintendente-chefe.[16] A rotina revelou ser um plano pragmático de despertar cedo, higiene matinal com água "bem fria", roupas íntimas feitas de flanela, longas caminhadas duas vezes ao dia ao ar livre (até oito quilômetros, mesmo para crianças de 3 e 4 anos) e uma dieta simples sem manteiga nem açúcar. "Esse é o seu dia a dia constante, cuja regularidade, com ar fresco e exercícios, faz dela a família mais saudável do mundo", concluiu a srta. Cheveley.

A saúde de Alexandre e Constantino não era tão bem administrada. Ao checar as anotações médicas dos garotos a fim de prepará-los para as inoculações, Thomas descobriu, para sua inquietação, que Constantino havia enfrentado 36 purgações num ano. À mesa da avó, os médicos relataram, os netos podiam comer frutas à vontade e costumavam pedir para comer pão entre o almoço e o jantar, o que os deixava difícil de agradar e relutantes a terminar uma refeição completa. Thomas foi sincero com a imperatriz. Ele descreveu suas preocupações numa carta, destacando a tendência de Catarina a mimar os meninos e recomendando uma alimentação mais apropriada. A imperatriz prometeu imediatamente fazer com que a rotina "fosse observada com rigidez", mas evitou assumir pessoalmente a responsabilidade pelos maus hábitos alimentares das crianças. Em vez disso, culpou os maus cuidados e os quartos abafados prescritos pelos médicos russos dos quais Catarina tanto desconfiava.

Os príncipes foram inoculados por Thomas em 7 de setembro, uma sexta-feira. Não houve nada do sigilo e da extrema tensão que cercaram o procedimento da imperatriz, mas a pressão sobre o médico continuou sendo enorme. "Alexandre teve uma reação bem intensa à inoculação. Ainda que nenhum sintoma alarmante tenha chegado a aparecer, o barão ficou naturalmente ansioso até tudo acabar", escreveu Elizabeth em seu diário. O estresse foi piorado pelos servos em pânico, que saíram correndo ofegantes dos aposentos do grão-duque para procurar Thomas, só para perguntar se Alexandre podia comer uma laranja. O garoto se sentiu muito mal antes que as pústulas da varíola surgissem. Um dia, sentado em sofrimento no colo da enfermeira, ele pediu que lhe trouxessem sua bolsa e pediu que os rublos de ouro que estavam nela fossem distribuídos entre a imperatriz, o casal Dimsdale e seus servos preferidos.[17] Pareceu "tanto como uma herança", comentou Elizabeth, "que fiquei muito emocionada".

Constantino, mais agitado que o irmão mais velho, passou ileso pelo procedimento, e logo as duas crianças estavam recuperadas. Eles nunca correram perigo, escreveu Thomas para seu primo médico na Inglaterra, acrescentando: "continuo recebendo sinais de favoritismo muito distintos da imperatriz, do grão-duque e da grã-duquesa e tive a honra de jantar com um ou outro quase todos os dias".[18] Paulo e Maria, tomados de alívio e gratidão, encheram os dois Dimsdales de presentes, incluindo mais uma tabaqueira incrustada com diamantes em esmalte azul e dourado, além de um medalhão de diamantes com mechas do cabelo castanho-claro dos príncipes. Depois de admirar as roupas dos meninos, Elizabeth ganhou de presente dois trajes com bordados elaborados e duas boinas, cada par tendo pertencido a um dos príncipes, um com fios de dourado brilhante e um em prata, além de uma roupa de bebê que era de Alexandre.

Com o procedimento bem-sucedido e concluído, o grão-duque e a grã-duquesa se prepararam para partir numa viagem de um ano pela Europa, deixando os filhos em casa. Aflita, Maria chorou desesperadamente e implorou a Thomas que lhe escrevesse todos os dias com notícias das crianças. Elizabeth também foi tomada pela onda de emoções que afetou boa parte da corte, enquanto a imperatriz andava calmamente pelo jardim, destacando que a viagem era decisão do casal e que eles não precisavam partir até que sua nora estivesse pronta para ir. Thomas, cujos olhos não estavam marejados, mas ainda carregando as próprias lembranças de ficar longe da família durante sua estada anterior na Rússia, entendeu a angústia. E enviou atualizações regulares para o grão-duque e a grã-duquesa, recebendo muitas cartas emocionadas de agradecimento dos dois. Com sua característica caligrafia desalinhada, Maria escreveu: "Eu o felicito de todo o meu coração, e meu marido e eu repetimos nossos agradecimentos, bem como a garantia de nossa eterna gratidão".[19]

Em 6 de outubro, conforme os dias se tornavam mais curtos e as noites, mais frias, a comitiva real retornou de Tsárskoie Selô para São Petersburgo. A carruagem da imperatriz era levada por dez cavalos e a do casal Dimsdale, por seis, enquanto outros oitocentos acompanhavam a cavalgada que deixou o palácio ao som de canhões e trombetas. A inoculação na Rússia ainda estava fortemente atrelada ao espetáculo, e o procedimento das crianças reais ofereceu uma nova oportunidade de influenciar pelo exemplo. Enormes multidões saíram para ver os príncipes, que estavam sentados ao lado da avó, e celebrar as inoculações bem-sucedidas. "No começo da noite a cidade foi iluminada, e houve muita exultação", escreveu Elizabeth. Mais celebrações ocorreram num baile na corte na noite seguinte e em 14 de outubro. Quando o calendário oficial da corte foi retomado depois das inoculações, os nobres da capital se reuniram no palácio de inverno para oferecer congratulações. Elizabeth ficou encantada de ser conduzida por eles, recebendo a honra de mais uma audiência privada com a imperatriz para a despedida antes de partir para a Inglaterra na manhã seguinte. Catarina recebeu o médico e a esposa pela última vez enquanto se vestia para a corte, parada diante de um grande espelho enquanto prendia seu robe de tecido branco e prateado. "Fui informada de que eu não poderia ter recebido uma demonstração maior de respeito do que uma despedida privada dessa maneira", comentou a baronesa Dimsdale efusivamente. "A imperatriz, quando me curvei para beijar sua mão, beijou meu rosto quando entrei no quarto, disse muitas coisas agradáveis e educadas e me desejou diversas vezes uma boa viagem, que eu chegasse bem em casa etc." Catarina foi o mais amável possível com a esposa, mas conversou demoradamente com Thomas, cuja amizade e cujos conselhos sinceros ela valorizara havia tanto tempo. "O barão e ela conversaram bastante", escreveu Elizabeth. Esse foi o último encontro dos dois. Ainda que a correspondência deles continuasse a atravessar a vasta distância entre Hertford e São Petersburgo, a imperatriz e o médico inglês nunca mais se veriam de novo.

Naquela noite, enquanto se preparava para partir, o casal Dimsdale recebeu um bilhete da imperatriz escrito à mão, uma resposta aos alertas de Thomas sobre a alimentação dos netos. Como sempre, ele havia falado a verdade para Catarina: uma qualidade que ela valorizava muito, mas raramente encontrava. Seu trabalho, ela escreveu em francês, era "uma prova revigorante do mesmo zelo e cuidado com minha pessoa e minha família que ele nunca deixou de demonstrar desde que tive a satisfação de conhecê-lo. Ele também pode ter certeza da minha gratidão sincera. Jamais me esquecerei que ele salvou a mim, meu filho e meus netos da terrível doença da varíola".[20]

O casal Dimsdale chegou a Dover no começo da noite de 30 de novembro de 1781, a jornada fria e desconfortável foi interrompida brevemente quando um homem corpulento e ameaçador tentou parar a carruagem deles perto de Riga. Recusando-se a usar as armas da carruagem, Thomas calmamente o afugentou "avançando de forma resoluta" com um pedaço de pau, apesar de mal conseguir enxergar: ele havia esquecido seus óculos em São Petersburgo. Um criado foi enviado para ir buscá-los, e a viagem prosseguiu.

Sãos e salvos em Hertford, e tendo recuperado os óculos, o médico pôde voltar a divulgar o livro que se apressara para terminar antes da viagem à Rússia. *Tracts on Inoculation* continha o conhecimento acumulado durante cerca de 45 anos como inoculador e refletia os passos gigantescos dados durante a vida do médico para compreender a varíola e sua prevenção. A inoculação, afirmou Thomas categoricamente, tinha se tornado "infalível" se realizada corretamente, e a técnica era "universalmente conhecida na Inglaterra".[21] Ele havia descomplicado ainda mais o método, simplificado o que havia desenvolvido no primeiro tratado e empregado em sua primeira visita à Rússia. A perfuração da pele agora era tão leve que poderia ser feita numa criança dormindo sem acordá-la, e ele não precisava mais prescrever nenhum preparativo com remédios ou alimentos para pacientes saudáveis, ainda que ele continuasse usando purgantes à base de mercúrio e uma dieta simples depois do procedimento e recomendando uma adaptação no processo para "pessoas frágeis e delicadas". A inoculação tinha se tornado cada vez mais padronizada, com a qual os médicos tratavam a doença específica, em vez de adaptar seu tratamento individualmente a cada paciente, com seus humores flutuantes imaginários.

Thomas acreditava que seus conhecimentos enquanto especialista ainda eram importantes para os melhores resultados possíveis, mas o monopólio inicial dos médicos sobre a prática tinha acabado. Até ele reconhecia que os pobres muitas vezes eram tratados de forma eficaz por "pessoas totalmente desconhecedoras da medicina". Sem regulamentação da profissão médica, inoculadores itinerantes de habilidades variadas podiam se apropriar da profissão, e muitas mães realizavam o procedimento nos filhos sem percalços.[22] Às vezes, amadores eram bem-sucedidos quando profissionais não eram. Na Escócia, objeções religiosas entre os pobres significaram que a inoculação nunca se tornou tão bem estabelecida quanto na Inglaterra.[23] Mesmo assim, um médico autodidata conhecido como Johnnie Notions conseguiu imunizar cerca de três mil pessoas em Shetland Islands nas últimas duas décadas do século XVIII usando sua versão caseira do método suttoniano.

Às vezes, mesmo em mãos supostamente especializadas, a inoculação falhava. O rei Jorge III e a rainha Carlota perderam seu filho de 1 ano, Alfredo, em 1782, e Otávio, de 4 anos, no ano seguinte, depois de serem inoculados pelos médicos da corte.[24] Arrasados, o rei e a rainha, ambos defensores convictos da inoculação, atribuíram as mortes à "Providência Divina" e nunca perderam a fé no procedimento.[25] De Kew, o rei escreveu para um dos filhos, o príncipe Guilherme: "Foi a vontade do Criador de todas as coisas encerrar um período da vida do querido Alfredo, que sem dúvida foi uma das melhores crianças que já conhecemos". O luto pela morte do filho assombraria o monarca, que mergulharia numa doença mental. Mas a reputação pública da inoculação, sempre guardada com tanto cuidado por Thomas, era agora poderosa demais para ser abalada pela tragédia da família.

Tracts on Inoculation também abordava as causas da varíola. Thomas sistematicamente destruía os argumentos tradicionais de que a doença era gerada por um miasma – "um estado epidêmico do ar" – ou existia como "sementes" dormentes em cada indivíduo. Quarentena e isolamento rigorosos dos doentes nas casas da peste tinham sido comprovados como formas de prevenção à varíola, demonstrando para os médicos conscienciosos que o vírus não podia se "autogerar". Dimsdale escreveu: "Portanto, eu defendo que a varíola é um veneno, ou (se soar mais agradável) uma doença do tipo contagioso, transmitida pela atmosfera infectada com eflúvios das pessoas doentes dessa enfermidade ou por contato com substâncias que mantêm fomes de infecção".[26] Ainda que não conseguisse explicar o mecanismo de contágio, ele estava efetivamente descrevendo a teoria dos germes oitenta anos antes de ser demonstrada por Koch e Pasteur.

No decorrer do livro, Thomas retornou às pedras fundamentais da filosofia natural iluminista do século XVIII: "observação e raciocínio simples", ao contrário da teoria herdada. Experiências e questionamentos atentos não só haviam estabelecido que a varíola se espalhava pelo contágio, como também tinham revelado que a inoculação agia mais rápido no corpo que a infecção natural, o que significava que os pacientes expostos por acidente ao vírus podiam evitar sucumbir à doença se tratados rapidamente. A doença mais assustadora da era podia ser contida por intervenção humana, mesmo depois de já ter invadido o corpo. O intenso foco na varíola estava levando os médicos a fazer mais perguntas importantes: o vírus podia ser enfraquecido por diluição ou usando apenas matéria variolosa de casos mais leves? Como, eles se perguntaram, ela se relacionava com outras doenças aparentemente similares, como a catapora ou até mesmo doenças de animais, como a varíola suína ou bovina? A descoberta de Edward Jenner que revolucionaria o mundo estava se aproximando.

Thomas havia explorado os mecanismos da inoculação, mas àquela altura sua prioridade era a ação. A tecnologia existia e funcionava, o desafio era expandi-la por toda a sociedade. Os ricos tinham, de modo geral, adotado o procedimento, e a classe média agora podia pagar por ele, escreveu Dimsdale. "Os pobres, cuja situação os impossibilita de arcar com o custo e que, se negligenciados, seriam os maiores sofredores, têm sido o objeto da minha atenção, e tenho procurado lhes oferecer todo auxílio ao meu alcance."[27] Thomas havia falado publicamente sobre os riscos de infecção se as pessoas inoculadas não conseguissem se isolar. Agora, ele mais uma vez fazia pressão por um programa nacional de inoculações coletivas controladas em que todos os membros de uma comunidade seriam tratados ao mesmo tempo, e todos os que recusassem o procedimento seriam mantidos afastados, em segurança. Ainda não havia financiamento estatal para a prática, mas os médicos ativistas estavam começando a fomentar programas de inoculação ambulatorial para os pobres até mesmo em cidades maiores, organizados pelos dispensários emergentes e apoiados por doações beneficentes. "Os cavalheiros médicos das cidades de Chester, Bath e da populosa cidade de Leeds, assim como de diversas outras, estão de acordo", comentou Thomas, encorajando outras cidades – incluindo Londres – a aprender com os métodos cuidadosamente controlados e bem-sucedidos. Os médicos estavam tratando os pacientes com o "devido cuidado", oferecendo remédios e alimentos de graça, instruindo-os a seguir as regras de isolamento para evitar o contágio e recompensando aqueles que provavam ter obedecido.

O projeto de inocular os pobres de Chester, no noroeste da Inglaterra, fora o mais sofisticado e visionário de todos os da Grã--Bretanha. Ele foi liderado por John Haygarth, nascido em Yorkshire e médico do Hospital de Chester, que tinha relações próximas com a rede reformista de cientistas dissidentes, incluindo os médicos quakers Fothergill e Lettsom. Num relatório sobre a epidemia de varíola na cidade em 1774, ele examinou os dados de mortalidade e descobriu que quase 1 em cada 6 morria, com as crianças com menos de 2 anos sendo as mais afetadas. Essas descobertas o levaram a fundar a Sociedade da Varíola em Chester, custeada por doações privadas, que começou a inocular crianças pobres em suas casas, quando uma nova onda epidêmica atacou, em 1780. Investigando mais, Haygarth analisou cada caso para definir suas origens, efetivamente inventando o sistema que hoje é conhecido como rastreamento de contatos e provando que a varíola se dissemina pelo contato próximo. Ele publicou as *Rules of Prevention* [Regras da Prevenção], com foco no isolamento, no ar fresco e na higienização das mãos, e propôs que os pais fossem pagos para manter seus filhos inoculados em isolamento durante o período de contágio, enquanto um sistema de fiscalização com inspetores significava que multas podiam ser emitidas para os infratores.[28] Alguns indagaram se essa abordagem interferiria na "liberdade inglesa", mas o médico argumentou que os inspetores deveriam ser vistos não como "espiões para detectar ganhos fraudulentos, mas como monitores amigáveis para alertar os desinformados sobre como evitar contaminar seus amigos e vizinhos".[29]

O modelo de Chester influenciou programas similares em Leeds, Liverpool e em outras cidades, incluindo Londres, Newcastle, Manchester e Glasgow. O medo, a apatia e o fatalismo gerais, desencadeados pela presença aparentemente constante da varíola, prejudicaram os esforços de médicos e outros ativistas para levar a inoculação aos pobres das áreas urbanas.[30] As dificuldades de controlar a infecção ainda impediam que a prática fosse oferecida regularmente para pacientes não hospitalizados. Os esforços eram muito mais bem-sucedidos em cidades comerciais e vilarejos, onde quatro quintos da população vivia no fim do século e onde tratamentos coletivos para toda a comunidade realizados com o auxílio para os pobres eram consideravelmente eficazes para diminuir as mortes causadas pela doença e reduzir sua grande incidência.[31] O sul da Inglaterra, onde inoculações gerais foram adotadas desde cedo, foi o local que mais se beneficiou.[32] Em Maidstone, Kent, cerca de seiscentas pessoas morreram de varíola nos trinta anos antes da primeira inoculação em massa da cidade, em 1766. Em 1782, o vigário local, John Howlett, relatou que o total desde então era de aproximadamente sessenta pessoas: "evidência ampla e satisfatória dos vastos benefícios que a cidade recebeu dessa invenção salutar!".[33] Quando uma comunidade experimentava uma inoculação coletiva bem-sucedida, ela costumava dar continuidade à prática sempre que uma epidemia de varíola ameaçava se manifestar. Além de salvar vidas, havia uma vantagem econômica: as cidades conseguiam preservar e impulsionar o comércio ao divulgar seus esforços para acabar com a varíola, e os custos das inoculações eram muito menores que os com tratamentos e enterros das vítimas da doença natural.

Nos locais onde era amplamente realizada com controles para evitar infecções cruzadas, a inoculação conseguia proteger uma comunidade da varíola. Essa verdade extraordinária levou médicos progressistas ao próximo passo lógico: a doença poderia ser erradicada por completo do país. Em *A Sketch of a Plan to Exterminate the Casual Smallpox from Great Britain* [Um estudo para eliminar a varíola natural da Grã-Bretanha], publicado em 1793, Haygarth – àquela altura membro da Royal Society – propunha um programa nacional e governamental de inoculação e reforço por meio da "regulação civil": recompensas e penalidades controladas por inspeção. De acordo com os cálculos estatísticos encomendados pelo médico, o projeto aumentaria a população da Grã-Bretanha de 8 milhões para 9 milhões em cinquenta anos. O governo, preocupado com a guerra contra a França revolucionária, não assumiu a sugestão dispendiosa e politicamente polêmica; quase duzentos anos se passariam até que a Organização Mundial da Saúde finalmente conseguisse realizar a erradicação mundial da varíola.

As décadas de desenvolvimento da inoculação na Inglaterra contribuíram com um novo entendimento, que foi muito além do procedimento em si. Avanços na tecnologia ampliaram os conhecimentos médicos sobre o contágio, o processo de infecção dentro do organismo e de patologia comparativa. As campanhas de Thomas, Haygarth e outros, para expandir os benefícios à população pobre uniu descoberta científica com ação social, promovendo o conceito de saúde pública como uma questão política. E havia mais: a inoculação também foi pioneira no uso de dados pela medicina. Desde a primeira tabela simples elaborada por Thomas Nettleton em 1722, comparando os dados de mortalidade da varíola natural com a inoculada, passando

320 A IMPERATRIZ E O MÉDICO INGLÊS

pelas análises detalhadas dos Relatórios de Mortalidade de James Jurin na Royal Society até os numerosos cálculos subsequentes feitos por Thomas Dimsdale e outros, a defesa da inoculação sempre foi feita por meio de argumentos numéricos. Gradualmente, objeções religiosas e supersticiosas foram contidas por conclusões racionais da "aritmética da medicina".[34] O termo foi cunhado pelo médico William Black, crítico de Thomas sobre a melhor maneira de proteger as classes pobres de Londres, que escreveu em 1789:

> acredito que a primeira alvorada da aritmética da medicina será encontrada no dr. Jurin, e foi o último recurso como apoio à inoculação, que estava dando seus primeiros passos, mas era vilipendiada na imprensa por médicos e sacerdotes. Foi pela demonstração em números do sucesso comparativo da inoculação com a doença natural que essa conspiração inveterada contra a prática pôde ser derrotada.[35]

Os dados, garantia ele, podiam triunfar contra o preconceito.

Conforme o fim do século se aproximava, alguns observadores creditaram mais uma transformação à inoculação: o rápido aumento da população da Inglaterra e do País de Gales, que, de 6 milhões apenas cinquenta anos antes, passara a beirar os 9 milhões (mesmo sem o plano de erradicação de Haygarth).[36] Em janeiro de 1796, um correspondente escreveu para a *Gentleman's Magazine* manifestando uma interpretação frequente da tendência: "O aumento de pessoas nos últimos 25 anos é visível a qualquer observador [...] A inoculação é o feitiço místico que produziu essa maravilha". A realidade era muito mais complexa: uma série de fatores econômicos e sociais afetou os padrões de doença e mortalidade na Grã-Bretanha, e esforços cada vez maiores para melhorar a disponibilização de atendimento médico e auxílio social estavam intricadamente conectados. Isso posto, a inoculação teve um impacto definitivo na incidência da varíola e reduziu de maneira inquestionável seu índice de mortalidade. Ela salvou centenas de milhares de vidas de todas as idades e garantiu que mais crianças sobrevivessem para ter seus próprios filhos.[37]

Cada vida individual salva e cada deficiência ou mutilação evitada representavam um triunfo do poder da inoculação. Mas a tecnologia, a principal contribuição médica do Iluminismo, provaria ser mais significativa em seu papel de base fundamental para o desenvolvimento que viria a seguir e mudaria o mundo.

Quando Edward Jenner, nascido em Berkeley, Gloucestershire, em 1749, era um jovem aprendiz de cirurgião no condado, ele ouviu uma garota da população rural comentar que não podia ser infectada com a varíola porque já tivera varíola bovina, uma doença relativamente leve transmitida pelas bolhas nas tetas da vaca infectada.[38] As pessoas tinham reparado no poder profilático da varíola bovina na Inglaterra fazia mais de um século, e em outras partes do mundo havia muito mais tempo, mas a relação não fora amplamente reconhecida nem provada. No começo da década de 1770, um inoculador de Gloucestershire chamado John Fewster apresentou a teoria – sugerida a ele por alguns pacientes – para uma sociedade médica local a que Jenner pertencia, mas não levou a pesquisa adiante. Alguns experimentadores testaram a mesma ideia de maneira informal, o mais famoso sendo Benjamin Jesty, um fazendeiro de Dorset que, em 1774, usou uma agulha para raspar e aplicar pus de varíola bovina nos braços da esposa e dos filhos quando estavam diante de uma epidemia de varíola.

O fenômeno se tornou cada vez mais claro para a mente ao mesmo tempo investigadora e perseverante por uma razão que ele destacaria mais tarde em seu histórico artigo de 1798, "An Inquiry into the Causes and Effects of the Variolæ Vaccinæ".[39] Quando foi convidado a inocular pacientes da zona rural, durante sua fase como médico local, ele descobriu que o procedimento muitas vezes não produzia o costumeiro caso leve da doença, ainda que os inoculados insistissem que nunca tinham contraído varíola antes. Algo os estava imunizando, mas apenas a inoculação – que se tornava cada vez mais popular graças ao simplificado método suttoniano – havia exposto esse fato ao desafiar ativamente a imunidade deles. "Esses pacientes, descobri, foram submetidos a uma doença que chamam de varíola bovina", escreveu ele. "Prevalece uma opinião vaga de que se trata de um preventivo à varíola."[40] Os fazendeiros só haviam feito a conexão recentemente, descobriu Jenner. "Provavelmente a introdução geral da inoculação motivou a descoberta." Ele começou a investigar mais a fundo a natureza e a origem da varíola bovina e suas propriedades profiláticas em potencial.

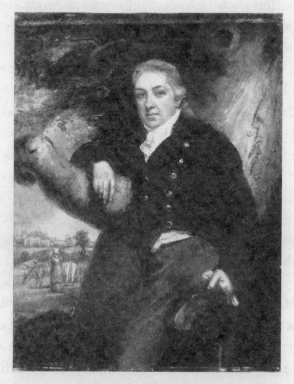

Dr. Edward Jenner.

Jenner coletou e documentou vários históricos de caso de indivíduos que provaram ser imunes à varíola por já terem contraído varíola bovina, às vezes muitos anos antes. Em 1796, àquela altura com 47 anos, ele usou a tecnologia da inoculação para testar sua teoria de maneira direta. Em 14 de maio, ele inoculou James Phipps, de 8 anos, filho de seu jardineiro, com linfa de varíola bovina proveniente de uma bolha da mão de Sarah Nelmes, uma leiteira que tinha sido infectada havia pouco tempo, supostamente por uma vaca chamada Blossom.[41] Nove dias depois, o garoto teve sintomas leves – incluindo apenas uma pústula no ponto da inoculação – e logo se recuperou. Em 1º de julho, ele foi inoculado da forma normal com a varíola, que não gerou nenhuma reação significativa: a criança estava imune. Depois de 27 anos de pesquisa, Jenner tinha obtido um resultado que entraria para a história. Ele escreveu para um amigo: "por fim consegui fazer o que espero há tanto tempo, transmitir o vírus vacinal de um ser humano ao outro pela forma comum da inoculação [...] Desde então, o garoto foi inoculado com a varíola, que, como me arrisquei a prever, não surtiu efeito. Agora devo realizar meus experimentos com ardor redobrado".[42]

Edward Jenner cumpriu a promessa. Quando a varíola bovina atacou fazendas leiteiras mais uma vez na primavera de 1798, ele realizou mais experimentos, usando pus diretamente de uma vaca infectada para inocular um garoto de 5 anos e, em seguida, inocular mais quatro crianças, uma a partir da outra, cada uma apresentando sintomas leves. Mais uma vez, as crianças revelaram estar imunizadas quando, na sequência, foram inoculadas da forma convencional com a varíola. Agora Jenner havia demonstrado que o poder de proteção da vacina da varíola bovina era preservado mesmo depois da transmissão de um braço para o outro entre indivíduos, o que significava que – se a cadeia pudesse ser mantida – não era preciso extrair material direto do gado. Não apenas isso, a prática era muito mais segura que a inoculação tradicional, uma vez que os pacientes tratados geravam apenas uma pústula e não aglomerados desfiguradores, e – o que era crucial – não havia risco de transmitir a varíola para outras pessoas da comunidade. Isso também tornou o procedimento mais barato, já que não havia razão para isolar os pacientes por duas semanas a fim de evitar o contágio.

A natureza revolucionária da contribuição de Jenner, publicada de maneira independente em seu *Inquiry*, junto às suas próprias ilustrações das pústulas feitas à mão, foi reconhecida imediatamente. "A substituição da varíola pelo veneno da varíola bovina promete ser um dos maiores avanços já realizados na medicina", escreveu seu amigo Henry Cline, um cirurgião que havia realizado a primeira vacinação em Londres em julho de 1798.[43]

Depois de alguns meses fazendo testes com o procedimento numa escala maior, a comunidade médica da capital ofereceu seu apoio à vacinação. A prática se espalhou com rapidez impressionante não apenas na Inglaterra, mas também na Europa, na América do Norte, na Índia, na América espanhola e em outras regiões do mundo que tinham uma postura cautelosa em relação à inoculação. Em 1801, Jenner afirmou que mais de 100 mil pessoas tinham sido vacinadas na Grã-Bretanha, onde os inoculadores ativistas Haygarth e Lettsom se tornaram alguns dos primeiros defensores. A mortalidade da varíola em Londres cairia de uma média de 91,7 mortes em cada mil no último quarto do século XVIII para 51,7 no primeiro quarto do século seguinte, e então 14,3 entre 1851-1875.

Na França, onde Napoleão era um poderoso defensor da nova tecnologia, cerca de 1,7 milhão de pessoas foram vacinadas em quatro anos a partir de 1808. A vacinação foi introduzida na América do Norte em 1800, e mais uma vez as comunidades médica e política ofereceram suas bênçãos sem hesitar. Thomas Jefferson, terceiro presidente dos Estados Unidos e outro defensor convicto, escreveu a Jenner em 1806: "O senhor apagou do calendário de aflições humanas uma de suas maiores. É sua a confortável constatação de que a humanidade nunca vai se esquecer de seu legado".[44]

Em 1801, amostras da vacina chegaram à Rússia, onde a família imperial estava impaciente para introduzir o novo procedimento, já testado nas províncias bálticas. Anton Petrov, um garoto de um orfanato de Moscou, foi a primeira pessoa no império a ser vacinada. Assim como o pequeno Alexander Ospenniy recebera de Catarina um título de nobreza ligado à inoculação, a criança foi rebatizada com o nome de Anton Vaktsinov em homenagem ao acontecimento. A linfa da bolha em seu braço se tornou uma fonte de vacina para uma série de outros pacientes. A vacinação se espalhou por novas e velhas capitais, chegando a mais de 64 mil pessoas na Rússia europeia apenas em 1804, antes de se expandir no ano seguinte para quase todas as províncias do império.[45]

A substituição da inoculação nem sempre foi tranquila. Na Grã-Bretanha, o medo da vacina da varíola bovina, por sua origem animal, fez com que alguns pacientes bastante aflitos – em especial os pobres de Londres – optassem pela técnica antiga, que lhes era familiar, mesmo quando a novidade foi oferecida. Quadrinhos satíricos retratavam pacientes desenvolvendo chifres e cascos depois de serem vacinados. Preocupações com a eficácia do procedimento e a qualidade inconsistente da vacina geraram novos questionamentos sobre o que exatamente era a vacina de Jenner. Aos poucos, foi revelado que sua proteção não era permanente, o que significava que os pacientes precisariam de doses de reforço. Em poucos anos desde sua descoberta, surgiu um movimento antivacina que oscilava, mas nunca desaparecia.

Apesar da oposição, a adoção da vacina continuou, e Jenner provou estar certo em sua previsão, feita em 1801, de que "agora se torna demasiado manifesto para ser debatido, que a aniquilação da varíola, a calamidade mais temida da espécie humana, deve ser o resultado final dessa prática".[46] Em 1980, depois de uma campanha de vacinação e fiscalização, a varíola foi declarada oficialmente erradicada, numa das maiores conquistas de saúde pública da história.

Merecidamente, a inovação de Jenner lhe traria fama mundial como uma das figuras mais importantes da história da medicina. A

326 A IMPERATRIZ E O MÉDICO INGLÊS

vacinação era um tratamento preventivo eficaz, seguro e acessível contra um vírus devastador que havia matado milhões de pessoas. Mas sua descoberta não surgiu do nada: ela havia sido construída com a perspicácia, a determinação, a coragem e o trabalho árduo de incontáveis homens e mulheres que, antes dele, haviam desenvolvido a tecnologia de base da inoculação. As observações de Thomas Dimsdale, Daniel Sutton e todos os demais inoculadores experimentais; a corajosa campanha de lady Mary Wortley Montagu, de Catarina II da Rússia, de Voltaire e de seus demais defensores; as análises meticulosas de James Jurin, Thomas Nettleton, John Haygarth e de outros coletores de dados; os séculos de cuidados preventivos fornecidos por tantos inoculadores "amadores" anônimos em continentes para além da Europa – todas essas pessoas criaram as pedras fundamentais sobre as quais Jenner pôde avançar.

Os primeiros vacinadores herdaram a técnica da inoculação, mas também uma gama de pacientes e profissionais já familiarizados com o conceito de medicina preventiva. O princípio central de infectar propositadamente um indivíduo saudável para protegê-lo de um risco muito maior estava bem-estabelecido, ainda que fosse um risco que nem todos escolhiam correr. Graças aos esforços de Thomas e de seus colegas defensores da prática, os argumentos científicos e humanos para garantir que todas as camadas de uma sociedade desigual tivessem acesso à vacinação tinham vencido.

Jenner, ele próprio um inoculador, se apoiou nos ombros de muitos para avistar um mundo livre da varíola. Sem a inoculação, não haveria vacinação.

Thomas Dimsdale, cuja vida longa acompanhou boa parte do século XVIII e décadas de inoculação na Inglaterra, viveu para testemunhar a introdução – e o triunfo – da vacina. Não há registros de sua atitude em relação a essa inovação, ainda que ele pudesse ter feito muitas

O último encontro   327

perguntas sobre o desenvolvimento e, do seu jeito meticuloso, questionado as lacunas metodológicas de Jenner. Com 86 anos quando o *Inquiry* foi publicado, ele era uma figura de uma era científica anterior. Críticas de Lettsom, Black e outros homens mais jovens sobre sua resistência em fazer inoculações sem internação em cidades mais populosas tinham abalado sua reputação, mas o sucesso da vacina residia justamente em sua capacidade de contornar o problema da infecção cruzada da varíola.

Depois de um segundo mandato como membro do Parlamento, Thomas deixou o cargo em 1790 e foi passar seu tempo no elegante balneário de Bath, onde possuía uma casa na região de Royal Crescent. Ele manteve seus interesses médicos ao ocupar a posição de administrador do hospital geral da cidade. Durante o inverno, ele morava em Londres, em sua casa na Red Lion Square.

Depois de sua segunda visita a São Petersburgo, em 1781, ele havia preservado seus vínculos com a Rússia. Thomas atuou como intermediário quando Catarina adquiriu ilustrações botânicas colecionadas por John Fothergill e vendidas por sua irmã Ann, com consultoria de avaliação de Joseph Banks e Daniel Solander. Ele continuou preocupado com a saúde da imperatriz, prescrevendo um medicamento de magnésio "saboroso e agradável" para curar sua dor de estômago e enviando um pônei e dois galgos pequenos para seus netos. Em 1785, apesar de estar se recuperando de uma doença séria, ele se ofereceu para fazer uma terceira viagem à Rússia para inocular duas das filhas do grão-duque – uma proposta que, talvez felizmente, nunca foi aceita.

Em outubro de 1793, Thomas recebeu sua última mensagem da imperatriz, em agradecimento por um presente: seis gravuras de vistas de Londres, uma cidade que ela nunca conheceu. Uma carta, escrita por ordens dela e destacando o vínculo indestrutível que existira entre os dois por 25 anos, dizia: "além do prazer que sentiu em receber uma novidade tão bonita, ficou muito feliz com esse gesto de recordação. Sua Majestade sempre guarda os mesmos sentimentos pelo senhor e a estima que tem pelo senhor".[47]

Àquela altura, com a saúde cada vez mais frágil, distanciada do filho e horrorizada com a desordem e o terror da Revolução Francesa, Catarina não era mais a governante que Thomas conhecera. Com sua fé nos filósofos iluministas franceses abalada e talvez relutante em reconhecer suas ambições não concretizadas, ela havia banido o polêmico *Journey from St Petersburg to Moscow* [Jornada de São Petersburgo a Moscou], publicado em 1790 por Alexander Radishchev, com sua crítica satírica do feudalismo, da corrupção e da guerra. Ainda acompanhada por alguns preferidos muito mais jovens, ela havia perdido seu amado Potemkin, morto não numa batalha, mas por uma doença enquanto supervisionava conversas de paz com o Império Otomano, este derrotado duas vezes. A Crimeia e ainda mais territórios poloneses pertenciam a ela, mas a expansão russa agora estava provocando os rivais europeus que Catarina havia tentado impressionar com seu reinado iluminista. Caricaturistas ingleses relacionavam suas ambições imperiais insaciáveis ao seu apetite sexual, retratando-a como uma figura colossal caminhando com determinação entre a Rússia e Constantinopla enquanto, abaixo dela, os soberanos europeus liliputianos – todos homens – compartilhavam insinuações vulgares enquanto olhavam embaixo de suas saias.[48]

Mas, nas lembranças de seu médico inglês, Catarina continuava a mesma. Ela continuaria sendo para sempre a mulher carismática, generosa, extremamente inteligente que lhe perguntara sobre medicina e as origens quakers dele, que o incentivou a ter a coragem de realizar sua inoculação secreta e cuja recuperação foi acompanhada pelas histórias de Voltaire nos jardins de Tsárskoie Selô. A imperatriz lhe dera riquezas, um título e uma fama nunca sonhados, porém o mais importante é que ela havia confiado a ele seu corpo e sua vida. Thomas retribuiu, garantindo a proteção dela e a de seu filho e ajudando a elevar a inoculação de um ato privado a uma declaração simbólica e exemplo público. A amizade entre os dois, forjada num desafio à morte, havia durado uma vida inteira.

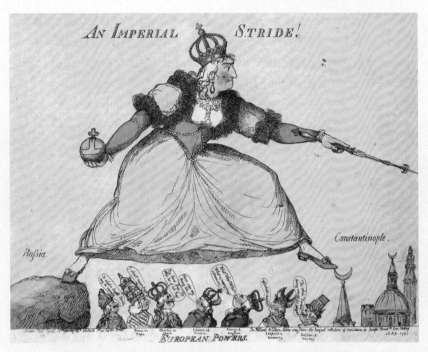

An Imperial Stride! – sátira publicada por William Holland, 1791.

Na manhã de 5 de novembro de 1796, uma quarta-feira, Catarina – com 67 anos – se levantou às seis horas, como sempre, tomou café preto e se sentou com seus papéis. Quando um valete entrou depois das nove, encontrou seu corpo no chão de um cômodo adjacente. Ela entrou em coma e o dr. Rogerson, sem conseguir extrair o sangue escuro e denso de suas veias, diagnosticou um derrame. A imperatriz recebeu a comunhão e foi ungida com óleo sagrado. Paulo e a esposa, Maria Feodorovna, fizeram uma vigília a noite toda ao lado de sua cama. No dia seguinte, faltando quinze para as dez da noite, ela faleceu.

Thomas recebeu a notícia em Hertford. Ele escreveu para Paulo, felicitando-o pela ascensão ao trono imperial e desejando saúde boa e duradoura ao novo imperador e à sua família. Em sua última carta à corte imperial, escrita no francês que ele nunca dominou de fato, Thomas declarou: "Atualmente incapacitado pelo peso dos anos, não perco, nem nunca perderei, a lembrança de todas as evidências dessa benevolência indescritível, e jamais abandonada durante todo o tempo que tive a felicidade de conviver com Sua Majestade Imperial; evidências que me enchem e vão me encher, até meu último suspiro, com os sentimentos mais alegres e a mais respeitosa gratidão".[49]

Epílogo
O legado

"O mundo e todos os seus povos estão livres da varíola, que
foi uma doença muito devastadora e atacou muitos países
na forma de epidemias desde os tempos mais remotos,
deixando morte, cegueira e deformação em seu rastro."
*Resolução adotada no 33ª Assembleia Mundial
da Saúde, Genebra, 8 de maio de 1980*

Em 30 de dezembro de 1800, enquanto o século antigo mudava para
o novo, Thomas Dimsdale morreu em sua casa em Hertford. Aos 88
anos, ele viveu mais que sua paciente mais famosa – a imperatriz da
Rússia –, duas esposas e a inovação que salvou tantas vidas e que ele
tanto fez para promover. Menos de dois anos depois da publicação do
artigo "An Inquiry into the Causes and Effects of the Variolæ Vaccinæ",
de Edward Jenner, a vacina já substituía a inoculação, a tecnologia a
partir da qual foi criada.

A ciência avançou, mas a reputação de Thomas se manteve. Em
History of the Inoculation of the Small-pox in Great Britain [História da
inoculação da varíola na Grã-Bretanha], de 1796, William Woodville
escreveu que "os trabalhos [do barão Dimsdale] são muito dignos
da gratidão pública e serão um monumento duradouro de seu dis-

cernimento, sua sensatez e sua lisura".[1] Seu tratado histórico, *The Present Method of Inoculating for the Small-Pox,* lido no mundo todo, não apenas foi determinante para sua ida à Rússia, como foi "recebido com aprovação universal da comunidade acadêmica, e as instruções que ele contém continuam, quase sem exceção, regulando a prática da inoculação".

Em sua longa vida, Thomas pôde ver mudanças dramáticas na tecnologia que definiu sua carreira. Importada da Turquia por Mary Wortley Montagu e defendida por Carolina de Ansbach, ela deve sua adoção na Inglaterra à perspicácia de mulheres influentes. Médicos e cientistas pioneiros entenderam seu potencial, avaliaram o sucesso e enfrentaram os céticos e opositores fervorosos, compartilhando suas descobertas por meio de uma impressionante rede internacional de conexões. A simplicidade e a segurança do método da inoculação estabelecido por séculos em partes da Ásia e da África foram perdidas no Ocidente quando médicos tentaram conciliar o processo com as normas da medicina humoral. Ele foi redescoberto pelo empreende-dor Daniel Sutton, trazendo-lhe fortuna e abrindo o caminho para sua ampla disponibilização.[2] Graças a Thomas, a "nova" técnica foi explicada e divulgada, e sua voz se juntou às demais numa campanha pelo acesso universal à inoculação. Quando Edward Jenner obteve sucesso ao testar a ideia de que a varíola bovina oferecia imunida-de contra a varíola, ele modificou de forma brilhante a tecnologia existente e convenceu um público já acostumado ao conceito de medicina preventiva.

Thomas trouxe para seu trabalho como médico as mesmas qua-lidades que demonstrava em outras partes de sua vida. Seu espírito independente o fez se afastar da fé quaker para se casar com a mu-lher de sua escolha. Ele resistiu a ceder à pressão, assim como havia mantido sua opinião sobre a importância do isolamento depois da inoculação para impedir o contágio. Apesar do desconforto de ocu-par uma plataforma pública, ele era – como Catarina e tantos outros reconheceram – um homem de princípios e totalmente firme em suas convicções, fosse na medicina, no pacifismo ou na oposição ao tráfico escravo. Ele tirava suas conclusões, como um verdadeiro homem do Iluminismo, a partir das próprias observações e dos experimentos, em vez de apenas da teoria, e – ao contrário de Sutton – as compartilhava pelo bem comum. Na introdução de sua última publicação, ele convida os leitores a investigar e desafiar suas descobertas. "Ainda que eu possa ter me enganado na parte teórica e especulativa, posso garantir com sinceridade ao leitor que fui escrupulosamente cuidadoso em não relatar nada como fato de que eu mesmo não tivesse sido testemunha ocular ou não tivesse autoridade para fazê-lo."[3]

Ele também era escrupuloso ao lidar com os pacientes. Sua relação com a imperatriz da Rússia foi única, forjada na adversidade e acompanhada por ansiedade e recompensas excepcionais. Mas ele também levava essa mesma humanidade aos pobres de Hertford, atravessando a neve para aliviar o sofrimento de George Hodges, de 10 anos, e de Omai, o assustado jovem do Taiti que, para a maioria dos compatriotas de Thomas, não passava de um espécime científico. Como pai, filho e marido três vezes, ele amou e foi amado.

Nathaniel escreveu dando a notícia da morte de seu pai para o imperador Paulo I, o governante que ele havia inoculado muitos anos antes quando era um estudante de medicina. "Também devo testemunhar, em memória de meu finado pai, que ele viveu e morreu com mais respeitosos sentimentos e um profundo laço com Sua Majestade Imperial, e rogo para que ninguém duvide de que esses sentimentos serão hereditários em nossa família, e que vou preservá-los até o fim dos meus dias."[4] O título russo de Thomas havia passado para John, seu filho mais velho, e seguiu na linhagem familiar. Nathaniel faleceu em 1811 sem se casar, e seu próprio baronato morreu com ele.

A vacina fez progressos rápidos na Rússia, onde ela seguiu nas trilhas já estabelecidas – ainda que às vezes um tanto apagadas – da inoculação, mas não seria Paulo quem lideraria essa mudança.

O homem ofuscado quase a vida toda por uma mãe determinada a não lhe outorgar o poder foi assassinado apenas alguns meses depois, em março de 1801, menos de cinco anos depois de assumir o trono. Ele foi sucedido por seu filho reformista, Alexandre I, herdeiro favorito de Catarina e, quando criança, o paciente de inoculação de Thomas que havia dado ao médico e a sua esposa moedas de ouro.

A esposa de Paulo, a imperatriz viúva Maria Feodorovna, promoveu de forma enérgica a nova arma na luta contra a varíola, assim como sua formidável sogra havia feito com a tecnologia que lhe deu origem. As crianças do hospital para órfãos de São Petersburgo foram rapidamente vacinadas a partir da casa de Moscou; ambas as instituições enviavam atualizações mensais para Maria. Publicada em 1801, a primeira obra original sobre vacinação da Rússia foi dedicada a ela.[5] No ano seguinte, espelhando os muitos presentes dados a Thomas e Nathaniel Dimsdale, ela enviou a Edward Jenner um anel de diamantes e um bilhete pessoal detalhando seus esforços para seguir o exemplo do médico e naturalista. Jenner agradeceu, declarando que o apoio da imperatriz ajudaria a "extinguir o preconceito e acelerar a adoção universal da inoculação com a vacina".[6]

Aconselhado pela Faculdade de Medicina de São Petersburgo, o czar Alexandre emitiu um decreto endossando a vacina em 1801. No ano seguinte, um plano detalhado foi colocado em prática para levar a varíola bovina de braço em braço através dos pacientes vacinados em todas as províncias do Império Russo, estabelecendo programas de vacinação permanentes e montando hospitais pelo caminho. Inevitavelmente, a iniciativa enfrentou resistência por parte de pais desconfiados, mas em 1805 a vacina já tinha chegado a Arcangel, no norte, Cazã, no sul, e Irkutsk, no leste – onde a população indígena continuava apoiando a prática –, e à fronteira com a China. No mesmo ano, a inoculação foi banida na Rússia, 35 anos antes de a mesma medida ser tomada na Inglaterra. Em 1811, Alexandre emitiu um segundo decreto, dessa vez tornando a vacinação obrigatória e ordenando que todos os russos se submetessem ao procedimento em até três anos. A resistência religiosa e o simples volume dos números tornaram o feito impossível, mas, mesmo diante da invasão de Napoleão, a vacinação total ultrapassou impressionante 1,6 milhão em 1812 na Rússia. A imposição estatal foi abrandada conforme o governo abriu caminho para a liderança médica do programa, mas a vacinação continuou contando com seu apoio pessoal. Quando se encontrou com Jenner em Londres em 1813, Alexandre lhe disse – de forma um tanto otimista – que a vacina havia "praticamente vencido a varíola" em seu império.

A chancela oferecida por Catarina à inoculação havia ajudado a abrir caminho para a vacina na Rússia, mas a nova tecnologia se espalhou com uma rapidez impressionante mesmo em países onde a sua antecessora havia encontrado resistência. Já em 1803, ela estava consolidada na Europa ocidental, os números disparando na Suécia, Itália, Alemanha, Áustria e, pouco tempo depois, na França, onde foi fortemente defendida por Napoleão e promovida pelo Estado.[7] Da Espanha, onde Carlos IV havia ordenado sua introdução nos orfanatos reais já em 1798, a vacina foi de navio às colônias da América do Sul, preservada por vacinações consecutivas de um braço ao outro graças a 22 órfãos a bordo. Ao fim da campanha, cerca de 300 mil pessoas do México e da Venezuela às Filipinas e à China tinham sido vacinadas.

O mesmo princípio da cadeia humana foi usado para distribuir a vacina na Índia depois de sua chegada, pelo Iraque, em 1802, e para levar a linfa protetora para as colônias na África, na Austrália e na Indonésia. Nos Estados Unidos, onde os experimentos visionários do reverendo Cotton Mather e do dr. Zabdiel Boylston contribuíram com a primeira pesquisa sobre a inoculação, a vacina também foi rapidamente disseminada, com a ajuda da defesa ativa do procedimento feita pelo presidente Jefferson. A adoção da inoculação nunca foi universal nos Estados Unidos, onde ela com frequência encontrou resistência da população, ainda que George Washington tivesse ordenado a inoculação obrigatória de todas as tropas em 1777 depois de reconhecer a vantagem que a imunidade à varíola dera às forças britânicas da Guerra da Independência.

Na Inglaterra, o centro global de ciência da inoculação e local de nascimento da grande descoberta de Jenner, a vacinação encontrou parte de sua oposição inicial mais feroz. Enquanto as classes média e alta logo adotaram o novo método, os pobres em Londres, em especial, resistiram e pediram o procedimento antigo. No Hospital da Varíola de Londres, muitos pacientes insistiam que apenas queriam a inoculação para seus filhos e que preferiam arriscar a varíola a aceitar a vacina. Inoculadores mercenários, que detestavam perder dinheiro, foram acusados de espalhar a doença ao permitir que os pacientes infectassem outras pessoas. Em 1808, uma sátira de Isaac Cruikshank mostrou Jenner desafiando os praticantes do método antigo com suas facas encharcadas de sangue, implorando: "Ah, irmãos, irmãos, deixem que o amor aos ganhos seja tomado pela compaixão de seus semelhantes".[8] Lettsom, que havia feito campanha para a inoculação de pacientes não internados em Londres, passou a argumentar que os inoculadores que causavam mortes por espalhar a infecção eram, de fato, assassinos.[9] Jenner acabaria recebendo um prêmio do Parlamento, mas não conseguiu acelerar a adoção da prática no Reino Unido. Frustrado, ele escreveu em 1815: "Faça uma pesquisa pela Europa, e você vai descobrir que enquanto [estávamos] travando nossas batalhas com o movimento antivacina, eles estavam enfrentando a varíola e derrotando o monstro".[10]

Foi só em 1840, depois que uma epidemia de varíola provocou 40 mil mortes, que o governo britânico finalmente legislou pela proibição da inoculação e pelo fornecimento da vacina gratuita e universal. Com milhares ainda morrendo de varíola, mais leis foram promulgadas de 1853 em diante que tornaram a vacinação infantil obrigatória, o que desencadeou uma ampla reação negativa com argumentos que incluíam a segurança, a autonomia sobre o próprio corpo e a liberdade pessoal em relação à interferência do Estado. Os opositores à vacinação tinham tido a liberdade de recusá-la. E, apesar de alguns terem proposto a obrigatoriedade como forma de conter a doença, Thomas – assim como Catarina – sempre acreditou que incentivo, persuasão e livre acesso ao procedimento eram muito mais eficazes. A vacinação compulsória, cuja recusa implicava multas, passou a gerar uma oposição organizada e novos movimentos sociais, como a Liga Nacional Antivacina. No fim das contas, o governo recuou e permitiu a objeção de consciência, ainda que a obrigatoriedade só tenha acabado legalmente na Inglaterra em 1948 com a criação do Serviço Nacional de Saúde.[11]

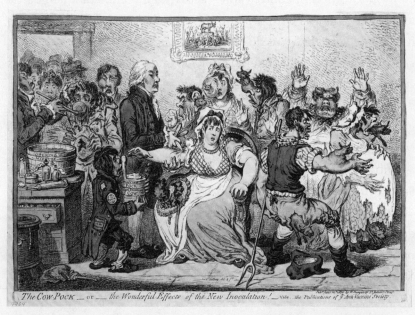

The Cow-pock, or the Wonderful Effects of the New Inoculation – tira satírica de James Gillray ridicularizando a tendência antivacina, 1802.

No começo da década de 1950, foi declarada a eliminação da varíola na América do Norte e na Europa, mas a doença continuou endêmica na América do Sul e na Ásia, com cerca de 50 milhões de casos por ano. Os governos reunidos pela recém-fundada Organização Mundial da Saúde começaram a discutir a possibilidade de erradicação, mas a proposta só ganhou impulso de fato em 1958, quando o cientista soviético Viktor Zhdanov defendeu a ideia de uma campanha global de vacinação de quatro anos para acabar com o vírus. Zhdanov convenceu os Estados-membros da OMS, mas o programa – que reuniu nações em plena divisão da Guerra Fria – só teve início de fato em 1966. Logo ficou claro que a vacinação em massa não seria factível em países densamente povoados onde a varíola continuava sendo endêmica, e a estratégia foi modificada para uma combinação de monitoramento, contenção e vacinação direcionada que guarda fortes semelhanças com o plano recomendado por John Haygarth, médico de Chester, mais de 150 anos antes.

A equipe da OMS, liderada por Donald Henderson, aos poucos apertou o cerco contra a varíola. No fim de 1975, Rahima Banu, de 3 anos, de Bangladesh, foi a última pessoa no mundo a contrair a forma mais grave (*variola major*) naturalmente, enquanto em outubro de 1977, Ali Maow Maalin, um cozinheiro de um hospital na Somália, foi o último a contrair de forma natural a variação muito menos agressiva (*variola minor*). Ambos sobreviveram. Em 1978, Janet Parker, uma fotógrafa médica da Universidade de Birmingham, tornou-se a última pessoa a morrer de varíola depois de entrar em contato com o vírus usado para pesquisa no departamento de microbiologia, que ficava abaixo de seu escritório. Sua morte foi a tragédia final numa litania de perdas inimagináveis. Uma estimativa mostra que 300 milhões de pessoas morreram dessa doença no século XX e meio bilhão nos últimos cem anos de sua existência.[12]

Quase dois séculos depois de Jenner ousar ter esperanças de que a vacina pudesse aniquilar a varíola, e mais de 250 anos após médicos britânicos reconhecerem o potencial da inoculação pela primeira vez, a 33ª Assembleia Mundial de Saúde da OMS declarou que o mundo estava livre da varíola em 8 de maio de 1980. Sua erradicação é amplamente considerada a maior conquista de saúde pública da história.

Nenhuma outra doença humana foi eliminada, ainda que a vacina traga a erradicação da pólio para a linha do horizonte.

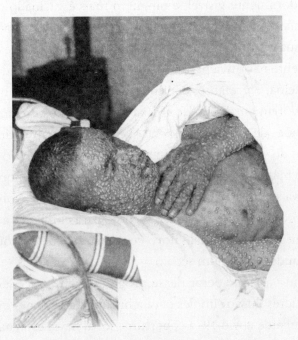

Garoto com varíola, começo do século XX.

Em 1999, a OMS decidiu que todos os estoques remanescentes do vírus da varíola deveriam ser destruídos, mas o medo do bioterrorismo, de um vazamento de amostras esquecidas ou até mesmo de que corpos de vítimas da doença fossem descongelados com o derretimento do *permafrost* da Sibéria impediu que essa recomendação fosse seguida de fato. Ainda existem amostras para fins de pesquisa em laboratórios altamente controlados nos Centros de Controle e Prevenção de Doenças em Atlanta, nos Estados Unidos, e no Instituto VECTOR em Koltsovo, na Rússia.

Hoje em dia, mais de quarenta anos depois de sua erradicação, a realidade da varíola, com seu índice de mortalidade monstruoso, está quase esquecida. Poucas pessoas vivas ainda carregam as cicatrizes e marcas que um dia significaram que a doença estava constante e assustadoramente visível, e ninguém mais é vacinado contra ela com regularidade.[13] Da mesma forma, a inoculação também sumiu de vista; sua história foi ofuscada por uma tecnologia sucessora com uma atraente narrativa pastoral de vacas e belas ordenhadoras.

A vacina, entretanto, continua sendo uma história de sucesso de desenvolvimento e saúde global sem paralelos, salvando entre 2 e 3 milhões de vidas por ano. Hoje em dia existem vacinas para a prevenção de vinte doenças com potencial letal, incluindo a pólio, a difteria, o tétano, a coqueluche, a gripe e o sarampo. Enquanto este livro estava sendo escrito, vacinas estavam sendo desenvolvidas, testadas e aprovadas em velocidade recorde para combater a covid-19, uma doença provocada pelo novo coronavírus, que causou a maior crise de saúde global num século.

Mesmo assim, apesar desse progresso sem precedentes, não existe uma resolução simples para a história da vacina. Pouco antes da pandemia de covid-19, a cobertura global havia estagnado e, em alguns países, a adesão começou a recuar.[14] Para os inoculadores do século XVIII, o medo de uma doença mortal sempre presente funcionava como um incentivo poderoso, convencendo os pacientes a deixar suas dúvidas de lado e proteger a si mesmo e a suas famílias. Atualmente, quando os terríveis efeitos da varíola ou da poliomielite não são – graças à vacina – uma presença inescapável, a acomodação pode emergir. Sem o efeito do risco iminente, que traz o foco para o problema, o sentimento antivacina, agora potencializado pelas redes sociais, se espalha com mais facilidade.

A nova ameaça representada pela covid-19 trouxe, de forma poderosa, a atenção para o poder de salvar vidas da vacina. As nações afluentes do mundo não perderam tempo em proteger suas populações, mas, assim como no século XVIII, os benefícios da tecnologia estão longe de ser distribuídos de forma igualitária. E até mesmo numa pandemia global que levou mais de 5,5 milhões de vidas,[15] o medo e a desconfiança nas autoridades mais uma vez causaram hesitação e recusa em relação à vacina. As virtudes – e os fracassos – daqueles que estão no poder foram implacavelmente expostos. Enquanto os líderes do mundo arregaçam as mangas para serem vacinados diante das câmeras, o poder do exemplo está mais forte do que nunca.

A inoculação, assim como sua sucessora, a vacinação, ocupou a fronteira entre o rigor da ciência e as infinitas complexidades da natureza humana. De um lado dessa fronteira estavam as comparações friamente racionais baseadas em dados, "a lógica do mercador" invocada trezentos anos atrás por Thomas Nettleton, o inoculador pioneiro de Yorkshire que viu pacientes demais serem levados pelo Monstro das Pústulas. A inoculação, mesmo na sua forma inicial imperfeita, sempre foi menos perigosa que a varíola natural: optar por ela aumentava as "chances" do indivíduo na "loteria da morte", apelido dado pelo filósofo francês Charles-Marie de La Condamine.

Do outro lado dessa fronteira estão o medo, a desconfiança e a resistência às leis da probabilidade que tornam os humanos avaliadores de risco ruins. A decisão de um pai ou uma mãe sobre inocular uma criança "não é uma questão de moralidade, é uma questão de cálculo", insistiu La Condamine. Esse sempre foi um pensamento otimista: a emoção sempre turvou as decisões e o alarmismo desequilibrou a balança. Onde a perspectiva da morte ou do dano parecia iminente, moldada pela superstição ou pela desinformação, uma ameaça mais distante – apesar de maior e quase inevitável – era preferível para muitos.

Catarina II da Rússia entendia essa dualidade e lidou com ela pessoalmente. Sua mente adoradora da ordem abraçava a clareza absoluta de uma tabela comparativa: em 1768, com o novo método simplificado estabelecido, as mortes em decorrência da inoculação chegaram a quase zero em pacientes saudáveis, enquanto a varíola matava 1 em cada 5 ou 6 infectados. Daniel Sutton desafiou os críticos a provar que seu tratamento tivesse causado alguma fatalidade direta, e em 1781 Thomas Dimsdale, um homem muito mais cauteloso, declarou que o novo método era "infalível" se realizado de forma segura. Hoje em dia, esses registros estão quase todos esquecidos. Qualquer "homem razoável", ao se ver diante de dois caminhos, opta pelo menos arriscado se todas as condições forem iguais, escreveu Catarina para Frederico, o Grande, depois de sua inoculação. Ela não apenas entendeu e confiou nos dados: uma vez convencida, ela manteve sua decisão, mesmo quando Thomas hesitou. Os cientistas precisam duvidar, os políticos buscam certezas. A avaliação da imperatriz das probabilidades científicas corria em paralelo com o cálculo político: sua legitimidade como governante advinha de seu filho, e proteger seu herdeiro ajudou a mantê-la no poder.

Os registros de Catarina, a Grande, sobre a própria inoculação falavam de razão, mas ela também reconhecia o papel da emoção. A imperatriz havia se debatido com um "medo terrível" da varíola a vida toda, contou ela a Frederico, e teve "mil dificuldades" de dominar esse terror. Quando a doença ameaçou seu filho e a possibilidade de submetê-lo à inoculação foi levantada uma segunda vez, ela só conseguiria dar esse passo se pudesse ser submetida ao procedimento primeiro. A relação entre os dois se tornaria ainda mais distante, mas ela era uma mãe e Paulo era seu filho. Quando ela insistiu que Thomas deixasse de lado suas preocupações a respeito dos testes de inoculação insatisfatórios, Catarina poderia estar falando tanto de seus próprios medos mais profundos quanto os do médico.

A reação pessoal da imperatriz à inoculação combinada com seus aguçados instintos políticos a ajudaram a promover a prática na Rússia. Ao entender a importância de confiar em decisões médicas, ela reconheceu o poder do próprio exemplo para superar a dúvida. E usou todas as ferramentas à sua disposição – o mistério religioso, a arte, o simbolismo alegórico e uma celebração cheia de fogos de artifício – para chamar atenção para sua mensagem e influenciar seu povo. Sua habilidade de construir imagens a apresentou, ao mesmo tempo, como a Boa Pastora de seu rebanho, a guerreira sábia Minerva e a reconfortante *Matushka*, a Mãezinha de sua nação adotiva.

Entre a nobreza, Catarina podia lançar uma tendência, assim como podia direcionar suas reformas na área da saúde para começar a tarefa mais árdua de introduzir a inoculação em todo o império. Mas o significado de sua ação foi muito além da divulgação de um procedimento médico. Como escreveu com falsa irreverência para Voltaire, ela pretendia dar um exemplo "que fosse útil para a humanidade", e a inoculação lhe veio à mente. O procedimento, recém-desenvolvido por meio da observação e não de uma teoria antiga, era o símbolo perfeito do pensamento iluminista, adequando-se com perfeição à imagem que ela queria para seu país e para si mesma. Ao adotá-lo, a imperatriz poderia não só agradar aos filósofos cuja aprovação ela buscava, mas também obter uma posição simbólica entre eles.

Catarina controlava a própria imagem com maestria, mas essa autocriação entrava em conflito, como ainda acontece hoje, com as versões de outras pessoas. Como grã-duquesa e imperatriz, ela era observada constantemente, sua combinação de controle intelectual e charme pessoal – e até mesmo sua aparência – muitas vezes era definida em termos de qualidades "masculinas" e "femininas". Ela usava conscientemente esses estereótipos, montando seus cavalos de frente e vestindo roupas de homem para simbolizar o poder associado exclusivamente à liderança masculina. Depois de sua morte, porém ela não poderia mais reagir quando biógrafos e críticos a acusaram de fraqueza moral e física feminina, lançando mão de registros lascivos de seu suposto apetite sexual voraz. Henry Hunter, tradutor para o inglês de uma biografia de 1797 escrita pelo francês Jean Henri Castéra, declarou que "ela tentou misturar a mais ousada ambição, que sempre distinguiu o caráter masculino, com a mais grosseira sensualidade que já desonrou as mais desprezíveis de seu sexo".[16] Entre as descrições, estava o notório mito misógino que manchou suas memórias desde então: uma declaração inventada de que, durante uma orgia de zoofilia, a imperatriz havia sido esmagada até a morte por um garanhão que estava suspenso num arreio acima dela.

No decorrer de sua vida, o corpo de Catarina muitas vezes esteve fora de seu controle. Quando criança, sua coluna encurvada foi coberta de saliva e amarrada com um laço preto; logo depois de seu casamento, ignorada pelo marido, ela foi incentivada a fazer sexo com outro homem; médicos da corte russa a fizeram sangrar quase até a morte, trataram de forma perigosamente errada um aborto natural e deslocaram parte de seu maxilar. Em seus relacionamentos sexuais, ela encontrou prazer físico, mas não conseguiu controlar o julgamento e as mentiras dos demais. Com sua inoculação, ela tomou a decisão de tratar o próprio corpo como quis. "Minha vida pertence a mim", disse ela a Thomas, passando por cima das dúvidas do médico e exigindo que ele fizesse o procedimento. A lanceta perfurou seus braços e as bolhas desenharam um padrão em sua pele, contando uma história que ela fez o médico registrar em detalhes. Em seguida, ela publicou cada palavra. Em lugar de mentiras sobre seu corpo na morte, a verdade sobre o gesto que protegeu sua vida e serviu de exemplo para a Rússia e para o exterior merece ser lembrada.

Os lugares de descanso da imperatriz da Rússia e de seu médico inglês não poderiam ser mais diferentes. Catarina jaz na catedral de São Pedro e São Paulo, com sua torre dourada, em São Petersburgo, o local de sepultamento tradicional da dinastia Romanov que fica dentro da fortaleza cujos canhões foram disparados para celebrar sua inoculação. Seu túmulo, em mármore branco, fica ao lado do de seu marido, Pedro III, enterrado uma segunda vez ao lado dela e de Paulo, filho dos dois, como se o casal tivesse reinado junto. No ato de sua morte, sua vida foi reescrita. Catarina, que sempre resistiu ao título "a Grande" em vida, havia feito um esboço de seu próprio epitáfio, baseando-o de brincadeira no texto escrito para sir Thomas Anderson, o galgo que Thomas lhe deu de presente. Ele incluía as linhas: "Aqui jaz Catarina Segunda [...] Ao assumir o trono da Rússia, ela desejou o seu bem e buscou trazer aos seus súditos felicidade, liberdade e propriedade. Ela perdoava com facilidade e não odiava ninguém; indulgente, de fácil convívio, naturalmente animada, de alma republicana e bom coração".[17]

Thomas Dimsdale, nascido quaker, deserdado pela comunidade, mas formado por seus valores, está enterrado – como era seu desejo – no modesto Cemitério Quaker que fica numa rua lateral na cidade de Bishop's Stortford, distrito de Hertfordshire. De acordo com a tradição de sua fé, sua lápide não está marcada: na morte, assim como em vida, os quakers acreditam em igualdade de status. Thomas não tem epitáfio, ainda que uma das primeiras linhas de seu último tratado possa resumir sua crença nos processos do progresso científico: "Algumas das opiniões avançadas podem parecer singulares e discutíveis. Devo dizer apenas que, como questionamentos tendem a levar à descoberta da verdade, eu voluntariamente me submeto à investigação".

O nome de Thomas está gravado numa pedra incrustada no muro do jardim bem cuidado, um dos muitos membros da família Dimsdale comemorados ali, incluindo as esposas Mary e Ann, que faleceram antes dele, e Elizabeth, sua viúva. A pedra está gasta e as letras, quase ilegíveis, mas quando o sol bate num determinado ângulo os nomes apagados aparecem, lançados à luz pela sombra.

AGRADECIMENTOS

Devo meus mais calorosos agradecimentos pela ajuda para escrever este livro a alguém que, infelizmente, nunca conheci: o falecido Robert Dimsdale, descendente direto de Thomas e especialista na vida extraordinária de seu antepassado e na história mais abrangente de sua incrível família. Sua pesquisa meticulosa é a base deste relato. Sou imensamente grata à família Dimsdale, em especial a Annabel, Edward, Wilfrid e Françoise, pela generosidade em compartilhar o acervo da correspondência, as anotações médicas e demais documentos de Thomas comigo e por confiar em mim para contar sua história. A ajuda deles, oferecida em meio a todos os desafios da pandemia de covid-19, foi inestimável.

Igualmente generoso, o professor Anthony Cross, da Faculdade Fitzwilliam, da Universidade de Cambridge, que me entregou seu arquivo lotado de documentos relacionados à história da imperatriz e do médico inglês. Suas descobertas me deram um início auspicioso quando comecei minha própria pesquisa, e seu entusiasmo pela vida dos muitos cidadãos ingleses que passaram pela Rússia no século XVIII capturaram minha imaginação.

Muitas outras pessoas me ofereceram de bom grado seu tempo e seus conhecimentos. Jonathan Ball, professor de virologia molecular

348 A imperatriz e o médico inglês

na Universidade de Nottingham, foi um guia especialmente solícito pela história de vírus e vacinas, enquanto o professor Ben Pink Dandelion, diretor do Centro de Estudos de Pós-Graduação Quaker na Universidade de Birmingham, lançou uma luz inestimável sobre a herança quaker de Thomas Dimsdale. Owen Gower, administrador da Casa Dr. Jenner, vasculhou os arquivos do museu para mim quando não era possível fazer visitas, enquanto os autores Michael Bennett, Gavin Weightman e Jennifer Penschow generosamente compartilharam descobertas de sua própria pesquisa sobre a história da inoculação. Helen Esfandiary dividiu sua experiência sobre mães e a inoculação na elite da sociedade georgiana, enquanto Jon Dunn me deu sábios conselhos autorais e garantiu que o arquipélago de Shetland estivesse presente neste livro.

Em São Petersburgo, Natalia Sorokina me ofereceu um lar longe do meu lar e uma sensação de conexão pessoal com a cidade, enquanto os conhecimentos históricos e culturais de Valentina Danilova deram vida ao Hermitage e às propriedades reais da cidade. Obrigada aos curadores da Biblioteca Voltaire por localizar textos sobre inoculação, incluindo as anotações escritas à mão de Voltaire, e a Harriet Swain por aturar minha incessante ida de um palácio a outro.

No Reino Unido, sou grata a Gill Cordingley pelo tour pelos principais locais relacionados a Dimsdale em Hertford e pelo empréstimo dos livros. Agradeço também a Marilyn Taylor, Jean Purkis Riddell e Kathie Moy pelas apresentações. Bonnie West, dos Arquivos de Hertfordshire, localizou importantes registros quakers para mim quando o espaço esteve fechado durante a pandemia. Os arquivistas da Universidade de Yale, do Arquivo Estatal Russo de Atos Antigos (RGADA), da Biblioteca na Casa dos Amigos em Londres, da Sociedade Real de Medicina, da Universidade de Aberdeen e da University College London (lar do arquivo do Hospital St. Thomas) foram excepcionalmente prestativos em situações difíceis. Hayley Wilson desenterrou tesouros de arquivo e se juntou a mim em visitas de pesquisa, enquanto Martyn

Everett me apontou as maravilhas contidas na Biblioteca Gibson, na minha cidade natal de Saffron Walden.

Colegas na Faculdade Gonville & Caius e muitos outros em Cambridge me ofereceram encorajamento e conhecimentos especializados. Agradeço especialmente a Hugo Larose e Valerio Zanetti e ao dr. David Secher. Também tenho uma enorme gratidão por Tatiana King, pelas traduções do russo para o livro e por trabalhar em *Ospa i ospoprivivanie* comigo. Nunca tantas horas foram passadas no Zoom em conversas sobre pústulas.

Muitos amigos aturaram com paciência minha fixação com a inoculação. Obrigada especialmente a Sheila Gower Isaac, Victoria Skinner, Alison Mable, Clare Mulley, Sarah Stockwell, Katherine Whitbourn e Joyce Harper. Patrick Barkham, meu antigo colega no *Guardian*, e Rebecca Ostrovsky, da Casa Pushkin, me ajudaram a encontrar o caminho, e Rachel Wright me encorajou durante o processo. Simon e Katya Cherniavsky me emprestaram sua casa e, com a ajuda especializada de Irina Shkoda, traduziram cirílico do século XVIII escrito à mão, enquanto Tav Morgan gentilmente pagou minha conta do RGADA (que só aceita dinheiro) em Moscou.

Influências do passado também foram importantes. Beryl Freer, minha professora de história na escola, acendeu meu interesse por Catarina, a Grande. Infelizmente, ela faleceu pouco antes da publicação deste livro, que eu teria amado mostrar a ela. Siân Busby também não está mais entre nós, mas sua gentileza e seus livros totalmente originais tiveram um grande impacto em mim.

Quando propus este livro para Cathryn Summerhayes, minha agente em Curtis Brown, a pandemia de covid-19 estava a semanas de distância. Nenhuma de nós sabia que a história logo teria outro significado. Sou imensamente grata por sua fé em mim. Sam Carter, meu editor na Oneworld, teve uma paciência e uma generosidade excepcionais, me apoiando na escrita e na edição durante o *lockdown* e depois dele. Holly Knox e Rida Vaquas foram perceptivas e meticulosas. O livro é muito melhor graças a todos vocês. As falhas são todas minhas.

Por último, obrigada a minha família. Pauline, David e Tom Ward e Robert Smith, que leram, deram conselhos e encorajamento. Mas, principalmente, Liam, Ailis, Maeve e Ned que não só aguentaram uma pandemia moderna, como também uma companheira e mãe obcecada por uma pandemia anterior. Rosie, Milo e Mishka se sentaram pacientemente a meu lado, se perguntando se em algum momento eu iria me levantar e levá-los para passear.

Sugestões de leitura

A imperatriz e o médico inglês não é apenas sobre uma pandemia, ele foi escrito durante uma pandemia. No Reino Unido e fora dele, as portas de arquivos e bibliotecas estavam trancadas conforme o *lockdown* foi imposto, o que apagou as luzes de tudo, de documentos oficiais a listas de "sofrimentos" quakers. Felizmente, um baú de tesouros de materiais está disponível on-line, de graça, em arquivos digitalizados. As cartas originais de diplomatas britânicos na Rússia, amplamente citadas, fazem parte dos Arquivos Nacionais em Kew e da Biblioteca Britânica, mas a maioria também pode ser encontrada on-line em Sbornik Imperatorskago Russkago Istoricheskago Obshchestva (Sirio), a impressionante coleção de 148 volumes de documentos de arquivo e correspondências publicados pela Sociedade Histórica Imperial Russa. A Sirio também inclui a versão em russo do registro original de Thomas da viagem e muito mais. O Kamer-fur'erskii tseremonialnyi zhurnaly, os registros da Corte Imperial contendo a lista de cerimônias e banquetes, também está acessível on-line.

Da mesma forma, incontáveis tratados médicos, folhetos e artigos do século XVIII relacionados ao debate sobre a inoculação da varíola, o desenvolvimento do método e os debates sobre qual seria a melhor forma de expandi-lo para os pobres na Inglaterra estão digitalizados.

Sua leitura oferece uma linha direta para a empolgação da polêmica nova tecnologia e o ardor com que o tema foi discutido – além de uma poderosa sensação de familiaridade com muitos dos debates sobre riscos e mal menor. As publicações de Thomas Dimsdale, incluindo o tratado histórico *The Present Method of Inoculating for the Small-Pox* e *Tracts on Inoculation*, que detalha sua visita à Rússia, podem ser encontradas on-line na Wellcome Collection, junto a "An Inquiry into the Causes and Effects of the Variolæ Vaccinæ", de Jenner, ao discurso de La Condamine para a Academia Francesa de Ciências e muitos outros textos da época. O arquivo on-line da Royal Society é mais uma fonte excelente de documentos originais, incluindo os primeiros relatos sobre inoculações a chegar à Inglaterra, assim como a Royal College of Physicians e a Biblioteca James Lind, que mapeiam o desenvolvimento dos experimentos controlados de tratamentos de saúde pública.

O debate sobre a inoculação foi muito além do mundo da medicina no século XVIII. O banco de dados on-line Electronic Enlightenment, da Universidade de Oxford (acessível mediante assinatura), é um repositório inestimável de correspondências de mais de 10 mil das primeiras figuras modernas, e inclui muitas referências ao tema. Eighteenth Century Collections Online contém milhares de textos impressos no Reino Unido e nos Estados Unidos, incluindo peças e poemas sobre a inoculação, enquanto os Georgian Papers Online contêm documentos dos Arquivos Reais relacionados à morte dos dois filhos de Jorge III depois de se submeterem ao procedimento. Jornais da época – digitalizados em diversos bancos de dados que podem ser assinados – refletem o boom da inoculação por meio de anúncios e matérias, enquanto publicações como a *Gentleman's Magazine* (de acesso gratuito na Biblioteca Digital HathiTrust) acompanham o desenvolvimento da tecnologia.

Além da riqueza de fontes primárias digitalizadas, diversos livros e artigos ilustram a história da imperatriz e de seu médico inglês.

Abaixo, uma pequena seleção de textos que me foram mais úteis, agrupados por tema.

HISTÓRIA DA VARÍOLA E DA INOCULAÇÃO

BENNETT, M. *War Against Smallpox: Edward Jenner and the Global Spread of Vaccination*. Cambridge: Cambridge University Press, 2020.

BISHOP, W. Thomas Dimsdale, M.D., F.R.S. (1712-1800): And the Inoculation of Catherine the Great of Russia. *Annals of Medical History*, 4, n. 4, 1932. p. 321-38.

BOYLSTON, A. W. *Defying Providence: Smallpox and the Forgotten 18th Century Medical Revolution*. North Charleston, SC: CreateSpace, 2012.

BRUNTON, D. *Pox Britannica: Smallpox Inoculation in Britain, 1721-1830*. Filadélfia: University of Pennsylvania Press, 1990.

DIMSDALE, R. *Mixed Blessing: The Impact of Suttonian Smallpox Inoculation in the Later Eighteenth Century*. Neuchâtel, 2016.

ERIKSEN, A. Cure or Protection? The Meaning of Smallpox Inoculation, ca. 1750-1775. *Medical History*, 57, n. 4, 2013, p. 516-36.

GRANT, A. *Globalisation of Variolation: The Overlooked Origins of Immunity for Smallpox in the 18th Century*. Londres: World Scientific Europe, 2018.

GRUNDY, I. *Lady Mary Wortley Montagu*. Oxford: Oxford University Press, 1999.

HOPKINS, D. R. *The Greatest Killer: Smallpox in History*. Chicago: University of Chicago Press, 2002.

MILLER, G. *The Adoption of Inoculation for Smallpox in England and France*. Filadélfia: University of Pennsylvania Press, 1957.

RAZZELL, P. *The Conquest of Smallpox*. Firle: Caliban Books, 1977.

SHUTTLETON, D. *Smallpox and the Literary Imagination 1660-1820*. Cambridge: Cambridge University Press, 2007.

SMITH, J. R. *The Speckled Monster: Smallpox in England 1670-1970, with Particular Reference to Essex*. Chelmsford: Essex Record Office, 1987.

WEIGHTMAN, G. *The Great Inoculator: The Untold Story of Daniel Sutton and his Medical Revolution*. New Haven: Yale University Press, 2020.

CATARINA, A GRANDE, E A RÚSSIA NO SÉCULO XVIII

Catherine the Great: Selected Letters. Oxford: Oxford University Press, 2018, trad. Kahn, A. e Rubin-Detlev, K.

The Memoirs of Catherine the Great. Nova York: Modern Library, 2006, trad. Cruse, M. e Hoogenboom, H.

ALEXANDER, J. T. *Catherine the Great: Life and Legend*. Nova York: Oxford University Press USA, 1989.

CROSS, A. G. (ed.). *An English Lady at the Court of Catherine the Great: The Journal of Baroness Elizabeth Dimsdale, 1781*. Cambridge: Crest Publications, 1989.

CROSS, A. G. *By the Banks of the Neva: Chapters from the Lives and Careers of the British in Eighteenth-Century Russia*. Cambridge: Cambridge University Press, 1997.

DE MADARIAGA, I. *Russia in the Age of Catherine the Great*. Londres: Phoenix, 2003.

DIXON, S. *Catherine the Great*. Londres: Profile Books, 2009.

GREENLEAF, M. Performing Autobiography: The Multiple Memoirs of Catherine the Great (1756-96). *The Russian Review*, 63, n. 3, 2004, p. 407-26.

MAROGER, D. (ed.). *The Memoirs of Catherine the Great*. Londres: Hamish Hamilton, 1955, trad. Budberg, M.

MASSIE, R. *Catherine the Great: Portrait of a Woman*. Londres: Head of Zeus, 2019.

MCBURNEY, E. Art and Power in the Reign of Catherine the Great: The State Portraits, dissertação, Universidade Columbia, Nova York, 2014.

PROSKURINA, V. Catherine the Healer. *Creating the Empress: Politics and Poetry in the Age of Catherine II.* Boston, MA: Academic Studies Press, 2011, p. 86-108.

ROUNDING, V. *Catherine the Great: Love, Sex and Power.* Nova York: St Martin's Press, 2006.

SEBAG MONTEFIORE, S. *Catherine the Great and Potemkin: The Imperial Love Affair.* Londres: Weidenfeld & Nicolson, 2000.

Varíola na Rússia

ALEXANDER, J. Catherine the Great and Public Health. *Journal of the History of Medicine and Allied Sciences*, 36, n. 2, 1981, p. 185-204.

BARTLETT, R. Russia in the Eighteenth-Century European Adoption of Inoculation for Smallpox. *Russia and the World of the Eighteenth Century.* Columbus, OH: Slavica Publishers, 1988, p. 193-213.

CLENDENNING, P. Dr Thomas Dimsdale and Smallpox Inoculation in Russia. *Journal of the History of Medicine and Allied Sciences*, 28, n. 2, 1973, p. 109-25.

GUBERT, V. O. *Ospa i ospoprivivanïe.* São Petersburgo: Sojkin, 1896.

SCHUTH, S. O. "The Formation of the Russian Medical Profession: A Comparison of Power and Plagues in the Eighteenth and Nineteenth Centuries", dissertação, William & Mary, Virgínia, 2014.

Saúde, medicina e pensamento no século XVIII

BYNUM, W. F.; PORTER, R. (eds.) *William Hunter and the Eighteenth Century Medical World.* Cambridge: Cambridge University Press, 1985.

CUNNINGHAM, A.; FRENCH, R. (eds.) *The Medical Enlightenment of the Eighteenth Century*. Cambridge: Cambridge University Press, 1990.

DOBSON, M. J. *Contours of Death and Disease in Early Modern England*. Cambridge: Cambridge University Press, 2009.

GOTTLIEB, A. *The Dream of Enlightenment: The Rise of Modern Philosophy*. Nova York: Liveright, 2016.

PORTER, R. *Enlightenment*. Londres: Penguin, 2000.

PORTER, R.; CONRAD, L. I.; NEVE, M.; WEAR, A.; NUTTON, V. *The Western Medical Tradition: 800 bc to ad 1800*. Cambridge: Cambridge University Press, 1995.

ROBERTS, M. K. *Sentimental Savants: Philosophical Families in Enlightenment France*. Chicago: University of Chicago Press, 2016.

ROBERTSON, R. *The Enlightenment: The Pursuit of Happiness 1680-1790*. Londres: Penguin, 2020.

RUSNOCK, A. *Vital Accounts: Quantifying Health and Population in Eighteenth-Century England and France*. Cambridge: Cambridge University Press, 2002.

TRÖHLER, U. *To Improve the Evidence of Medicine: The 18th Century British Origins of a Critical Approach*. Edimburgo: Royal College of Physicians of Edinburgh, 2000.

WEAR, A. *Medicine in Society: Historical Essays*. Cambridge: Cambridge University Press, 1992.

Outros

BISS, E. *On Immunity: An Inoculation*. Mineápolis, MN: Graywolf Press, 2014.

CONNAUGHTON, R. *Omai: The Prince Who Never Was*. Londres: Timewell Press, 2005.

Notas

Introdução: O Monstro das Pústulas

1 MACAULAY, T. *The History of England from the Accession of James the Second*. Firth, C. H. (ed.). Londres: Macmillan & Co. Limited, 1913-15, v. 5, p. 2468-70.

2 *The Memoirs of Catherine the Great*. Nova York: Modern Library, 2006, p. 23, trad. M. Cruse e H. Hoogenboom.

3 Em 9 de dezembro de 1979, uma comissão internacional atestou que a varíola havia sido erradicada. A certificação foi aceita oficialmente na 33ª Assembleia Mundial da Saúde, em 1980.

4 Fonte: Organização Mundial da Saúde (OMS).

5 BEHBEHANI, A. M. The Smallpox Story: Life and Death of an Old Disease. *Microbiological Reviews*, dez. 1983, p. 455-509. Ver também: MILLER, G. *The Adoption of Inoculation for Smallpox in England and France*. Filadélfia: University of Philadelphia Press, 1957, p. 26.

6 Reflexão posterior de Richard Levett, pároco de Little Berkhamsted, num registro paroquial. Hertfordshire Archives and Local Studies [Arquivos e Estudos Locais de Hertfordshire] (HALS), DP/20/1/2.

7 Carta de Catarina, a Grande, para Frederico II da Prússia, 5 dez. 1768. *Catherine the Great: Selected Letters*. Oxford: Oxford University Press, 2018, p. 70, trad. A. Kahn e K. Rubin-Detlev.

8 Organização Mundial da Saúde, Poliomyelitis – Key Facts, 22 jul. 2019. Disponível em: <www.who.int/news-room/fact-sheets/detail/poliomyelitis>.

9 Vaccine Confidence Project, *State of Vaccine Confidence 2016: Global Insights through a 67-Country Survey*, set. 2016. DOI: 10.1016/j.ebiom.2016.08.042.

10 LARSON, H. The State of Vaccine Confidence. *The Lancet*, 392, 10161, 2018: 2244-6, DOI: 10.1016/S0140-6736(18)32608-4.

11 DIMSDALE, T. *Thoughts on General and Partial Inoculations*. Londres: William Richards, 1776, p. 63.

Capítulo 1: O médico

1 Uma cópia da certidão de nascimento de Thomas, feita por sua mãe, e outros documentos fazem parte do acervo familiar privado dos Dimsdales, citado ao longo deste livro.

2 Das informações presentes nos Hertfordshire Archives and Local Studies (HALS) coletados por Robert Dimsdale nas memórias de sua família (não finalizadas e não publicadas), *Inheritance*, dez. 2018. O bisavô de Thomas, também chamado Robert, foi descrito num indiciamento de 1630 como barbeiro – uma ocupação que podia ir de cortar cabelo e barbear até realizar pequenas operações, como lancetar furúnculos e realinhar ossos.

3 Das informações mantidas no Escritório de Registros de Essex. Citadas em: DIMSDALE, R. *Inheritance*.

4 DIMSDALE, T. *A Tribute of Friendship to the Memory of the Late Dr. John Fothergill*. Este breve tributo – um dos muitos que celebram a vida e o trabalho notáveis do dr. John Fothergill – foi publicado de forma privada por Thomas em 1783. O documento é mencionado por R. Hingston Fox em *Dr. John Fothergill and His Friends* (Londres: Macmillan, 1919), p. 416-7, e fornece a base de boa parte do capítulo sobre Thomas Dimsdale. O texto original está no acervo da família.

5 DIMSDALE, R. *Inheritance*.

6 Escritório de Registros de Essex, DP 152/12/1, 2 e 3.

7 BRUNTON, D. *Pox Britannica: Smallpox Inoculation in Britain, 1721-1830*. Filadélfia: University of Pennsylvania Press, 1990, p. 137.

8 SMITH, J. R. *The Speckled Monster: Smallpox in England, 1670-1970*. Chelmsford: Essex Record Office, 1987, p. 17.

9 BENNETT, M. *War Against Smallpox: Edward Jenner and the Global Spread of Vaccination*. Cambridge: Cambridge University Press, 2020, p. 24.

10 Impossibilitado de operar o pedal da roda, Wedgwood não podia desenvolver peças de cerâmica. Por isso, ele aplicou seus talentos à tecnologia de colorir e esmaltar, ao design e à marcação a fogo. Ele transformou suas atividades numa empresa mundialmente famosa que atrairia o patrocínio de Catarina, a Grande.

11 GLYNN, I. e J. *The Life and Death of Smallpox*. Londres: Profile Books, 2004, p. 21-2. Abū Bakr Muḥammad ibn Zakariyyā al-Rāzī, conhecido no Ocidente como Rasis, nasceu em Rayy, Pérsia, em aproximadamente 854 da Era Comum. Ele passou a maior parte da vida em Bagdá, onde comandava um hospital.

12 HOPKINS, D. R. *The Greatest Killer: Smallpox in History*. Chicago: University of Chicago Press, 2002, p. 43.

13 Esse registro do famoso duelo foi extraído de *The Roll of the Royal College of Physicians of London*, de William Munk (frequentemente conhecido como Munk's Roll [Rolo de Munk]), v. II, 1701-1800 (Londres, 1878). Disponível em: https://archive.org/stream/rollofroyalcolle02royaiala/rollofroyalcolle02royaiala_djvu.txt. Ele representa uma versão um pouco mais sucinta do relato contemporâneo do próprio Woodward, publicado numa carta de 13 de junho de 1719, na qual, por sua vez, desafiava outra descrição com um viés menos favorável.

14 Cróton, uma planta venenosa da família das *Euphorbiaceae*, tem efeitos laxantes violentos. Escamoneia é o nome comum da *Convolvulus scammonia*, uma trepadeira que vem do lado oriental do Mediterrâneo e era usada na medicina como purgante e para matar lombrigas e solitárias.

15 JENKINS, J. S. Mozart and Medicine in the Eighteenth Century. *Journal of the Royal Society of Medicine* 88, 1995, p. 408-13, 410. Ver também: GLYNN, I. e J. *The Life and Death of Smallpox*, p. 1.

16 DIMSDALE, T. *Tracts on Inoculation, Written and Published at St Petersburg in the Year 1768, by Command of Her Imperial Majesty, the Empress of All the Russias: With Additional Observations on Epidemic Smallpox, on the Nature of that Disease, and on the Different Success of the Various Modes of Inoculation*. Londres: W. Owen, 1781, p. 151.

17 Números extraídos de GUY, W. A. Two Hundred and Fifty Years of Smallpox in London. *Journal of the Royal Statistical Society* XLV, 1882, p. 431-3. Citado em: BRUNTON, D. *Pox Britannica*, p. 10, 253-4, e em: MILLER, G. *The Adoption of Inoculation for Smallpox*, p. 33, 291.

18 HOOLE, J. *Critical Essays on some of the Poems of Several English Poets: by John Scott, Esq. with an Account of the Life and Writings of the Author; by Mr Hoole*. Londres: J. Phillips, 1785, p. i-lxxxix.

19 LA CONDAMINE, C.-M. de. *A Discourse on Inoculation, Read Before the Royal Academy of Sciences at Paris, the 24th of April 1754*. Londres: P. Vaillant, 1755, p. 50, trad. M. Maty.

20 Números extraídos de FENNER, F. et al. *Smallpox and Its Eradication*. Genebra: Organização Mundial da Saúde, 1988, p. 231.

21 SMITH, J. R. *The Speckled Monster*, p. 24.

22 Ibid.

23 *Ipswich Journal*, 9 jun. 1764.

24 *London Gazette*, ed. 7379, 22 fev. 1734, p. 1.

25 *Ipswich Journal*, 3 fev. 1733.

26 *"Say, does the sun less bright appear tho' spots o'er-spread his face?"*, no original em inglês. Citado em "Smallpox in Poetry", do podcast *History of the Eighteenth Century in Ten Poems*, Faculdade de Língua e Literatura Inglesas, Universidade de Oxford.

27 MONTAGU, M. W. [fragmento do romance autobiográfico] In: HALSBAND, R.; GRUNDY, I. (eds.). *Lady Mary Wortley Montagu: Essays and Poems and Simplicity, A Comedy*. Oxford: Clarendon Press, 1993, p. 77.

28 Carta de Mary Wortley Montagu para Sarah Chiswell de Adrianópolis [atual Edirne], 1º abr. 1718. MONTAGU, M. W. *The Turkish Embassy Letters*. Londres: Virago, 1994, p. 80-2. Tempos depois, Sarah morreria por causa da varíola.

29 MAITLAND, C. *Mr Maitland's Account of Inoculating the Small Pox*. Londres: J. Downing, 1722. Disponível em: https://wellcomecollection.org/works/v9stfkzk. Citada em: BOYLSTON, A. W. *Defying Providence*. North Charleston, Carolina do Sul: CreateSpace, 2012. Não foi a primeira inoculação oficial de um súdito britânico: Alicia Grant destaca que os dois filhos do sr. Hefferman, secretário do embaixador britânico, foram inoculados na Turquia em 1715 ou antes. Eles foram enviados para a Inglaterra, e membros da Royal Society foram

360　A IMPERATRIZ E O MÉDICO INGLÊS

convidados para observá-los e ver se a inoculação os protegeria de um segundo ataque de varíola. Os membros da sociedade jamais aceitaram o convite. GRANT, A. *Globalisation of Variolation: The Overlooked Origins of Immunity for Smallpox in the 18th Century*. Londres: World Scientific Europe, 2019, p. 31.

30　MAITLAND, C. *Account*.

31　Registro da inoculação de Mary Montagu, feita por Charles Maitland. Arquivo da Royal Society, reproduzido na exposição on-line "Women and the Royal Society". Disponível em: https://artsandculture.google.com/exhibit/women-and-the-royal-society/ogJSHD47mg0ZLQ?hl=en.

32　MAITLAND, C. *Account*.

33　TIMONIUS, E. An Account of History, of the Procuring the Small Pox by Incision, or Inoculation: As It Has for Some Time Been Practised at Constantinople. *Philosophical Transactions* 29, 1714, p. 72-82. A latinização do nome de Timoni seguiu uma prática acadêmica comum, em especial em contextos científicos. A latinização criava nomes internacionalmente consistentes.

34　PYLARINI, G. Nova et tuta variolas excitandi per transplantationem methodus; Nuper inventa et in usum tracta: qua rite peracta immunia in posterum praeservantur ab hujusmodi contagio corpora. *Philosophical Transactions* 29, 1716, p. 393-9.

35　GRUNDY, I. *Lady Mary Wortley Montagu: Comet of the Enlightenment*. Oxford: Oxford University Press, 1999, p. 218-9.

36　*The London Gazette*, 10 mar. 1722, p. 6.

37　Nascido Claudius Amyand na França, Amyand, um huguenote, foi para Londres para fugir da perseguição religiosa em 1685 e foi apontado cirurgião-sargento de Jorge I em 1715, continuando no cargo no reinado de Jorge II. Em 5 de abril de 1716, ele foi eleito membro da Royal Society sob o nome Claude Amyand.

38　A exposição "Enlightened Princesses: Caroline, Augusta, Charlotte and the Shaping of the Modern World" (2017), no palácio de Kensington, em Londres, trouxe livros com anotações das danças realizadas pelas crianças.

39　Carta do rei Jorge I para sua filha Sofia Doroteia, rainha da Prússia, 26 maio 1724, acervo Wellcome MS.9212/1. O filho mais velho de Sofia Doroteia, o jovem príncipe Frederico, que se tornaria Frederico II, o Grande, da Prússia, foi contaminado durante um surto de varíola. O rei recomendou a inoculação para os demais filhos de Sofia Doroteia, explicando que o procedimento tinha sido um sucesso em seu neto (Frederico Luís, que se tornaria príncipe de Gales 1707-51) em Hanôver.

40　WAGSTAFFE, W. *A Letter to Dr. Freind; Shewing the Danger and Uncertainty of Inoculating the Small Pox*. Londres: Samuel Butler, 1722.

41　SPARHAM, L. *Reasons against the Practice of Inoculating the Small-pox: As also a Brief Account of the Operation of This Poison, Infused after This Manner into a Wound*. Londres: J. Peele, 1722.

42　MASSEY, E. *A Sermon against the Dangerous and Sinful Practice of Inoculation*. Londres: W. Meadows, 1721.

43　ARBUTHNOT, J. *Mr Maitland's Account of Inoculating the Smallpox Vindicated from Dr Wagstaffe's Misrepresentations of that Practice; With Some Remarks on Mr Massey's Sermon*. Londres: J. Peele, 1722.

Notas 361

44 DIMSDALE, T. *Tribute.*
45 Acervo da família Dimsdale.
46 Thomas Dimsdale, de Encontro Mensal de Enfield (Middlesex). Arquivos e Estudos Locais de Hertfordshire (HALS), NQ2/5F/53.

CAPÍTULO 2: A LOTERIA MORTAL

1 LA CONDAMINE, C.-M. de. *Discourse on Inoculation*, p. 51.
2 Hertfordshire Archives and Local Studies (HALS), NQ2/1A/15 e NQ2/1A/16.
3 DIMSDALE, T. *Tribute.*
4 Ibid.
5 Ibid.
6 Carta de Thomas Dimsdale para os filhos, 20 mar. 1779. Acervo da família Dimsdale.
7 Acervo da família Dimsdale.
8 NETTLETON, T. A Letter from Dr. Nettleton, Physician at Halifax in Yorkshire, to Dr. Whitaker, Concerning the Inoculation of the Small-Pox. *Philosophical Transactions* 32, 1723, p. 35-48.
9 NETTLETON, T. A Letter from the Same Learned and Ingenious Gentleman, Concerning His Farther Progress in Inoculating the Small-Pox, To Dr. Jurin R. S. Secr. *Philosophical Transactions* 32, 1723, p. 49-52.
10 MILLER, G. *The Adoption of Inoculation for Small-pox*, p. 111-7. BOYLSTON, A. W. *Defying Providence*, p. 103. RUSNOCK, A. *Vital Accounts: Quantifying Health and Population in Eighteenth-Century England and France*. Cambridge: Cambridge University Press, 2002, p. 44, usa a mesma argumentação, mas coloca Arbuthnot e Jurin como os pioneiros. No entanto, os cálculos comparativos de Jurin vieram depois dos de Nettleton. De toda forma, os primeiros debates sobre a inoculação foram fundamentais para estabelecer o uso de evidências numéricas na medicina.
11 JURIN, J. A Letter to the Learned Dr. Caleb Cotesworth, F. R. S., of the College of Physicians, London, and Physician to St. Thomas's Hospital; Containing a Comparison between the Danger of the Natural Small-Pox, and of That Given by Inoculation. *Philosophical Transactions* 32, 1723, p. 213-27.
12 Onesimus, um garamante do que hoje é o sul da Líbia, tinha sido "dado" a Mather por seus párocos em 1707.
13 JURIN, J. A Letter to the Learned Dr. Caleb Cotesworth, p. 215.
14 Ibid.
15 SCHEUCHZER, J. G. *An Account of the Success of Inoculating the Small-Pox in Great Britain, for the Years 1727 and 1728. With a Comparison between the Mortality of the Natural Small-Pox, and the Miscarriages in that Practice; As Also Some General Remarks on Its Progress and Success, since its First Introduction.* Londres: J. Peele, 1729. Scheuchzer, médico e naturalista suíço, assumiu a onerosa tarefa de documentar cada inoculação porque ele desejava ver o projeto ter continuidade e,

362 A IMPERATRIZ E O MÉDICO INGLÊS

depois que Jurin deixou o cargo, "ninguém mais parecia disposto a se envolver". Na introdução de seu relatório, ele, um tanto desgastado, concluiu que "estou muito ciente de que será extremamente difícil contentar as duas partes opostas que surgiram até o momento sem um tanto de zelo e cordialidade, uma a favor e a outra contra a inoculação".

16   RUSNOCK, A. *Vital Accounts*, p. 67.

17   HILL, A. *The Plain Dealer: Being Select Essays on Several Curious Subjects: Relating to Friendship,... Poetry, and Other Branches of Polite Literature. Publish'd Originally in the Year 1724. And Now First Collected into Two Volumes*. Londres: S. Richardson and A. Wilde, 1724.

18   VOLTAIRE. *Cartas filosóficas*. São Paulo: Martins Fontes, 2007, publicadas em francês em 1734 sob o título *Lettres philosophiques*. O livro foi banido na França, mas se tornou um best-seller na Inglaterra. "Sobre a inoculação" é a 11ª de 24 cartas numeradas, posicionada entre cartas sobre o comércio e sobre o filósofo Francis Bacon.

19   *Daily Advertiser*, 15 nov. 1743. O jornal também noticiou o nascimento do irmão mais novo de George, o príncipe Guilherme Henrique, e a escolha de sua ama de leite.

20   FREWEN, T. *The Practice and Theory of Inoculation: With an Account of Its Success; In a Letter to a Friend*. Londres: S. Austen, 1749.

21   Relatório dos administradores do Hospital do Condado de Middlesex para Varíola e Inoculação, 1759-60, citado em GREEN, F. H. K. An Eighteenth Century Small-Pox Hospital. *British Medical Journal* 1, 4093, 1939, p. 1245-7.

22   *The Gentleman's Magazine* 22, 1752, p. 511.

23   KIRKPATRICK, J. *The Analysis of Inoculation: Comprizing the History, Theory, and Practice of it: With an Occasional Consideration of the Most Remarkable Appearances in the Small-Pox*. Londres: J. Millan, 1754.

24   *Annals of the Royal College of Physicians* XII, 1755, p. 41-2.

25   VOLTAIRE, *Cartas filosóficas*, carta XI.

26   DU MARSAIS, C. C. Philosopher. *In: The Encyclopedia of Diderot & d'Alembert Collaborative Translation Project* (trad. D. Goodman). Ann Arbor: Michigan Publishing, University of Michigan Library, 2002. Tradução do verbete "Philosopher". *In: Encyclopédie ou Dictionnaire raisonné des sciences, des arts et des métiers*, v. 12. Paris, 1765.

27   LA CONDAMINE, C.-M. de. *Discourse on Inoculation*, p. 50.

28   TASCHEREAU, J.-A.; CHAUDÉ, A.; MEISTER, J.-H.; VON GRIMM, F.; MELCHIOR, F. e DIDEROT, D. *Correspondance littéraire, philosophique et critique de Grimm et de Diderot, depuis 1753 jusqu'en 1790*. Paris: Furne, 1829, p. 460.

29   *Correspondance de Frédéric II avec Louise-Dorothée de Saxe-Gotha (1740-1767)*. M.-H. Cotoni (ed.). Oxford: Oxford University Press, 1999, p. 10. Luísa Doroteia de Saxe-Meiningen, duquesa de Saxe-Gotha, uma intelectual com um interesse apaixonado por literatura e filosofia, correspondia-se regularmente com Voltaire. Considera-se que essas trocas, em especial sobre o otimismo filosófico, tenham influenciado a sátira *Cândido, ou o otimismo*, que Catarina, a Grande, mais tarde leria enquanto se recuperava da inoculação. DAWSON, D. *In: Search of the Real Pangloss: The Correspondence of Voltaire with the Duchess of*

Saxe-Gotha. Yale French Studies 71, *Men/Women of Letters*. New Haven: Yale University Press, 1986, p. 93-112.

30 BERNOULLI, D. An Attempt at a New Analysis of the Mortality Caused by Small-Pox and of the Advantages of Inoculation to Prevent it. *Histoire de l'Académie Royale des Sciences* 1-45, 1760/1766.

31 D'ALEMBERT, J. le Rond. Onzième memoire: sur l'application du calcul des probabilities a l'inoculation de la petite Vérole. *In: Opuscules mathématiques*. Paris: David, 1761, v. II, p. 26-46.

32 GATTI, A. *New Observations on Inoculation*, trad. M. Maty. Dublin: John Exshaw, 1768.

33 Ibid., p. 65.

34 Ibid.

35 Carta de Galiani para a madame de Belzunce, Nápoles, 27 set. 1777. Citada em: RUSNOCK, A, *Vital Accounts*, p. 90.

36 *The Gentleman's Magazine*, 23 maio 1753, p. 216-7. Citado em: SMITH, J. R. *The Speckled Monster*. Smith também destaca que Pugh foi mais um médico pioneiro nas províncias, criando um conjunto de fórceps curvos, e um dos primeiros proponentes da dieta como uma forma de perder peso.

37 Acervo da família Dimsdale.

Capítulo 3: A imperatriz

1 Carta de Thomas Dimsdale para Henry Nicols, 8 set. 1768. Acervo da família Dimsdale.

2 *Memoirs of Catherine the Great*, trad. M. Cruse e H. Hoogenboom, p. 11.

3 Citado em: DIXON, S. *Catherine the Great*. Londres: Profile Books, 2009, p. 41.

4 Carta de Catarina, a Grande, para Johanna Bielke, 13 jul. 1770, *Catherine the Great, Selected Letters*, trad. A. Kahn e K. Rubin-Detlev, p. 90.

5 ROUNDING, V. *Catherine the Great: Love, Sex and Power*. Nova York: St. Martin's Press, 2007, p. 24.

6 *The Memoirs of Catherine the Great*, trad. M. Cruse e H. Hoogenboom, p. 16.

7 MASSIE, R. K. *Catherine the Great: Portrait of a Woman*. Londres: Head of Zeus, 2011, p. 384.

8 BRÜCKNER, A. *Die Ärzte in Russland biz zum Jahre 1800*. Citado em: ALEXANDER, J. T. Catherine the Great and Public Health. *In: Journal of the History of Medicine and Allied Sciences* 36, 1981, p. 185-204.

9 Carta do lorde Cathcart para o visconde Weymouth, 12 ago. 1768, Sirio, xii: 348. Boa parte da correspondência diplomática entre emissário e embaixadores britânicos na corte russa está contida na Sbornik Imperatorskago Russkago Istoricheskago Obshchestva (Sirio) – a Coleção da Sociedade Histórica Imperial Russa, um dos órgãos acadêmicos mais importantes da Rússia imperial. A coleção consiste principalmente em documentos de arquivo e correspondência, e a maior parte trata da história diplomática do período que vai de Pedro, o

364 A IMPERATRIZ E O MÉDICO INGLÊS

Grande, até as Guerras Napoleônicas. A série inclui uma grande quantidade de documentos estrangeiros, bem como nacionais, muitos dos quais não foram publicados em lugar algum.

10   GUBERT, V. O. *Ospa i ospoprivivanīe*. São Petersburgo: Sojkin, 1896.

11   Ibid.

12   GRANT, A. *Globalisation of Variolation*, p. 140.

13   ALEXANDER, J. T. *Catherine the Great and Public Health*, p. 200.

14   MÜLLER, G. *Ezhemesyachnie Sochineniya* (1755). São Petersburgo, parte 1, p. 37. Citado em: GRANT, A. *Globalisation of Variolation*, p. 139.

15   Ibid., p. 143.

16   Atualmente Tartu, na Estônia.

17   GRANT, A. *Globalisation of Variolation*, p. 150.

18   BARTLETT, R. P. Russia in the Eighteenth Century European Adoption of Inoculation for Smallpox. *In*: BARTLETT, R. P. et al. (eds.). *Russia and the World of the Eighteenth Century*. Columbus, OH: Slavica, 1986, p. 196.

19   *The Despatches and Correspondence of John, Second Earl of Buckinghamshire, Ambassador to the Court of Catherine II of Russia 1762-1765*, editado para a Royal Historical Society com introdução e notas de A. D'Arcy Collyer. Londres: Royal Historical Society, 1902, v. 2, p. 177.

20   MASSIE, R. K. *Catherine the Great*, p. 386.

21   Ibid.

22   SIRIO, xii: 331.

CAPÍTULO 4: O CONVITE

1   DIMSDALE, T. *Tracts on Inoculation*, p. 4.

2   Ibid., p. 5.

3   Ibid., p. 5.

4   Ibid., p. 6.

5   John Fothergill era um dos médicos mais ricos da Inglaterra, mas colocava notas de dinheiro nas mãos dos pacientes pobres enquanto media suas frequências cardíacas. "Eu subia nas costas dos pobres para adentrar o bolso dos ricos", afirmou ele (citado em: DEUTSCH, A. Historical Inter-Relationships between Medicine and Social Welfare. *Bulletin of the History of Medicine* 11, 5, 1942, p. 485-502. Disponível em: www.jstor.org/stable/44440720, citação da p. 491). Fothergill fez importantes contribuições para o estudo da difteria, da escarlatina, da enxaqueca e de outras doenças, além de ser um grande defensor da inoculação. Ele também fazia parte de uma rede de botânicos quakers; a especialidade era popular dentro da religião por ser útil e poder ser estudada sem frequentar a universidade. Como muitos outros quakers, incluindo Thomas Dimsdale, Fothergill era defensor dos movimentos de reforma prisional e contra a escravidão.

6   DIMSDALE, T. *Tribute*.

7   DIMSDALE, T. *Tracts on Inoculation*, p. 6.

8   Ibid., p. 7.
9   DIMSDALE, T. *The Present Method of Inoculating for the Small-Pox*. Londres: W. Owen, 1767, p. 7.
10   Ibid., p. 55.
11   Ibid., p. 56.
12   Ibid., p. 26.
13   Ibid., p. 5.
14   Ibid., p. 5-6.
15   *Ipswich Journal*, 16 abr. 1757. Foi o primeiro anúncio para inoculação no *Ipswich Journal* e se repetiu em diversas edições, seguido de uma série de anúncios semelhantes oferecendo mais detalhes sobre o serviço prestado por Sutton.
16   *Ipswich Journal*, 25 set. 1762. Dois meses depois, Robert Sutton publicou um novo anúncio no mesmo jornal declarando ter inoculado 453 pacientes com sucesso em menos de um ano, incluindo crianças.
17   *Ipswich Journal*, 5 nov. 1763.
18   *Chelmsford Chronicle*, out. 1764. Citado em: WEIGHTMAN, G. *The Great Inoculator*. New Haven: Yale University Press, 2020, p. 41.
19   SMITH, J. R. *The Speckled Monster*, p. 74.
20   WEIGHTMAN, G. *The Great Inoculator*, p. 44-7.
21   SMITH, J. R. *The Speckled Monster*, p. 48-9.
22   Sutton se apresentou diante de um júri na cidade de Chelmsford, em Essex, acusado de causar uma perturbação pública ao disseminar a infecção. Ele argumentou que a inoculação era amplamente praticada por boticários da cidade e foi absolvido de todas as acusações.
23   HOULTON, R. *The Practice of Inoculation Justified: A Sermon Preached at Ingatestone, Essex, October 12, 1766, in Defence of Inoculation. To Which Is Added an Appendix on the Present State of Inoculation; with Observations, &c / by Robert Houlton*. Chelmsford: Lionel Hassall, 1767, p. 29.
24   Ibid., p. 40. Efusivo, Houlton continuou: "A agradável conversa, junto aos diversos entretenimentos, faz o tempo voar de forma imperceptível".
25   *Short Animadversions Addressed to the Reverend Author of a Late Pamphlet, Intituled [sic]: the Practice of Inoculation Justified*. Londres: S. Bladon, 1767, p. 33.
26   HOULTON, R. *Indisputable Facts Relative to the Suttonian Art of Inoculation. With Observations on Its Discovery, Progress, Encouragement, Opposition, etc. etc.* Dublin: W. G. Jones, 1798, p. viii.
27   *Letters of Horace Walpole, Earl of Orford, to Sir Horace Mann His Britannic Majesty's Resident at the Court of Florence, from 1760 to 1785*. Londres: R. Bentley, 1843, v. 1, p. 368.
28   JONES, H. *Inoculation or Beauty's Triumph: A Poem, in Two Cantos*. Bath: C. Pope, 1768.
29   BAKER, G. *An Inquiry into the Merits of a Method of Inoculating the Small-Pox, Which Is Now Practised in Several Counties of England*. Londres: J. Dodsley, 1766, p. 1.
30   HOULTON, R. *Indisputable Facts*, p. 18.
31   Ibid., p. 28.
32   Ibid., p. 31.

366 A IMPERATRIZ E O MÉDICO INGLÊS

33   Ibid., p. 32.
34   WATSON, W. *An Account of a Series of Experiments, Instituted with a View of Ascertaining the Most Successful Method of Inoculating the Smallpox*. Londres: J. Nourse, 1768.
35   DIMSDALE, T. *Tracts on Inoculation*.
36   Ibid.
37   DIMSDALE, T. *Thoughts on General and Partial Inoculations*, p. 9.
38   *Oxford Journal*, 14 nov. 1767.
39   *Leeds Intelligencer*, 3 maio 1768.
40   Carta de Joseph Cockfield ao reverendo Weeden Butler, 26 mar. 1766. Citada em: ABRAHAM, J. J. *Lettsom: His Life Times Friends and Descendants*. Londres: William Heinemann, 1933, p. 195.
41   *Leeds Intelligencer*, 5 jul. 1768.
42   PIOZZI, H. L. *Dr Johnson by Mrs Thrale. The Anecdotes of Mrs Piozzi in Their Original Form*. Londres: Chatto & Windus, 1984, p. 17.
43   DUNCAN, W. et al. The Opinion of His Majesty's Physicians and Surgeon, given Jan. 23, 1768, in Regard to Messrs Sutton's Practice in Inoculation... *The Gentleman's Magazine* 38, fev. 1768, p. 75.
44   *The Town and Country Magazine, Or, Universal Repository of Knowledge, Instruction, and Entertainment*, jun. 1769, p. 309.
45   A princesa Ekaterina Dashkova, amiga próxima de Catarina e sua cúmplice durante o golpe, também havia adquirido um exemplar do tratado. Mais adiante, ela seria nomeada diretora da Academia Imperial de Artes e Ciências (hoje conhecida como Academia Russa de Ciências), a primeira mulher do mundo a chefiar uma academia científica. Ela conheceu Thomas Dimsdale em São Petersburgo e se correspondeu com ele.
46   FOX, R. H. *Dr. John Fothergill and His Friends; Chapters in Eighteenth Century Life*. Londres: Macmillan and Co., 1919, p. 85.
47   SMITH, J. R. *The Speckled Monster*, p. 88. Fonte da conversão: MeasuringWorth. com.
48   DIMSDALE, T. *The Present Method*, p. 81.
49   Anúncio feito por Richard Lambert em *Newcastle Weekly Courant* (Newcastle--upon-Tyne), 16 abr. 1768, p. 2.
50   *Salisbury and Winchester Journal*, 18 jul. 1768, p. 3.
51   Carta de Joseph Cockfield para o reverendo Weeden Butler, 8 ago. 1768, Letters of Mr. Joseph Cockfield. *In*: NICHOLS, J. *Illustrations of the Literary History of the Eighteenth Century*, v. 5. Londres: J. B. Nichols and Son, 1828, p. 785. Joseph Cockfield escreveu diversas cartas elogiando as habilidades de Thomas Dimsdale como inoculador e detalhando a dor de cabeça e o braço direito dolorido depois que Thomas fez sua própria inoculação com sucesso, em abril de 1766. Em fevereiro daquele ano, ele havia escrito: "Quando se considera que das duas mil pessoas inoculadas no Hospital da Varíola em Cold Bath-fields, em Londres, não mais que duas faleceram, quem pode se abster de homenagear o Criador do Universo? Quem pode continuar não convencido da utilidade geral desse novo método inventado, adotado das nações orientais?".

52 Carta de Thomas Dimsdale, de São Petersburgo, para Henry Nicols, 8 set. 1768 (EA). Acervo da família Dimsdale.

53 Atual Gdańsk, no norte da Polônia.

CAPÍTULO 5: OS PREPARATIVOS

1 Discurso do conde Nikita Panin para Thomas Dimsdale. Citado em: DIMSDALE. *Tracts on Inoculation*, p. 10.

2 RICHARDSON, W. *Anecdotes of the Russian Empire: In a Series of Letters, Written, a Few Years Ago, from St Petersburg.* Londres: W. Strahan and T. Cadell, 1784, p. 13-4.

3 WILLIAM Coxe, historiador, sacerdote, tutor e acompanhante de viagem da nobreza. *In: Travels into Poland, Russia, Sweden, and Denmark: Interspersed with Historical Relations and Political Inquiries*, v. 2, 3. ed. Londres: T. Cadell, 1787, p. 268.

4 Descrição da peruca e dos trajes de corte feita pela princesa Ekaterina Dashkova. Citada em: ROUNDING, V. *Catherine the Great: Love, Sex and Power*, p. 132.

5 DIMSDALE, T. *Tracts on Inoculation*, p. 12.

6 Carta de Thomas Dimsdale para Henry Nicols, 8 set. 1768, acervo da família Dimsdale.

7 O relato de Thomas, publicado em seu tratado *Tracts on Inoculation*, em 1781, é uma dupla tradução. O documento original e contemporâneo foi escrito em francês ruim em dezembro de 1768 e então traduzido para o russo a pedido de Catarina. Ele pode ser encontrado nos Arquivos da Sociedade Histórica Imperial Russa (Sirio), ii: 295-322. Tendo perdido o arquivo original, Thomas solicitou que o texto fosse traduzido de volta do russo para o inglês para publicação treze anos depois do acontecimento. *Tracts on Inoculation* também incluiu uma reimpressão do seu tratado de 1776, *Thoughts on General and Partial Inoculations*.

8 Carta de Thomas Dimsdale para Henry Nicols, 8 set. 1768. Acervo da família Dimsdale.

9 DIMSDALE, T. *Tracts on Inoculation*, p. 16.

10 Ibid., p. 17.

11 Ibid.

12 Ibid., p. 18.

13 Ibid.

14 CROSS, A. *By the Banks of the Neva.* Cambridge: Cambridge University Press, 1997, p. 55-8.

15 Charles Cathcart foi baleado no rosto na Batalha de Fontenoy, um grande acontecimento na Guerra da Sucessão Austríaca, em 1745. O retrato de Joshua Reynolds (pintado em 1753-55) mostra o retalho em seu rosto.

16 As datas dos acontecimentos na Rússia durante a primeira visita de Thomas Dimsdale foram apresentadas no antigo estilo do calendário juliano. Thomas Thynne, primeiro marquês de Bath e terceiro visconde de Weymouth, era

368 A IMPERATRIZ E O MÉDICO INGLÊS

secretário de Estado para o Departamento do Norte. Antes de 1782, as responsabilidades dos dois secretários de Estado britânicos para os departamentos do Norte e do Sul eram divididas geograficamente. O secretário de Estado do Departamento do Sul, mais graduado, era responsável pelo sul da Inglaterra, pelo País de Gales, pela Irlanda e pelas colônias americanas (até 1768, quando a responsabilidade foi passada para o secretário de Estado das Colônias), além das relações com a Igreja católica e as nações islâmicas da Europa. O secretário de Estado para o Departamento do Norte, menos graduado, era responsável pela Irlanda do Norte, pela Escócia e pelas relações com as nações protestantes no norte da Europa. Em 1782, as duas secretarias foram reformadas e transformadas na Secretaria de Estado para Assuntos Internos e na Secretaria de Estado para Relações Exteriores.

17   SIRIO, xii: 363. Todos os despachos da embaixada citados podem ser encontrados no mesmo volume.

18   Carta de Thomas Dimsdale para Henry Nicols, 8 set. 1768. Acervo da família Dimsdale.

19   Ibid.

20   O dr. John Rogerson era um médico escocês da corte de Catarina que, em 1776, atuava como seu médico pessoal. Ele era responsável por examinar os diversos amantes da imperatriz em busca de doenças venéreas. Carta de John Rogerson a Thomas Dimsdale, 26 ago. 1770 (EA). Acervo da família Dimsdale. Thomas Dimsdale estava enfrentando pedras nos rins ou na bexiga, e Rogerson enfatizou a dieta e o estilo de vida, de modo geral, saudáveis de Thomas. "Sem dúvida nenhuma pessoa merece isso [a pedra] menos; tampouco me lembro de alguma coisa em sua forma de viver que possa contribuir com o quadro, excetuando sua predileção por bebidas à base de malte."

21   Carta de John Thomson para o dr. James Mounsey, médico da imperatriz Isabel da Rússia. Citado em: THOMAS, G. C. G. Some Correspondence of Dr James Mounsey, Physician to the Empress Elizabeth of Russia. *Scottish Slavonic Review* 4, 1985, p. 11-25.

22   O tratado comercial anglo-russo de 1766, negociado do lado russo pelo conde Panin e pelo embaixador George Macartney em nome da Inglaterra. A Revolução Industrial britânica dependia fortemente das matérias-primas russas, incluindo ferro, madeira, cânhamo e linho (CROSS, A. *By the Banks of the Neva*, p. 48).

23   Ibid., p. 19.

24   Carta do lorde Cathcart para o conde de Rochford, 12 out. 1770 (EA). Sirio, xix: 123-4. Citado em: ibid., p. 37.

25   Carta de Thomas Dimsdale para Henry Nicols, 6 out. 1768 (EA). Acervo da família Dimsdale.

26   Questionário de saúde preenchido por Catarina para Thomas Dimsdale. Acervo da família Dimsdale.

27   Ibid.

28   Relatório de G. Foussadier, São Petersburgo, 23 set. 1768. Acervo da família Dimsdale.

29   Dimsdale, T. *Tracts on Inoculation*, p. 23.

Notas 369

30 Ibid., p. 24.

31 Ibid., p. 25.

32 Ibid.

33 Carta de Thomas Dimsdale para Henry Nicols, 27 out. 1768. Acervo da família Dimsdale.

34 DIMSDALE, T. *Thoughts on General and Partial Inoculations*, p. 16. Esse volume incluiu dois dos cinco tratados que Thomas preparou em São Petersburgo por instrução da imperatriz. Todos os cinco haviam sido traduzidos para o russo e publicados em São Petersburgo em 1770, mas nenhum havia sido lançado em inglês anteriormente.

35 A estimativa de 2 milhões de mortes por ano apareceu em *Thoughts on General and Partial Inoculations*, de Thomas Dimsdale, publicado em 1776. Quando o livro foi republicado junto ao relato das inoculações reais sob o título *Tracts on Inoculation* em 1781, Thomas acrescentou uma anotação reconhecendo que alguns acreditavam que seus cálculos estavam altos demais. "Talvez seja o caso, a conjectura foi escrita de forma precipitada, numa época em que minha mente estava profundamente impressionada com a destruição da varíola na Rússia." O número da população foi obtido em: MACARTNEY, G. *Some Account of the Public Life, and a Selection from the Unpublished Writings, of the Earl of Macartney*. J. Barrow (ed.). Cambridge: Cambridge University Press, 2011.

36 DIMSDALE, T. *Thoughts on General and Partial Inoculations*, p. 17.

37 Ibid.

38 DIMSDALE, T. *Tracts on Inoculation*, p. 31-2.

39 Ibid., p. 34.

40 Carta de Thomas Dimsdale para Henry Nicols, 27 out. 1768. Acervo da família Dimsdale.

41 Anotações intituladas "Regime". Acervo da família Dimsdale.

42 Carta de Catarina, a Grande, para o conde Ivan Chernyshëv, 14 dez. 1768. *Pis'ma imperatritsy Ekateriny II k grafu Ivanu Grigor'evichu Chernyshevu (1764-1773)*, RA, 9, 1871, p. 1325.

43 A história da carruagem e dos cavalos à espera para levar os Dimsdales às pressas para um local seguro aparece em muitos relatos sobre a inoculação de Catarina, mas sem fonte direta. Um importante ensaio de Philip H. Clendenning, "Dr Thomas Dimsdale and Smallpox Inoculation in Russia" (publicado no *Journal of the History of Medicine and Allied Sciences* 28, 1973, p. 109-25), apresenta como a fonte da alegação uma carta do visconde Weymouth para o lorde Cathcart em 18 de outubro de 1768. No entanto, os Documentos de Estado citados nos Arquivos Nacionais (SP 91/91) não contêm essa missiva. Uma carta de mesma data (7/18 out. 1768) de Cathcart para Weymouth num volume diferente (SP 91/79) não faz nenhuma referência ao plano. A carruagem não é mencionada no relato de Thomas. O escritor e político inglês Nathaniel Wraxall escreveu em suas memórias a história do iate, que ele tinha ouvido de um dos filhos de Thomas Dimsdale mais de quarenta anos antes (WRAXALL, sir N. W. *Posthumous Memoirs of My Own Life, III*. Londres: T. Cadell and W. Davies, 1836, p. 199). O iate faz mais sentido como meio de fuga para a Inglaterra do que uma

370 A imperatriz e o médico inglês

carruagem viajando por terra, e os Dimsdales certamente precisariam de uma para ir de Tsárskoie Selô até a embarcação.

44   Carta do lorde Cathcart para o visconde Weymouth, 7/18 out. 1768. Arquivos Nacionais SP 91/79, p. 262.

45   DIMSDALE, T. *Tracts on Inoculation*, p. 40.

Capítulo 6: As inoculações

1   DIMSDALE, T. Anotações médicas de sábado, 18 out. 1768 (EA). Acervo da família Dimsdale.

2   DIMSDALE, T. Anotações médicas sobre a inoculação da imperatriz. Acervo da família Dimsdale.

3   DIMSDALE, T. *Tracts on Inoculation*, p. 73.

4   Thomas registrou a temperatura externa como cinco ou seis graus, de acordo com o termômetro de Réaumur, uma escala muito usada na Europa do século XVIII. Esse dispositivo, à base de álcool, usava uma escala de temperatura para a qual os pontos de congelamento e fervura da água eram zero e oitenta graus, respectivamente. A temperatura do apartamento estava entre 12 e 14 graus (revigorantes 16 ou 17 graus Celsius).

5   Carta de Catarina, a Grande, para Voltaire, 6 jul. 1772. *In: Catherine the Great: Selected Letters*, trad. Kahn, A. e Rubin-Detlev, K., p. 123-4.

6   Carta de Catarina, a Grande, para Johanna Bielke, 28 abr. 1772. *In: Catherine the Great: Selected Letters*, trad. Kahn, A. e Rubin-Detlev, K., p. 122-3.

7   Carta de Catarina, a Grande, para Voltaire, 6 jul. 1772. *In: Catherine the Great: Selected Letters*, trad. Kahn, A. e Rubin-Detlev, K., p. 123.

8   Carta de Catarina, a Grande, para Johanna Bielke, 4 mar. 1769. Sirio, x: 332.

9   DIMSDALE, T. Anotações médicas de 15 out. 1768. Acervo da família Dimsdale.

10   DIXON, S. *Catherine the Great*, p. 265-6.

11   Obituário de Thomas Dimsdale, *The European Magazine, and London Review* 42, ago. 1802, p. 85.

12   DIMSDALE, T. *Tracts on Inoculation*, p. 41.

13   DIMSDALE, T. Anotações médicas. Acervo da família Dimsdale.

14   DIMSDALE, T. *Tracts on Inoculation*, p. 41.

15   DIMSDALE, T. Anotações médicas. Acervo da família Dimsdale.

16   A menstruação de Catarina não é mencionada no relato público de sua recuperação feito por Thomas em *Tracts on Inoculation*, mas aparece em suas anotações médicas contemporâneas com referência às implicações da purgação. Uma nota de 26 de outubro diz: "Sua Majestade está perfeitamente bem, de modo que eu deveria ter aconselhado a ingestão de algum purgante na manhã seguinte, mas sua menstruação ainda não tinha acabado por completo". Cinco dias depois, em 31 de outubro, ele acrescentou: "Sua Majestade continua muito bem, mas omitiu ter tomado uma segunda dose de sais purgantes, uma vez que sua menstruação voltou". O procedimento básico da inoculação era o mesmo para homens e

mulheres, mas os preparativos e os cuidados posteriores eram adaptados para os dois sexos e para crianças.

17 DIMSDALE, T. Anotações médicas. Acervo da família Dimsdale.

18 DIMSDALE, T. *Thoughts on General and Partial Inoculations*, p. 59.

19 Ibid.

20 Carta de Thomas Dimsdale para Henry Nicols, 27 out. 1768. Acervo da família Dimsdale.

21 Carta de Catarina, a Grande, de Tsárskoie Selô, para o conde Petr Saltykov, 27 out. 1768. *In*: *Letters of the Empress Catherine the Great to Field Marshal Count P.S. Saltykov 1762-1771*. Moscou: В Унив. тип. (М. Катков), 1886, p. 72, carta 129. Disponível em formato digitalizado no site da Biblioteca Presidencial de Boris Iéltsin: www.prlib.ru/en/node/436953.

22 Carta de Catarina, a Grande, para Étienne-Maurice Falconet, 30 out. 1768. Sirio, xvii: 61.

23 Carta de Catarina, a Grande, para Johanna Bielke, 1º nov. 1768. Sirio, x: 302.

24 DIMSDALE, T. *Tracts on Inoculation*, p. 80.

25 Detalhes sobre as celebrações da corte pela inoculação foram extraídos do *Kamerfur'erskii tseremonialnyi zhurnal* de 1768, o registro oficial da Corte Imperial.

26 Carta do lorde Cathcart para o visconde Weymouth, 1º nov. 1768. Sirio, xii: 394.

27 Carta do conde Solms para Frederico II, 26 out. 1768. Sirio, xvii: 163.

28 Carta do lorde Cathcart para o conde de Rochford, 10 nov. 1768, National Archives SP 91/79: 357.

29 Ibid.

30 Carta do conde de Rochford para o lorde Cathcart, 20 dez. 1768 (9 de dezembro, de acordo com o calendário russo). Arquivos Nacionais SP 91/79: 72-3.

31 Carta do lorde Cathcart para o visconde Weymouth, 7 nov. 1768. Sirio, xii: 403-4.

32 GRAHAM, I. M. Two Hertfordshire Doctors. *East Hertfordshire Archaeological Society Transactions* 13, 1950, p. 44-54.

33 Outras transliterações consagradas para o inglês seriam: os Naryshkins, os Shcherbatovs, os Golitsyns, os Vorontzovs, os Buturlins, os Stroganovs.

34 Do memorando de Thomas sobre sua visita à Rússia, escrita em seu francês ruim e traduzido para o russo por M. Zlobin. Sirio, ii: 295-322. A observação não aparece na versão em inglês que ele publicaria mais tarde como parte do *Tracts* em 1781.

35 Carta do lorde Cathcart para o visconde Weymouth, 7-18 nov. 1768. Sirio, xii: 402.

36 Carta de Catarina, a Grande, para Frederico II, 14 nov. 1768. *In*: *Catherine the Great: Selected Letters*, trad. Kahn, A. e Rubin-Detlev, K., p. 68-70.

37 Carta de Catarina, a Grande, para George Browne, 16 nov. 1768. Citada em: BISHOP, W. J. Thomas Dimsdale MD FRS (1712-1800) and the Inoculation of Catherine the Great of Russia. *Annals of Medical History* 4, 4 jul. 1932, p. 332.

38 Carta de Catarina, a Grande, para Ivan Chernyshëv, 17 nov. 1768. Citada em: PROSKURINA, V. Catherine the Healer. *In*: *Creating the Empress: Politics and Poetry in the Age of Catherine II*. Boston, MA: Academic Studies Press, 2011, p. 93-4.

Capítulo 7: A nova moda

1   Carta de Catarina, a Grande, para Ivan Chernyshëv, 17 nov. 1768. Citada em: PROSKURINA, V. "Catherine the Healer", p. 93-4.

2   No cristianismo oriental, uma iconóstase é uma parede de pinturas e ícones religiosos, usada para separar a nave (o corpo principal da igreja, onde a maior parte dos fiéis fica) do santuário (área ao redor do altar, do lado leste da nave).

3   Essa festa, que marca a apresentação de Maria, ainda criança, por seus pais ao Templo Judaico, em Jerusalém, é celebrada em 21 de novembro, de acordo com o antigo calendário juliano. O Pós-Festa é um período de celebração ligado às Grandes Festas; nesse caso, ele vai até 25 de novembro.

4   RICHARDSON, W. *Anecdotes of the Russian Empire*, carta V, p. 33.

5   Richardson, não familiarizado com as igrejas e os ritos ortodoxos, interpretou a cerimônia britânica. Por altar, ele quis dizer "o local que corresponde ao altar nas igrejas inglesas". Ele também teve pouca apreciação pelas imagens sagradas, que foram menosprezadas e descritas como "imagens ofuscantes e malfeitas de santos russos".

6   Os detalhes das cerimônias da corte foram obtidos de *Kamer-fur'erskii tseremonialnyi zhurnal*, em 1768. Os detalhes das celebrações, dos discursos e dos poemas que marcaram a inoculação da imperatriz foram obtidos de GUBERT, V. O. *Ospa i ospoprivivanie*, cap. 12.

7   SOLOVIEV, S. M. *Istoriia Rossii s drevneishikh vremen* (originalmente publicado em 29 volumes. São Petersburgo, 1851-79), v. 28, cap. 1, p. 365. Citado em: PROSKURINA, V. "Catherine the Healer", p. 90.

8   DIMSDALE, T. *Tracts on Inoculation*, p. 58.

9   SIRIO, x: 305. Evangelho de são João 10: 1-21.

10   Catarina havia celebrado a Grande Festa em 21 de novembro com um passeio de trenó depois da liturgia divina. *Kamer-fur'erskii tseremonialnyi zhurnal*, p. 229.

11   *Kamer-fur'erskii tseremonialnyi zhurnal*, 22-4 nov. 1768; GUBERT, V. O. *Ospa i ospoprivivanie*, p. 275-6.

12   JAQUES, S. *The Empress of Art*. Cambridge: Pegasus, 2016, p. 97.

13   DIXON, S. *Catherine the Great*, p. 190.

14   A Ordem de Santa Catarina era uma distinção da Rússia Imperial instituída em 24 nov. 1714 por Pedro, o Grande, quando de seu casamento com Catarina I da Rússia. Exceto pela insígnia de santa Olga, que existiu apenas entre 1916 e 1917, essa era a única distinção para mulheres.

15   DIMSDALE, T. *Tracts on Inoculation*, p. 10.

16   Carta do lorde Cathcart para o conde de Rochford, 25 nov. 1768 (EA). Sirio, xii: 405-7.

17   Catálogo que acompanha "Two Eighteenth Century Visits to Russia", uma exposição realizada por Robert Dimsdale em julho de 1989 com os itens relacionados às duas viagens de seu ancestral Thomas Dimsdale a São Petersburgo, daqui em diante chamado catálogo da exposição Dimsdale.

18   Ibid.

19   Fonte da conversão: MeasuringWorth.com, numa comparação relativa de valor de rendimentos entre 1768 e 2020.

20   Carta de Thomas Dimsdale para Henry Nicols, 25 nov. 1768 (EA). Acervo da família Dimsdale.

21   O jogo, quase completo, está exposto em sua caixa no museu Hermitage, em São Petersburgo.

22   Thomas e Nathaniel receberam licenças de tiro enquanto estavam na Rússia. Manuscritos em russo, os documentos continuam no acervo da família Dimsdale.

23   Ele listou as armas: "duas escopetas, um revólver, um par de pistolas, extremamente belas, e ela também me disse que havia atirado com elas e provado sua qualidade". Ela gravou "Ao barão Dimsdale" nas pistolas. Carta de Thomas Dimsdale para John Dimsdale, dez. 1768. Acervo da família Dimsdale.

24   Catálogo da exposição Dimsdale.

25   SIRIO, xii: 427, 17 mar. 1769.

26   PROSKURINA, V. *Creating the Empress: Politics and Poetry in the Age of Catherine II*. Brighton, MA: Academic Studies Press, 2011, p. 90-1; DIXON, S. *Catherine the Great*, p. 191.

27   GUBERT, V. O. *Ospa i ospoprivivanīe*, cap. 12, p. 269-72.

28   Ibid., p. 270.

29   Ibid., p. 271-2.

30   RICHARDSON, W. *Anecdotes of the Russian Empire*, carta 6, p. 38.

31   *Sankt-Peterburgskie Vedomosti*. Citado em: GUBERT, V. O. *Ospa i ospoprivivanīe*, p. 278. O jornal, estabelecido por Pedro, o Grande, em 1702, foi o primeiro a ser impresso na Rússia. Ele continua sendo publicado hoje em dia.

32   TOOKE, W. *View of the Russian Empire during the Reign of Catharine II and to the Close of the Present Century*. Londres: T. N. Longman, 1799.

33   *The Memoirs of Catherine the Great*, trad. Cruse, M. e Hoogenboom, H., p. 199-200.

34   Carta de Catarina, a Grande, para Frederico II, 5 dez. 1768. *In: Catherine the Great, Selected Letters*, trad. Kahn A. e Rubin-Detlev, K., p. 70-1.

35   "O Parto da Montanha", uma das fábulas de Esopo, descreve uma montanha fazendo um barulho terrível antes de se abrir e liberar um pequeno rato. A moral da história é não criar expectativas excessivas para um pequeno resultado.

36   Carta de Catarina, a Grande, para Voltaire, dez. 1768. *In: Catherine the Great, Selected Letters*, trad. Kahn, A. e Rubin-Detlev, K., p. 72-4.

37   Carta de Thomas Dimsdale para Henry Nicols, 16 nov. 1768, acervo da família Dimsdale.

38   Carta de Voltaire para Catarina, a Grande, 26 fev. 1769. Electronic Enlightenment Scholarly Edition of Correspondence (ed.). MCNAMEE, R. et al. versão 3.0. Universidade de Oxford, 2018.

39   Ibid.

40   TRONCHIN, T. Inoculation. *In: The Encyclopedia of Diderot & d'Alembert Collaborative Translation Project*. Tradução de "Inoculation", *Encyclopédie ou Dictionnaire raisonné des sciences, des arts et des métiers*, v. 8, Paris, 1765.

41   *The Scots Magazine*, 1º dez. 1768 (NE).

374 A IMPERATRIZ E O MÉDICO INGLÊS

42 *Bath Chronicle and Weekly Gazette*, 29 dez. 1768.

43 Carta de Horace Walpole para sir Thomas Mann, 2 dez. 1768. Biblioteca Lewis Walpole, Yale.

44 Carta de Voltaire para o príncipe Dimitri Alexeievich Galitzin, 25 jan. 1769 (NE). Electronic Enlightenment Scholarly Edition of Correspondence.

45 DIMSDALE, T. *Tracts on Inoculation*, p. 216.

CAPÍTULO 8: O IMPACTO

1 Carta de Voltaire para Catarina, a Grande, 26 fev. 1769, Electronic Enlightenment Scholarly Edition of Correspondence.

2 DIMSDALE, T. *Tracts on Inoculation*, p. 62.

3 Ibid., p. 60.

4 Carta de Thomas Dimsdale para John Dimsdale (?) em Hitchin, dez. (?) 1768. Acervo da família Dimsdale.

5 DIMSDALE, T. *Tracts on Inoculation*, p. 62.

6 Ibid.

7 O nome da menina e muitos outros detalhes não incluídos na edição de 1781 de *Tracts* são mencionados nos relatórios originais de Thomas, escritos em seu francês ruim e traduzidos para o russo por K. K. Zlobin para publicação em 1770. Sirio, ii: 295-322.

8 *Novago voiazhirova leksikona na frantsusskom, nemetskom, latinskom i rossiiskom iazykakh*, trad. Volchkov, S. S. São Petersburgo: Tip. Imp. Akademii nauk, 1764. Volchkov (1707-1773) foi tradutor da Academia Imperial de Ciências de 1736 em diante. Ele foi o responsável pelas primeiras grandes traduções russas das obras do filósofo jesuíta espanhol Baltasar Gracián e de Montaigne.

9 DIMSDALE, T. *Tracts on Inoculation*, p. 64-5.

10 Carta de Catarina, a Grande, para Voltaire, 15 abr. 1769. *In: Catherine the Great, Selected Letters*, trad. Kahn, A. e Rubin-Detlev, K., p. 74.

11 RICHARDSON, W. The Russian Winter, February 1769. *Anecdotes of the Russian Empire*, p. 53.

12 Do manuscrito original do relatório de Thomas para Catarina, não incluído na versão publicada de *Tracts*. Sirio, ii: 317.

13 Relatório original de Thomas, traduzido para o russo. Sirio, ii:318.

14 MERRIDALE, C. *Red Fortress*. Londres: Allen Lane, 2013, p. 191.

15 Carta de Catarina, a Grande, para Voltaire, 6 out. 1771 (EA). Citada em: MERRIDALE, C. *Red Fortress*, p. 195.

16 MERTENS, C. *An Account of the Plague which Raged at Moscow*. Londres: F. and C. Rivington, 1771, p. 25. A população de Moscou era fluida, e não era possível calcular números exatos.

17 GUBERT, V. O. *Ospa i ospoprivivanie*, p. 277.

18 DIMSDALE, T. *Tracts on Inoculation*, p. 67.

Notas 375

19   Carta de Ann Dimsdale para a lady Jane Cathcart, 4 abr. 1769. Acervo da família Dimsdale.

20   SIRIO, ii: 318-19.

21   DIMSDALE, T. *Thoughts on General and Partial Inoculations*, p. iii-iv.

22   HUHN, O. von. *Die Allgemeine Einführung der Schutzpocken im Europäischen und Asiatischen Russland* / Повсемѣстное введение предохранительной оспы: в Европейской и Азиятской России. Moscou, 1807.

23   DIMSDALE, T. *Thoughts on General and Partial Inoculations*, p. 17.

24   Ibid., p. 16.

25   DIMSDALE, T. *Tracts on Inoculation*, p. 93, "A Short Account of the Regulations in the Medical College of St Petersburg in 1768".

26   DIMSDALE, T. *Thoughts on General and Partial Inoculations*, p. 11.

27   Ibid., p. 9.

28   TOOKE, W. *View of the Russian Empire*, v. 2, p. 206.

29   CROSS, A. *By the Banks of the Neva*, p. 141.

30   TOOKE, W. *View of the Russian Empire*, v. 2, p. 207.

31   Ibid., p. 204.

32   HILTON, A. *Russian Folk Art*. Bloomington: Indiana University Press, 1995, p. 112.

33   GUBERT, V. O. *Ospa i ospoprivivanīe*, p. 228.

34   BENNETT, M. *War Against Smallpox*, p. 233.

35   TOOKE, W. *View of the Russian Empire*, v. 2, p. 208.

36   Alexander, J. T. *Bubonic Plague in Early Modern Russia: Public Health and Urban Disaster*. Baltimore: Johns Hopkins University Press, 1980; TOOKE, W. *View of the Russian Empire*, v. 1, p. 565-7.

37   Grot, J. *Petersburgische Kanzelvorträge*. Leipzig e Riga: Johann Friedrich Hartknoch, 1781.

38   Storch, H. *Tableau historique et statistique de l'empire de Russie à la fin du dix--huitieme siècle*. Basel: J. Decker, 1800; Bartlett, R. Adoption of Inoculation for Smallpox. *In: Russia and the World of the Eighteenth Century*.

39   GUBERT, V. O. *Ospa i ospoprivivanie*, p. 235.

40   Carta do lorde Cathcart para o visconde Weymouth, 1-12 nov. 1768. Arquivos Nacionais SP 91/79: 302.

41   Carta de Catarina, a Grande, para Thomas Dimsdale, 8 jul. 1771 (EA). Acervo da família Dimsdale.

42   Carta de Catarina, a Grande, para Piotr Aleksandrovich Rumiantsev, 20 abr. 1787. A carta, assinada pela imperatriz e propriedade de um colecionador parti-cular, foi vendida pela casa de leilão MacDougall em dezembro de 2021. Leiloada junto a um retrato da imperatriz, ela foi adquirida pelo comprador anônimo por quase 1,3 milhão de dólares. Carta traduzida pela casa MacDougall. O médico em Novgorod Severskii que Catarina recomendou para realizar as inoculações parece ter sido Samuel Hunt, britânico formado pela Faculdade Gonville & Caius, Cambridge, e o primeiro médico formado em Cambridge a ir trabalhar na Rússia no século XVIII (*By the Banks of the Neva*, p. 156).

43   STORCH, H. F. *Historisch-statistisches Gemälde des Russischen Reichs am Ende des achtzehnten Jahrhunderts*, v. 1. Riga: Hartnoch, 1797, p. 425.

376 A imperatriz e o médico inglês

44 BARTLETT, R. Adoption of Inoculation for Smallpox, p. 197.
45 PARKINSON, J. (ed.). *A Tour of Russia, Siberia and the Crimea 1792-1794*. Londres: W. Collier, 1971, p. 51. Citado em: Grant, A. *Globalisation of Variolation*, p. 162.
46 Clarke, E. D. *Travels in Various Countries of Europe, Asia and Africa: Russia, Tahtary, and Turkey*. Londres: T. Cadell and W. Davies, 1816, p. 350.
47 DIMSDALE, T. *Tracts on Inoculation*, p. 68.
48 Ibid.
49 Ibid., p. 69. Thomas era um médico típico de sua época: a sangria continuava sendo um tratamento comum para febres e inflamações ao longo do século, preferido por figuras ilustres como o cirurgião escocês John Hunter. Ela era controversa apenas quando usada em demasia: tanto Wolfgang Amadeus Mozart quanto George Washington foram submetidos a intensas sangrias pouco antes de morrer. Em meados do século XIX, a prática passou a ser observada com mais detalhe e foi revelado ser ineficaz e muitas vezes perigosa. Louis Pasteur (1822-1895) e Robert Koch (1843-1910) provaram de maneira conclusiva que a inflamação era resultado de uma infecção e, portanto, não era suscetível à sangria.
50 Carta de Catarina, a Grande, para Johanna Bielke, 4 mar. 1769. Sirio, x: 332.
51 Carta de lorde Cathcart para sir Andrew Mitchell, emissário britânico na Prússia, em Berlim, 28 fev. 1769, citada no catálogo da exposição Dimsdale. A carta foi escrita no momento da partida cancelada de Thomas, que foi adiada para que ele cuidasse da imperatriz. Ver também: BISSET, A. *Memoirs and Papers of Sir Andrew Mitchell, K. B.: Envoy Extraordinary and Minister Plenipotentiary from the Court of Great Britain to the Court of Prussia, from 1756 to 1771*, v. 2. Londres: Chapman and Hall, 1850.
52 A história de Catarina lançando a peça feita de pele de seu trenó foi contada pelas gerações seguintes da família Dimsdale. Catálogo da exposição Dimsdale.
53 Carta de Stratford Canning para o pai, também Stratford Canning, de Danzig, 12 abr. 1769, acervo da família Dimsdale. O autor da carta foi pai de um terceiro Stratford Canning, mais famoso: o primeiro visconde Stratford de Redcliffe, um diplomata britânico mais conhecido como embaixador no Império Otomano.
54 Mitau, cerca de quarenta quilômetros a sudoeste de Riga, é a Jelgava moderna, na Letônia. A cidade prussiana de Memel hoje é conhecida como Klaipėda, a terceira maior da Lituânia. O istmo da Curlândia é conhecido como *Curonian Spit*, que vai da Lituânia até o oblast de Kaliningrado, o território mais a oeste da Rússia. Ele foi considerado pela Unesco um Patrimônio Mundial. Königsberg, na Prússia, se tornou a cidade russa de Kaliningrado em 1946. Danzig, no norte da Polônia, hoje se chama Gdańsk.
55 BISSET, A. *Memoirs and Papers of Sir Andrew Mitchell*, p. 516.
56 SHOBERL, F. *Frederick the Great, His Court and Times*, v. 4. Londres: Henry Colburn, 1842, p. 333, trad. Campbell, T.
57 Do manuscrito original de Thomas de seu relatório para Catarina, não incluído na edição de 1781 de *Tracts*. Sirio, ii:321, trad. E. A., Brayley Hodgetts. *The Life of Catherine the Great of Russia*. Nova York: Brentano's, 1914, p. 247.
58 SIRIO ii: 322. Tradução E. A., Brayley Hodgetts. *The Life of Catherine the Great*, p. 248.

59 SIRIO, ii: 322. Tradução de E. A., Brayley Hodgetts. *The Life of Catherine the Great*, p. 249.
60 Carta de Stratford Canning para o pai, 14 jul. 1769. Acervo da família Dimsdale.

Capítulo 9: A celebridade

1 DIMSDALE, T. *Thoughts on General and Partial Inoculations*, p. viii.
2 Galton era um dos "Homens Lunares": um membro do Círculo Lunar, que mais tarde se tornaria a Sociedade Lunar de Birmingham, uma sociedade científica informal de figuras ilustres do Midland Enlightenment [Iluminismo nas Midlands]. Os membros, que incluíam industriais e filósofos naturais, organizavam reuniões na época da lua cheia, trazendo luz suficiente para guiá-los para casa. Outras figuras de destaque dessa sociedade eram Joseph Priestley, Erasmus Darwin (médico e defensor comprometido com a inoculação, era avô de Charles Darwin), James Watt e Josiah Wedgwood.
3 Biblioteca da Sociedade dos Amigos, Londres (Euston), Betty Fothergill, diário (BSA, 1769-70).
4 Os outros dois apoiadores de Thomas foram Richard Brocklesby, um médico quaker formado em Edimburgo e Leiden e ex-cirurgião geral do Exército britânico, e Matthew Maty, um médico holandês huguenote, secretário da Royal Society, que havia traduzido para o inglês o discurso histórico do defensor francês da inoculação Charles-Marie de La Condamine.
5 Os filhos de Thomas o sucederam, e o banco continuou na família Dimsdale por gerações até 1891, quando houve uma fusão com Prescott, Cave, Buxton, Loder & Co. para formar o Prescott's Bank, parte da rede NatWest.
6 Carta da duquesa de Portland ao terceiro duque de Portland, William Henry Cavendish-Bentinck, 17 mar. 1777. Biblioteca da Universidade de Nottingham, Portland Papers, Pw F 10679. Thomas continuou tratando os filhos do casal: em 29 de agosto do mesmo ano, Dorothy escreveu para o marido que "uma dose do pó do barão Dimsdale extraiu um verme de William que, ouso dizer, tinha 15 centímetros de comprimento, isso aconteceu ontem & nunca vi nada mudar tanto para melhor quanto essa criança já mudou". Biblioteca da Universidade de Nottingham, Portland Papers, Pw F 10694.
7 Carta do grão-duque Paulo para Thomas Dimsdale, 2 set. 1769. Acervo da família Dimsdale.
8 Carta do grão-duque Paulo para Thomas Dimsdale, 8 mar. (?) 1776. Acervo da família Dimsdale.
9 Carta do conde Vladimir Orlov para Thomas Dimsdale, out. 1769. Acervo da família Dimsdale.
10 Carta do conde Vladimir Orlov para Thomas Dimsdale, 22 jan. 1772. Acervo da família Dimsdale.
11 Carta do conde Vladimir Orlov para Thomas Dimsdale, 3 jun. 1770 (?). Acervo da família Dimsdale.

378   A IMPERATRIZ E O MÉDICO INGLÊS

12   Carta de Thomas Dimsdale para Catarina, a Grande, 25 jun. 1771 (em francês, tradução da autora para o inglês). Acervo da família Dimsdale.

13   Carta de Catarina, a Grande, para Thomas Dimsdale, 8 jul. 1771. Acervo da família Dimsdale.

14   Catarina imortalizou seus amados galgos em diversos objetos decorativos: eles aparecem em miniaturas, vasos, pesos de papel e tinteiros. Na Fábrica Imperial de Porcelana, o chefe da oficina de escultura, Jean-Dominique Rachette, fez uma escultura em tamanho real de Zemira deitada numa almofada. Nas cenas finais de *A filha do capitão*, romance de Alexander Pushkin, Catarina é descrita com "um pequeno cachorro branco de raça inglesa" no parque em Tsárskoie Selô.

15   *Pinus sibirica*, que faz parte da família Pinaceae, é um tipo de pinheiro existente na Sibéria, em partes do Cazaquistão e da Mongólia. Suas sementes comestíveis, muitas vezes conhecidas como nozes de cedro, provavelmente são as que Catarina mandou para Voltaire (ver p. 196).

16   Carta do dr. John Rogerson para Thomas Dimsdale, 26 ago. 1770. Acervo da família Dimsdale.

17   DIDEROT, D. e D'ALEMBERT, J. le R. (eds.). *Encyclopédie, ou dictionnaire raisonné des sciences, des arts et des métiers, etc.* Chicago: University of Chicago ARTFL Encyclopédie Project, edição da primavera de 2021, Morrissey, R. e Roe, G. (eds.). Disponível em: http://encyclopedie.uchicago.edu, v. 8, p. 768. Citado em: ROBERTS, M. K. *Sentimental Savants: Philosophical Families in Enlightenment France.* Chicago: University of Chicago Press, 2016, p. 77.

18   ROMAN, Jean-Joseph-Thérèse (M. l'abbé Roman). *L'inoculation, poème en quatre chants.* Amsterdã: Lacombe, 1773. O poeta acrescentou uma nota sobre vocabulário informando aos leitores que seu poema não incluía o termo *petite vérole*, varíola em francês. Também não empregou a palavra "inoculação", que, apesar de menos chocante, ele explicou ser longa demais para o ritmo da estrofe. Finalmente, ele defendeu a decisão de descrever uma "doença abominável", argumentando que o horror que ela inspirava contribuía com o efeito do poema.

19   HOPKINS, D. R. *The Greatest Killer*, p. 70.

20   As mortes anteriores foram: José I, do Sacro-Império Romano (1711); rei Luís I, da Espanha (1724); o imperador Pedro II, da Rússia (1730); e Ulrika Leonor, rainha da Suécia e depois rainha consorte (1741). Maximiliano III José, eleitor da Baviera, morreria de varíola em 1777.

21   Carta de Catarina, a Grande, para Friedrich Grimm, 19 jun. 1774 (EA). SIRIO, xiii: 407-10.

22   Em taitiano, o prefixo "O" significa "é", então o verdadeiro nome de Omai era Mai. Ele era chamado por Thomas e em todas as cartas e publicações na Inglaterra como Omai (às vezes grafado como Omaih), então, por uma questão de clareza, esse foi o nome adotado aqui. Da mesma forma, ele também era chamado de "o Homem de Otaheite", em referência ao Taiti.

23   Rousseau costuma ser equivocadamente associado à expressão "bom selvagem"; ele nunca usou o termo. Sua primeira ocorrência em inglês, *noble savage*, foi na peça épica de John Dryden *The Conquest of Granada* (1672), em que foi usada em referência ao homem recém-criado.

24 Joseph Banks, outro amigo do dr. John Fothergill, foi um ávido colecionador de plantas cujo jardim em Upton, Essex Banks, foi considerado o segundo melhor em toda a Europa, perdendo apenas para os Kew Gardens. Enquanto Banks se preparava para a expedição no *HMS Endeavour*, Fothergill lhe enviou suprimentos para a prevenção do escorbuto, incluindo seis galões de suco de lima que evaporaram a ponto de ficarem menos de dois. Banks também levou Richmond, o servo negro de Fothergill, na viagem. Richmond morreu em decorrência da exposição a uma forte nevasca durante um desembarque na Tierra del Fuego. Um artista que estava a bordo, o quaker Sydney Parkinson, deu a triste notícia a Fothergill escrevendo: "Estou sentindo muito a partida dele". Parkinson também morreria depois de ficar doente durante a viagem. Manuscrito da carta assinada de Sydney Parkinson para John Fothergill, Batávia, 16 out. 1770, Biblioteca da Sociedade dos Amigos, Londres. Uma imagem da carta original pode ser vista no blog da biblioteca, disponível em: https://quakerstrongrooms. org/2019/11/08/dr-john-fothergill/.

25 A primeira expedição de Cook, que durou de 1768 a 1771, tinha como objetivo observar o trânsito de Vênus ao redor do Sol, um fenômeno que possibilitaria medir a distância da Terra até o Sol. A Royal Society havia solicitado ao rei Jorge III, ele mesmo interessado em astronomia, que requisitasse a expedição. Catarina II também enviou cientistas para observar o trânsito a partir da Sibéria e de outras locações. O segundo objetivo dessa expedição de Cook era buscar evidências de uma massa de terra hipotética chamada *Terra Australis Incognita* ou "terra desconhecida do sul".

26 Citado em: CONNAUGHTON, R. *Omai: The Prince who Never Was*. Londres: Timewell Press, 2005, p. 61.

27 Cartwright fez uma segunda visita a Labrador e, em dezembro de 1773, levou outro garoto inuíte para a Inglaterra: Noozelliack, de aproximadamente 12 anos. Assim que desembarcaram, ele o levou direto para Daniel Sutton, em Knightsbridge, para ser inoculado. Sutton realizou o procedimento, mas o menino morreu pouco tempo depois que as pústulas apareceram. Cartwright ficou frustrado com a oportunidade perdida de aprofundar seus conhecimentos sobre o povo inuíte e sua terra natal. Ele escreveu: "Foi um grande constrangimento e uma decepção para mim, uma vez que, como eu pretendia, num momento futuro, visitar todas as tribos de esquimós, eu havia trazido esse garoto com o objetivo de colocá-lo na escola para que ele aprendesse a língua inglesa, com a intenção de fazer dele meu intérprete. Com ele, eu poderia obter informações completas sobre a religião, os costumes e os modos dos povos do norte. Ao mesmo tempo, eu poderia ter melhorado meu domínio da língua deles, minhas relações com seu povo teriam sido muito mais fáceis e eu teria adquirido muitos conhecimentos sobre a parte norte da costa". CARTWRIGHT, G. *A Journal of Transactions and Events During a Residence of Nearly Sixteen Years on the Coast of Labrador*, vol. 1. Newark: Allin and Ridge, 1792, p. 286-7.

28 Carta de Catherine Cartwright, irmã do capitão George Cartwright, para Margaret Stowe, 20 jun. 1773. Citada em: STOPP, M.; MITCHELL, G. "Our Amazing Visitors": Catherine Cartwright's Account of Labrador Inuit in England, *Arctic* 63, n. 4, dez. 2010, p. 399-413. Catherine Cartwright conheceu os

380 A IMPERATRIZ E O MÉDICO INGLÊS

inuítes muito bem e ficou aflita com a notícia de suas mortes. "Como lamentei por esses queridos: e como meu coração sangrou de tristeza por eles."

29 *The Craftsman; or SAY's Weekly Journal*, 6 ago. 1774.

30 Anotações de Thomas Dimsdale e cópia final, intitulada "Respecting Omaih". Acervo da família Dimsdale.

31 Na década de 1770, indivíduos abastados esperavam que seus criados fossem inoculados se já não tivessem contraído varíola, para não transmitirem a doença. É bastante provável que o servo do dr. John Fothergill, Richmond, que havia morrido na primeira expedição de Cook, teria sido inoculado se já não estivesse imunizado, uma vez que seu empregador era médico e defensor da prática. A Inglaterra tinha uma população negra de mais de 20 mil pessoas nos anos 1780; é provável que alguns, em especial aqueles que trabalhavam como criados, já tivessem sido submetidos ao procedimento. Pessoas escravizadas nas colônias britânicas eram inoculadas por ordem dos senhores por questões econômicas, sem seu próprio consentimento.

32 HAYWARD, A. (ed.). *Autobiography, Letters and Literary Remains of Mrs Piozzi (Thrale)*. Londres: Longman, Green, Longman & Roberts, 1861. O comentário de Hester Thrale está relacionado a um jogo de xadrez em que Omai venceu o escritor e tradutor Giuseppe Baretti – talvez a partida testemunhada por Thomas. Samuel Johnson costumava zombar de Baretti por ter sido derrotado por um "selvagem", o que gerou uma rixa entre os dois que durou a vida toda.

33 BOSWELL, S. *The Life of Samuel Johnson*. Londres: Henry Baldwin, 1791, p. 577. Boswell, defensor das expedições de Cook, argumenta que o povo do Taiti "não poderia ser considerado selvagem", mas desistiu do debate quando ficou claro que Johnson não ia mudar de ideia.

34 BOSWELL, S. *The Life of Samuel Johnson*, p. 316.

35 HETHERINGTON, M.; MCCALMAN, I. *Cook & Omai: The Cult of the South Seas*. Canberra: National Library of Australia, 2001, p. 31.

36 Publicado em *The Gentleman's Magazine* 53, out. 1783, p. 869.

37 Carta, *The Gentleman's Magazine* 49, abr. 1779, p. 192-3. O dr. Pugh se apresentou como um "antigo correspondente [...]. Estive entre os primeiros inoculadores da Inglaterra. Sou um forte defensor do procedimento e vou continuar sendo enquanto viver, estando convencido, pela experiência, da verdade do que estou promovendo".

38 HANWAY, J. *The Defects of Police: The Cause of Immorality and the Continual Robberies Committed: Particularly in and about the Metropolis*. Londres: J. Dodsley, 1775, carta XI, p. 89-92. Hanway era um prolífico comentarista social e tinha viajado muito, inclusive para a Rússia. Ele também era conhecido por ser um forte opositor ao ato de beber chá e por ser o primeiro homem de Londres a carregar um guarda-chuva.

39 DIMSDALE, T. *Thoughts on General and Partial Inoculations*, p. 65.

40 Ibid., p. 62-4.

41 HOPKINS, D. R. *The Greatest Killer*, p. 74.

42 WATKINSON, J. *An Examination of a Charge Brought against Inoculation, by DeHaen, Rast, Dimsdale, and Other Writers*. Londres: J. Johnson, 1778.

Notas 381

43   DIMSDALE, T. *Observations on the Introduction to the Plan of the Dispensary for General Inoculation with Remarks on a Pamphlet Entitled 'An Examination of a Charge Brought against Inoculation by DeHaen, Rast, Dimsdale, and Other Writers' by John Watkinson MD*. Londres: W. Richardson, 1778, p. 2.

44   DIMSDALE, T. *Thoughts on General and Partial Inoculations*, p. 22.

45   BLACK, W. *Observations Medical and Political: On the Small-Pox and Inoculation and on the Decrease of Mankind at Every Age*. Londres: J. Johnson, 1781, p. 75.

46   BISHOP, W. J. Thomas Dimsdale MD FRS (1712-1800) and the Inoculation of Catherine the Great of Russia. *Annals of Medical History* 4, n. 4, jul. 1932, p. 334.

47   Carta de Ann Fothergill, irmã do dr. John Fothergill, para Thomas Dimsdale, 1783, Friends MS Portfolio 23/18. Thomas havia declarado num memorial depois do falecimento de Fothergill que o amigo corrigia todos os seus folhetos antes que fossem publicados; Ann comentou que seu irmão não aprovava a disputa com Lettsom e não queria se envolver no debate.

48   Livro de Atas do Comitê para a Abolição do Tráfico de Escravos. Biblioteca Britânica Add. MSS 21254-21256.

Capítulo 10: O último encontro

1   Carta de Catarina, a Grande, entregue a Thomas Dimsdale na noite anterior à partida dele de São Petersburgo, 14 out. 1781, acervo da família Dimsdale.

2   Dimsdale, T. *Tracts on Inoculation*.

3   A recusa em jurar fidelidade manteve os quakers fora do Parlamento britânico até que uma alternativa foi finalmente encontrada no século XIX. A eleição de Joseph Pease (1799-1872), que era quaker, para representar o condado de South Durham em 1832 foi o catalisador da mudança. O projeto de Reforma de Lei de 1832 resultante possibilitou que os quakers expressassem sua lealdade por meio de uma afirmação, em vez de um juramento, e Pease se tornou o primeiro membro do Parlamento a assumir o cargo. Até hoje, muitos quakers fazem a afirmação em muitos contextos nos quais o juramento seria a norma.

4   *The Parliamentary Register; Or, History of the Proceedings and Debates of the House of Commons [and of the House of Lords] Containing an Account of the Interesting Speeches And Motions... During the 3rd Session of the 15th Parliament of Great Britain*. Londres: impresso para J. Almon, 1775-1804, v. 10, p. 161.

5   Citado em *The History of Parliament*. O *English Chronicle* era um jornal vespertino fundado em Londres em 1779 e publicado três vezes por semana. *The History of Parliament* é um projeto de pesquisa que criou um extenso registro da política parlamentar da Inglaterra, Grã-Bretanha na época, desde as suas origens até o século XIII. Ele inclui estudos das eleições e política eleitoral em cada distrito eleitoral e relatos da vida de todos os eleitos para o Parlamento no período, junto a levantamentos que revelam temas de pesquisa. Quarenta e um volumes abrangendo dez períodos e 326 anos de história parlamentar já foram publicados. O projeto está disponível on-line em: www.historyofparliamentonline.org.

382 A IMPERATRIZ E O MÉDICO INGLÊS

6   Acervo da família Dimsdale.

7   Acervo da família Dimsdale.

8   O *Receipt Book of Baroness Elizabeth Dimsdale* [Livro de receitas da baronesa Dimsdale], escrito à mão entre aproximadamente 1800 e 1808, incluía setecentas receitas, incluindo o que é considerada a primeira receita de *doughnuts*. Havia também uma receita de "pepinos russos", aprendidos com um conhecido na embaixada russa, e uma seleção de conselhos domésticos práticos, incluindo formas de limpar bronze e proteger um galinheiro de pragas. Falvey, H. (ed.). *The Receipt Book of Baroness Elizabeth Dimsdale, ca.1800*. Rickmansworth: Hertfordshire Record Society, 2013, p. 145.

9   O reverendo King estava voltando para a capital russa para vender uma coleção de moedas antigas, ele não retornou com o casal Dimsdale. Um envelope de recibos para a viagem, contendo basicamente pedágios, postilhões, reparos na carruagem e café, inclui uma conta de "banho de cachorro e limpeza de ambas as carruagens". Inacreditavelmente, Fox teve filhotes durante a viagem. Acervo da família Dimsdale.

10 Elizabeth faz referência a levar "certo volume do chocolate quente de sir Hans Sloane comigo, o que me trouxe muito conforto". Sloane, presidente da Royal Society e um dos primeiros defensores da inoculação, foi apresentado ao cacau enquanto trabalhava como médico na Jamaica. Ele achou o gosto intragável, exceto quando era misturado com leite, e levou a receita de volta para a Inglaterra, onde ele foi fabricado e, de início, vendido como um medicamento. Além do chocolate quente, o casal Dimsdale sempre levava consigo uma garrafa d'água e um pedaço de manteiga em seu baú para chá portátil enquanto estava na estrada.

11 Cross, A. G. (ed.). *An English Lady at the Court of Catherine the Great: The Journal of Baroness Elizabeth Dimsdale, 1781*. Cambridge: Crest Publications, 1989. O diário é citado ao longo do capítulo.

12 A Primeira Partilha da Polônia, em 1772, foi a primeira de três divisões que acabariam tirando a República das Duas Nações do mapa em 1795. Mais de 200 mil quilômetros quadrados foram cedidos para a Rússia, a Prússia e a Áustria nessa primeira partilha.

13 Elizabeth usa uma mistura do estilo antigo e do estilo novo nas datas de seu diário. O estilo novo predomina e é usado aqui em todas as datas da segunda visita à Rússia.

14 Carta de Elizabeth Dimsdale para seu irmão e sua irmã, São Petersburgo, 9 ago. 1781, acervo da família Dimsdale.

15 Howard, cujo nome foi usado para fundar a organização hoje conhecida como Howard League for Penal Reform, investigava prisões na Inglaterra, no País de Gales e em toda a Europa. Durante sua visita a São Petersburgo, ele rejeitou a oferta de Thomas de ser apresentado à imperatriz, dizendo: "Meu objetivo não é conhecer pessoas ilustres". Ele encontrava o casal Dimsdale com frequência, mas só compartilhou refeições com eles ocasionalmente, queixando-se de que seus "jantares eram bons demais" e comendo apenas pudim de pão e batatas. Howard viria a falecer em Kherson, Ucrânia, de *"gaol fever"*, um tipo de febre tifoide em janeiro de 1790. Um monumento foi construído ali para celebrar sua

Notas 383

vida e suas conquistas. Cross, A. G. (ed.). *An English Lady at the Court of Catherine the Great*, p. 49.

16   Relato de srta. Cheveley. Acervo da família Dimsdale.

17   Um rublo de ouro de 1779 permaneceu na família Dimsdale, mas acredita-se que ele tenha sido dado para a baronesa por Constantino, que imitou o irmão mais velho e entregou suas próprias moedas.

18   Carta de Thomas Dimsdale, em Tsárskoie Selô, para John Dimsdale (?), 28 set. 1781. Acervo da família Dimsdale.

19   Carta de Maria Feodorovna para Thomas Dimsdale, set. 1781. Acervo da família Dimsdale.

20   CROSS, A. G. (ed.) *An English Lady at the Court of Catherine the Great*, p. 84.

21   DIMSDALE, T. *Tracts*, p. 218 e 245.

22   RAZZELL, P. The Decline of Adult Smallpox in Eighteenth Century London: A Commentary. *The Economic History Review* 64, 4, 2011, p. 1.329.

23   Brunton, D. *Pox Britannica*, cap. 7.

24   Os médicos da corte talvez estivessem usando o método antigo – e mais perigoso – de inoculação. Em 1768, por instrução da rainha, seu irmão, seu filho e Charlotte Albert, filha de uma de suas acompanhantes, foram inoculados. Mais tarde, Charlotte escreveria que o procedimento envolvia colocar um chumaço embebido em pus sob sua pele — uma técnica que havia sido amplamente abandonada pelos médicos anos antes. Não funcionou: sete anos depois, a srta. Albert contraiu um caso grave de varíola.

25   Esfandiary, H. "We Could Not Answer to Ourselves Not Doing It": Maternal Obligations and Knowledge of Smallpox Inoculation in Eighteenth-Century Elite Society. *Historical Research* 92, 2019, p. 754-70.

26   DIMSDALE, T. *Tracts on Inoculation*, p. 157. Fomes são objetos inanimados que, quando contaminados com ou expostos a agentes infecciosos (como bactérias, vírus ou fungos patogênicos), podem transmitir doenças a um novo hospedeiro. Roupas ou roupas de cama, por exemplo, podem transferir a infecção da varíola. O termo, que vem do latim *fomes*, parece ter sido usado pela primeira vez com essa acepção pelo pesquisador e médico italiano Girolamo Fracastoro no artigo sobre contágio *De Contagione et Contagiosis Morbis*, publicado em 1546.

27   DIMSDALE, T. *Tracts on Inoculation*, p. 110.

28   HAYGARTH, J. *A Sketch of a Plan to Exterminate the Casual Small-pox from Great Britain; and to Introduce General Inoculation*. Londres: J. Johnson, 1793, v. 1, p. 62-5.

29   Ibid., v. 1, p. 177.

30   BRUNTON, D. *Pox Britannica*, p. 165-6.

31   DOBSON, M. J. *Contours of Death and Disease*, p. 481-2.

32   RAZZELL, R. *The Conquest of Smallpox*. Firle: Caliban Books, 1977; SMITH, J. R. *The Speckled Monster*; BRUNTON, D. *Pox Britannica*; e MERCER, A. *Infections, Chronic Disease, and the Epidemiological Transition: A New Perspective*. Rochester, NY: University of Rochester Press, 2014. Todos oferecem registros detalhados do impacto da inoculação em comunidades da Inglaterra durante o século XVIII.

33   HOWLETT, J. *Observations on the Increased Population... of Maidstone*, 1782, p. 8. Citado em: RAZZELL, P. *The Conquest of Smallpox*. Firle: Caliban Books, 1977, p. 152.

34 RUSNOCK, A. *Vital Accounts*, p. 106.
35 BLACK, W. *An Arithmetical and Medical Analysis of the Diseases and Mortality of the Human Species*. Londres: J. Johnson, 1789, p. iii.
36 SMITH, J. R. *The Speckled Monster*, p. 66.
37 DOBSON, M. J. *Contours of Death and Disease*, p. 483; Smith, J. R. *The Speckled Monster*, p. 66; Hopkins, D. R. *The Greatest Killer*, p. 76-7.
38 HOPKINS, D. R. *The Greatest Killer*, p. 77.
39 Jenner publicou o *Inquiry* por conta própria depois que uma versão anterior mais fraca foi rejeitada em 1797 por sir Joseph Banks, à época presidente da Royal Society. A tradução equivocada da varíola bovina como *varioæ vaccinæ*, literalmente varíola da vaca, implicava um ancestral comum entre os vírus, o que ele não conseguiu provar.
40 JENNER, E. On the Origin of the Vaccine Inoculation, *Medical and Physical Journal* 5, 28, 1801, p. 506.
41 Não foi a primeira vez que Jenner inoculava usando o vírus de um animal: ele havia inoculado o próprio filho com varíola suína em 1789. Mais tarde, Jenner inocularia um filho mais novo com varíola bovina. Seus experimentos desafiam os padrões éticos modernos, mas, em ambos os casos, ele sabia que a doença era leve em humanos. Ao desafiar seus pacientes por meio da inoculação da varíola viva, ele sem dúvida estava usando um procedimento preventivo totalmente padrão.
42 Jenner introduziu os termos "vírus vacinal" e "inoculação vacinal". A palavra "vacinação" foi cunhada em 1800 por um amigo de Jenner, o cirurgião Richard Dunning, no artigo "Some Observations on Vaccination or the Inoculated Cow-Pox". BENNETT, M. *War Against Smallpox*, p. 86.
43 HOPKINS, D. R. *The Greatest Killer*, p. 81.
44 Carta de Thomas Jefferson para Edward Jenner, Monticello, 14 maio 1806, dos arquivos de Thomas Jefferson Papers na Biblioteca do Congresso, disponível em: https://www.loc.gov/item/mtjbib016128/, série 1: Correspondência Geral, 1651-1827.
45 BENNETT, M. *War Against Smallpox*, p. 232.
46 JENNER, E. "On the Origin of the Vaccine Inoculation", p. 508.
47 Carta de 5 out. 1793. Acervo da família Dimsdale. A assinatura não é reconhecível: talvez do conde Alexander Bezborodko, grão-chanceler do Império Russo.
48 *An Imperial Stride*, água-forte, 12 abr. 1791. Publicado por William Holland, acervo do Museu Britânico.
49 Carta de Thomas Dimsdale para o imperador Paulo I, 5 jan. 1797 (NE). Acervo da família Dimsdale.

Epílogo: O legado

1 WOODVILLE, W. *The History of the Inoculation of the Small-pox, in Great Britain*, v. 1. Londres: James Phillips, 1796, p. vi.

2 Daniel Sutton finalmente publicou detalhes de seu método no livro *The Inoculator*, em 1796 – o ano em que Jenner provou que a varíola bovina conferia imunidade contra a varíola, e cerca de trinta anos depois de ele ter prometido divulgar suas descobertas. Na primeira página, ele se descreveu como "Daniel Sutton, cirurgião que apresentou o Novo Método de Inoculação a este Reino no ano de 1763". Queixando-se de boatos de que "por muitos anos abandonei minha profissão e estou morto há muito tempo", Sutton escreveu indignado: "Que opinião a comunidade médica, de modo geral, pode ter da minha teoria, ou argumentação especulativa, eu não sei; tampouco estou muito preocupado com isso".

3 DIMSDALE, T. *Tracts on Inoculation*, p. ix-x.

4 Carta de Nathaniel Dimsdale para o imperador Paulo I, 21 fev. 1801 (NE). Acervo da família Dimsdale.

5 BENNETT, M. *War Against Smallpox*, p. 228.

6 Baron, J. *The Life of Edward Jenner*, v. 1. Londres: H. Colburn, 1827, p. 463.

7 A admiração de Napoleão por Jenner era tão grande que, durante as Guerras Napoleônicas, ele libertou diversos prisioneiros ingleses em resposta a pedidos feitos pelo médico, chegando a declarar numa ocasião: "Ah, Jenner, não consigo recusar nada a Jenner!". Citado em: HOPKINS, D. R. *The Greatest Killer*, p. 82.

8 CRUIKSHANK, I. *Vaccination against Small Pox, or Mercenary & Merciless Spreaders of Death & Devastation Driven Out of Society* (1808). Acervo do Museu Britânico.

9 RAZZELL, P. The Decline of Adult Smallpox.

10 FISHER, R. B. *Edward Jenner: A Biography*. Londres: André Deutsch, 1991, p. 245.

11 A National Health Service Act [Lei do Serviço Nacional de Saúde], de 1946, revogou as Vaccine Acts [Leis da Vacina] anteriores. A legislação também fortaleceu as políticas para a introdução das vacinações infantis subsequentes e permitiu que o NHS [National Health Service] assumisse a responsabilidade de coordenar tanto os programas de vacinação da época quanto os futuros.

12 HENDERSON, D. A. The Eradication of Smallpox – An Overview of the Past, Present, and Future, *Vaccine* 29 (2011): D7–D9; HENDERSON, D. A. *Smallpox: The Death of a Disease – The Inside Story of Eradicating a Worldwide Killer*. Buffalo, NY: Prometheus Books, 2009.

13 A exceção são os funcionários de laboratório que trabalham com o vírus. O governo dos Estados Unidos mantém estoques da vacina contra a varíola para serem usados em caso de bioterrorismo ou outras crises.

14 Ver OMS, "Vaccines and immunization". Disponível em: <www.who.int/health-topics/vaccinesand-immunization#tab=tab_1>. O site da OMS afirma: "Em alguns países, o progresso foi paralisado ou até revertido, e existe um risco real de que a complacência prejudique as conquistas do passado".

15 Números do portal Our World in Data, 11 jan. 2022. Disponível em: <ourworldindata.org>.

16 Citado em: CROSS, A. Catherine the Great: Views from the Distaff Side. *In*: Bartlett, R. e Hartley, J. M. (ed.). *Russia in the Age of the Enlightenment: Essays for Isabel de Madariaga*. Londres: Palgrave Macmillan, 1990, p. 203-21.

17 Citado em: ROUNDING, V. *Catherine the Great: Love, Sex and Power*, p. 505.

Créditos das imagens

Retrato de Thomas Dimsdale, retrato de Catarina II, estojo de lanceta de Thomas Dimsdale © Acervo da família Dimsdale. Casa Wolff, vista do antigo palácio de inverno, Tsárskoie Selô de www.hermitagemuseum.org, cortesia do The State Hermitage Museum, São Petersburgo, Rússia. James Jurin © The Master and Fellows of Trinity College, Cambridge. Lanceta do século XVIII, Charles-Marie de La Condamine, Jan Ingen-Housz, lady Mary Wortley Montagu, Hospital da Varíola de Londres, John Fothergill, *The Present Method of Inoculating for the Small-Pox*, John Coakley Lettsom, Edward Jenner, cortesia do Wellcome Collection. Voltaire e Carolina de Ansbach, cortesia do Rijksmuseum. Retrato do galgo italiano de Catarina, cortesia da Wikimedia Commons. Planta do hospital de inoculação na Sibéria, cortesia da Niedersächsische Staats- und Universitätsbibliothek Gottingen. The Cow-Pock, Smallpox 1898, cortesia da Library of Congress. Old South Sea House, cortesia do British Library. An Imperial Stride © The Trustees of the British Museum. All rights reserved. Brasão de inoculação de Catarina © Goldberg Auctions. Medalha de Alexander Ospenniy de *Ospa i ospoprivivanīe*, por V. O. Gubert.

ÍNDICE

A

Adventure, HMS 282, 284, 285, 289
África 74
Alemanha 88, 102, 105
Alembert, Jean d' 89, 94, 116
Alexandre I da Rússia, imperador 300, 312, 334
alimentação 39, 41, 81, 98, 134, 143, 177, 197, 253, 271, 311, 313; *ver também* dieta
Amélia, princesa 56
Amigos; *ver* quakers
Amyand, Claude 56, 74
Ana da Grã-Bretanha, rainha 24
análise numérica 71, 74, 94
Andrews, Thomas 285, 286
Angiolini, Gasparo 232
anti-inoculadores 19, 30, 57, 70
Aoutourou 283
Arbuthnot, John 60, 61, 73
aristocracia 54, 82, 276
    e a Rússia 213, 263
aritmética da medicina 320
artes, as 234
Asch, barão Georg von 254, 259
Augusta, princesa 83

B

Áustria 41, 42, 54, 107, 146, 205; *ver também* Maria Teresa da Áustria, imperatriz

Bacon, Francis 77, 80
Baker, sir George 148
Banks, Joseph 97, 284, 285, 286, 288, 289, 327
Banu, Rahima 338
baronatos 224, 226, 266, 333
Bernoulli, Daniel 94
Bielke, Johanna 208
Blackstone, Charles 158
Black, William 297, 299, 320, 327
bom selvagem 283
boticários 41, 55, 75, 96, 119
    e comunidade 150, 153
Bougainville, Louis Antoine de 283
Boylston, Zabdiel 74, 75, 335
Brassey, Mary; *ver* Dimsdale, Mary
Browne, general George 217

C

cameralismo 118

Canning, Stratford 269, 273, 276

Cardel, Babet 103, 196

caridade 83, 86

Carlos Eduardo Stuart, príncipe 67

Carlos IV da Espanha, rei 335

Carlota da Grã-Bretanha, rainha 57, 186, 282, 315

Carolina de Ansbach, princesa de Gales 54, 55, 57, 79, 332

Cartwright, George 285

casas da peste 43, 315

Casa Wolff (São Petersburgo) 12, 170, 189, 190, 191, 199, 204, 248

   e o experimento dos cadetes 179, 180, 182, 183, 187, 188

cascas 30, 123

Castéra, Jean Henri 343

Catarina II da Rússia, imperatriz 13, 14, 18, 19, 26

   e a cerimônia de ação de graças 218

   e a criação 103

   e a França 280

   e a imagem 235

   e a Inglaterra 174, 185

   e a inoculação 127, 191, 198, 206, 237

   e a legitimidade 113

   e a medalha comemorativa 237

   e as artes 231

   e a saúde 100, 176

   e a saúde pública 257, 261

   e as reformas 117

   e a Turquia 216

   e a vida na corte 109

   e cachorros 279, 301

   e Cathcart 231

   e Dimsdale 129, 154, 163, 173, 197, 224, 266, 271

   e Moscou 249, 250, 252

   e o exemplo 28, 263, 341, 343

   e o experimento dos cadetes 180

   e o feriado nacional 223

   e o Iluminismo 114

   e o noivado 106

   e os netos 309, 312

   e os preparativos 189

   e os últimos dias 328

   e o trabalho 175

   e Paulo I 26, 124

   e Pedro III 18

   e São Petersburgo 306

   e Voltaire 80

Cathcart, lorde 120, 126, 162, 171, 174, 175, 185

   e a inoculação 189, 200, 203

   e a Rússia 263

   e Catarina II da Rússia 185

   e Dimsdale 219, 269

   e Paulo I da Rússia 212

Cazã 259

Chambers, Ephraim 81

Cherkasov, barão Alexander 12, 85, 119, 127, 157, 166, 187, 190, 191, 279

   e as inoculações 197, 201

Chernyshëv, conde Ivan 217

Chester 276, 317

China 23, 52, 335

Chiswell, lady Sarah 50

cicatriz 40

ciência 80, 90

cirurgiões 42, 55, 62, 75, 78, 85

   e a comunidade 151, 153

   e a Rússia 96, 119

Clarke, Edward Daniel 265

Cline, Henry 324

Cockfield, Joseph 155, 160

comunidade 154, 316

comunidades rurais 39, 45, 53, 121

Constantino da Rússia, grão-duque 300, 310

Cook, capitão James 282, 284, 288, 290, 291
Coram, Thomas 84
covid-19, pandemia de 26, 29, 340, 347, 349
Cowper, William
  "The Task" 290
crianças 24, 28, 44, 45, 54, 56
  e a Rússia 118, 124
  e os pobres 26, 27, 84
  e São Petersburgo 262
Crimeia 306, 328
Cristiano Augusto de Anhalt-Zerbst, príncipe 102
Cruse, dr. 178, 211, 278
Cumberland, príncipe Guilherme, duque de 68
Cyclopedia 81

D
Dahl, dr. Conrad von 255
Dia de Santa Catarina 224
Diderot, Denis 89, 106, 115, 241, 244, 280
Dimsdale, Ann (2ª esposa) 68, 69
Dimsdale, Elizabeth (3ª esposa) 304, 305
Dimsdale, John (pai) 34, 36, 37, 62, 69
Dimsdale, Joseph (irmão) 36
Dimsdale, Mary (1ª esposa) 49
Dimsdale, Nathaniel (filho) 133, 160, 214, 333
  e Catarina II da Rússia 189
  e Moscou 248
  e o experimento dos cadetes 179, 181
  e recompensas 224, 228
  e São Petersburgo 164
Dimsdale, Robert (avô) 34, 35
Dimsdale, Robert (irmão) 38
Dimsdale, Susannah (irmã) 63

Dimsdale, Susannah (mãe) 36
Dimsdale, Thomas 7, 11, 17, 19, 25, 26, 27, 30; ver também Present Method of Inoculating for the Small-Pox, The; Thoughts on General and Partial Inoculations; Tracts on Inoculation
  e a cerimônia de ação de graças 218
  e casamento 65
  e Catarina II da Rússia 165, 172, 189, 197, 266, 271, 326
  e clientes 275
  e comunidade 316
  e convite 129
  e economia 30
  e enterros 44
  e estatísticas 255, 258
  e família 32, 36
  e família Orlov 277
  e Fothergill 274
  e inoculação 96
  e legado 326
  e Moscou 247
  e netos russos 309, 312
  e o experimento dos cadetes 178, 182
  e Omai 285, 286, 287
  e os pobres 295
  e Paulo I da Rússia 171, 211, 276
  e Prússia 270
  e questionários 176
  e recompensas 225
  e reputação 98, 331
  e retrato 33
  e Rússia 160, 213, 245, 271, 300
  e São Petersburgo 305
  e segurança 342
  e tratamento de massa 151
  e treinamento 62, 63
  e Tsárskoie Selô 191, 199, 206
  e túmulo 345
Dispensário de Inoculação Geral 295
Dixon, Thomas 76

E

economia 30, 46, 92, 120, 257
Eduardo, príncipe 83
educação 117
Eisen, Johann 124, 260
Elizabeth I da Inglaterra, rainha 24
empirismo 77, 89
Encyclopédie 89, 93, 116, 198, 241, 280
enterros 43
epidemiologia 94, 95, 262
Eriksen, Vigilius 113, 115, 306
Escócia 53, 315
escravidão 307
Estados Unidos 35, 74, 75, 303
Estados Unidos da América 324, 335
Evelyn, John 24
exemplo, poder do 49, 53, 54, 57, 94
    e a covid-19 28, 340
    e a medalha 237
    e Catarina II da Rússia 28, 208, 342
Exército britânico 67
Experimento Real 54, 57, 70

F

Falconet, Étienne-Maurice 207, 307
famílias reais 54, 56, 83, 93, 97
Fewster, John 321
Fielding, Henry 54
filosofia natural 77
filósofos iluministas franceses 89,
95; *ver também* Iluminismo
Fothergill, Betty 274
Fothergill, dr. John 67, 68, 97, 130, 131,
132, 159, 274, 275, 298, 302, 317, 327
Foussadier, monsieur 178
França 88, 128, 176, 280, 328
    e a inoculação 89, 206, 240
    e a vacinação 324
Frederico II, o Grande, da Prússia,
imperador 26, 216, 238, 242, 270, 342
Frederico, príncipe de Gales 57

Frewen, Thomas 83
Furneaux, Tobias 282, 284

G

Galeno 40
Galiani, Ferdinando 96
Galton, Samuel 274
Gascoyne, Bamber 142
Gatti, Angelo 95
Gavriil, arcebispo 209, 220, 221
germes, teoria dos 21, 316
Golitsyn, príncipe Dimitri 244
Grã-Bretanha 174, 176, 243, 291,
317, 319; *ver também* Jorge III da
Grã-Bretanha, rei; Londres; Escócia
    e a vacinação 336
Grão-duque; *ver* Paulo I da Rússia,
imperador
Grimm, barão Friedrich Melchior 18,
93, 282
Grot, Joachim 262
Grubb, Thomas 66
Guilherme, duque de Gloucester 24

H

Habsburgos; *ver* Áustria
Halifax (Yorkshire) 70, 71
Halliday, Matthew 258
Hanbury, Osgood 159
Hanway, Jonas 293
Harrison, Elizabeth 56
Haygarth, John 317
    A Sketch of a Plan to Exterminate the
    Casual Smallpox from Great Britain
    319
Henderson, Donald 338
Hodges, George 25, 151, 333
hospitais 84, 86, 98
    e a Rússia 118, 124, 254, 258

Hospital da Varíola de Londres 84, 119, 159, 259, 260, 294, 336
Hospital Foundling 27, 84, 149, 152, 294
Hospital St. Thomas (Southwark) 62, 97
Houlton, Robert
    A Sermon in Defence of Inoculation 144, 149
Houlton, Robert, Jr.
    Indisputable Facts relative to the Suttonian Art of Inoculation 145
Howard, John 307
Howlett, John 318
humores 40, 41, 61, 62, 81, 82, 314
Hunter, Henry 343

I
Igreja ortodoxa 18, 105, 107, 113, 218, 232
Iles, Ann; *ver* Dimsdale, Ann
ilhas do Pacífico Sul 282, 288
Iluminismo 19, 79, 89, 113, 135, 233, 242, 321, 333
Império Otomano; *ver* Turquia
imunidade 12, 20, 21, 24, 30, 73, 322, 332, 336
imunização; *ver* inoculação; vacinação
índices de mortalidade 44, 74, 75
Ingen-Housz, Jan 151, 157, 158, 205
inoculação 12, 13, 17, 20, 21, 28; *ver também* anti-inoculadores
    e a Áustria 205
    e a França 88
    e a Igreja ortodoxa 218
    e a imprensa 234
    e a proibição 334, 336
    e Arbuthnot 60
    e as Américas 74
    e as artes 232

    e Catarina II da Rússia 127, 168, 189, 191, 205, 237
    e certificados 292
    e ciência 79
    e comunidade 149, 316
    e crianças 262
    e custos 85
    e *Cyclopedia* 79
    e Dimsdale 95, 134, 157, 314, 331
    e divulgação 27
    e hospitais 84
    e imagem 235
    e Jenner 321
    e Jurin 74
    e Kirkpatrick 86
    e medalha 237
    e Montagu 49, 52
    e Moscou 247
    e Nettleton 70
    e o crescimento da população 319
    e o experimento dos cadetes 179
    e Omai 285, 286
    e os pobres 263, 291, 292
    e Paulo I da Rússia 210, 277
    e prisioneiros 53
    e procedimentos 81
    e realeza 56
    e Rússia 122, 213, 244, 257, 264, 311
    e Sutton 140, 153
    e Turquia 52
    e vacinação 324
    e Voltaire 116
inoculadores leigos 153
Inquiry into the Causes and Effects of the Variolæ Vaccinæ, An (Jenner) 321, 331, 352
inuítes 285
Irkutsk 254, 334
Isabel da Rússia, imperatriz 100, 102, 106, 113, 122, 193, 194, 309
    e Catarina 111, 178

isolamento 27, 43, 86, 122, 294, 315

Itália 88

J

Jacobitismo 68

Jefferson, Thomas 324, 335

Jenner, Edward 21, 159, 316, 321, 322
    e a Rússia 326, 334
    e movimento antivacina 327

Jesty, Benjamin 321

Joana de Holstein-Gottorp, princesa
102, 105, 106, 107

Johnson, Samuel 156, 288

Jones, Henry
    "Inoculation; or Beauty's Triumph"
    147

Jorge I da Grã-Bretanha, rei 54, 56

Jorge II da Grã-Bretanha, rei 57, 67, 87

Jorge III da Grã-Bretanha, rei 13, 57,
82, 156, 160, 185, 186, 205, 315, 352
    e a inoculação 282, 285
    e a Rússia 209, 213

José I da Áustria, imperador 41

José II da Áustria, imperador 205

Jurin, dr. James 71, 72, 73, 74, 75, 76,
79, 80, 90, 94, 146, 256, 296, 320, 326

K

Karl Peter Ulrich; ver Pedro III da
Rússia, imperador

Keith, dr. James 53

Kheraskov, Mikhail 233

Kiev 251, 259, 264

King, reverendo John Glen 304

Kingston, Evelyn Pierrepont, conde
de 49

Kirkpatrick, James
    Analysis of Inoculation 86

Koch, Robert 21, 316

Krafft, Wolfgang 263

L

La Condamine, Charles-Marie de 45,
90, 91, 92, 94, 96, 242, 341, 352

Lambert, Richard 160

Lanskoy, Alexander 309

Lei dos Pobres 37

Lettsom, John Coakley 295, 296, 298,
317, 327

Liga Nacional Antivacina 337

Lipscomb, William
    "On the Beneficial Effects of
    Inoculation" 292

Livônia 123, 170, 217, 258, 260

Londres 297

Luís XV da França, rei 89, 96, 280, 282

Luís XVI da França, rei 96, 281

M

Maalin, Ali Maow 338

Macaulay, Thomas Babington 22

Mai; ver Omai

Maikov, Vasily 232

Maitland, Charles 50, 55, 56, 74

Maria Antonieta da França, rainha 96,
206

Maria Feodorovna, grã-duquesa 310,
329, 334

Maria II da Inglaterra, rainha 24

Maria Teresa da Áustria, imperatriz
125, 205

Markov, Alexander Danilovich 188, 225

Massey, reverendo Edmund 59, 61

Mather, reverendo Cotton 74, 335

Mead, Richard 84

medicina 77, 78

medicina não convencional 53, 81, 104,
121, 122, 123, 263

médicos "charlatães" 86

médicos de formação acadêmica 42,
85, 87, 96, 119

medo 45, 83

método frio 41, 135, 136
método quente 41
miasmas 43, 315
Mitchell, sir Andrew 269, 270
Montagu, Edward Wortley 49
Montagu, lady Mary Wortley 49, 51, 57, 58, 70, 79
   e a inoculação 81
Montesquieu 117
   Do espírito das leis 111
Moscou 100, 101, 104, 106, 107, 115, 118
Mozart, Wolfgang Amadeus 42
mulheres 48

N
Nakaz (Catarina II da Rússia) 112, 116, 117, 308
Napoleão Bonaparte 324, 335
Natália Alexeievna, grã-duquesa 277
Nelmes, Sarah 323
Nettleton, Thomas 70, 71, 73, 319, 326, 341
Newgate
   presidiários de 235
Newton, sir Isaac 52, 78, 80, 93
Nicols, Henry 161, 166, 197, 271
Notions, Johnnie 315
Nova Atlântida: A Grande Instauração (Bacon) 78
números da população 320

O
Omai 282, 283, 284, 285, 286, 287, 288
Onesimus 74
Organização Mundial da Saúde (OMS) 23, 319, 338
Orléans, duque d' 93
Orlov, Alexei 114

Orlov, conde Gregório 18, 112, 114, 119, 245, 262
   e a inoculação 200, 208
Orlov, conde Vladimir 200, 201, 230, 277, 278

P
País de Gales 53
palácio de inverno (São Petersburgo) 11, 14, 85, 106, 111, 113, 161, 163, 169, 172, 190, 191, 194, 201, 203, 205, 209, 218, 225, 232, 239, 266, 267, 306, 308, 313
Panin, conde Nikita 113, 125, 126, 185, 226
   e Dimsdale 164, 215
   e inoculação 194, 197, 199, 201, 202, 209
Parker, Janet 338
Parkinson, John 265
Parry, William 288
Pasteur, Louis 21, 316
Paulo I da Rússia, imperador 26, 119, 220, 242, 265
   e a família Dimsdale 165
   e ascensão 329
   e assassinato 333
   e família Dimsdale 172, 228, 276
   e filhos 300, 310, 311
   e inoculação 197, 201, 210, 342
   e saúde 178
Pedro II da Rússia, imperador 26, 122
Pedro III da Rússia, imperador 18, 113, 308, 345
Pedro, o Grande, da Rússia, imperador 26, 102, 105, 106, 116, 117, 121, 224
   e estátua 207, 307
Penn, William 35
peste bubônica 24, 119, 261
Philosophical Transactions (publicação) 52, 74, 75

396 A IMPERATRIZ E O MÉDICO INGLÊS

Phipps, James 323
pobre, população 37, 83, 84, 86
   e a Rússia 263
   e a vacinação 336
   e comunidade 144, 316
   e inoculação 292, 294, 315
poesia 147, 233, 234, 290
pólio 28, 339, 340
política 185, 319
Polônia 143, 175, 185, 229, 269, 306
Poniatowski, conde Estanislau 112
Portland, Dorothy Bentinck, duquesa
de 276
Portland, William, terceiro duque de
276
Potemkin, príncipe Gregório 309, 310
Prejudice Defeated (balé) 232
*Present Method of Inoculating for the
Small-Pox, The* (Dimsdale) 99, 129, 134,
137, 157, 169, 332, 352
probabilidades 94
Prússia; *ver* Frederico II, o Grande, da
Prússia, imperador da
Pryor, John 66
Pugachev, Iemelian 308
Pugh, Benjamin 96, 292
purgativos 138, 143
Pushkin, conde Aleksei Semyonovich
Mussin 128, 129
Pylarini, Giacomo 52

Q
Quaker 63, 68, 97, 229
   e casamentos com pessoas de fora
   da religião 65
   e Catarina II da Rússia 199
   e enterros 345
   o abolicionismo 298
quarentena 27, 84, 108, 121, 315

R
Radishchev, Alexander
   Journey from St Petersburg to Moscow
   328
Rasis 40
Rastrelli, Francesco 193, 195, 219
Razumovsky, conde Kirill 208, 221
regiões tribais 261, 263
Relatórios de Mortalidade 44, 60, 73,
256, 262, 296, 317, 320
religião 59, 61, 87, 153; *ver também*
Igreja ortodoxa; comunidade quaker
Reynolds, sir Joshua 288
Richardson, William 162, 219, 235, 252
Rochford, conde de 212, 213, 227
Roman, Abbé
   "L'Inoculation" 280
Ropsha 114
Rousseau, Jean-Jacques 283
Royal College of Physicians 87, 89, 98,
141, 352
Royal Society 52, 57, 70, 71, 72, 74,
146, 275, 285, 289, 319, 320, 352; *ver
também* Jurin, dr. James
Ruban, Vasily 234
Rumiantsev, conde Piotr 264
Rússia 37, 119, 209, 234, 245; *ver
também* Catarina II da Rússia,
imperatriz; Moscou; São Petersburgo
   e Dimsdale 157, 271, 300
   e inoculação 122, 213, 256, 265
   e vacinação 324, 333

S
Saltykov, conde Petr 255
Saltykov, Sergei 110
sangria 41, 61, 62, 81, 87, 100, 177, 197,
268
São Petersburgo 106, 162, 227, 305; *ver
também* Tsárskoie Selô; palácio de
inverno, Casa Wolff

e a varíola 262
sarampo 29, 44
sátira 329, 336
saúde pública 28, 30, 31, 36, 119
e a Rússia 257, 261
Scheel, conde 245
Scheuchzer, dr. Johann Gaspar 75
Schulenius, August 124, 170, 182, 187, 245, 258
Scott, John 45, 155
Seilern, conde 156
sentimento antivacina 29, 325, 329, 336, 340
Sheremeteva, condessa Ana 120, 126
Sheremetev, conde 214, 228
Shirley, Henry 126
Shuvalov, conde Andrei 196, 240
Sibéria 252, 254, 259, 261, 339
Sloane, sir Hans 52, 54
Sociedade com o Propósito de Promover a Abolição do Tráfico de Escravos 298
Sociedade para a Inoculação dos Pobres em suas Casas 295
Sofia Doroteia da Prússia, rainha 57
Sofia Frederica Augusta de Anhalt--Zerbst, princesa; ver Catarina II da Rússia, imperatriz
Solander, dr. Daniel 327
Solms, conde 210
Sparham, Legard 58
Storch, Heinrich 265
Strenge, dr. 170, 182, 245
suborno 204
Sutton, Daniel 99, 142, 145, 146, 147, 150, 151, 154, 155, 156, 157, 205, 212, 326, 332, 342
Sutton, Robert 140, 141
Sutton, William 155
Sydenham, Thomas 41, 139
Symonds, Joshua 62

T

Taiti 282, 283, 284
Tayeto 284
Teodoro III Alexeyevich, czar 121
Theodorsky, padre Semyon 101
Thomson, John 173
Thoughts on General and Partial Inoculations (Dimsdale) 291
Thrale, Hester 156, 288
Timoni, Emanuele 52
Tooke, William 236, 259
Torelli, Stefano 115
Tracts on Inoculation (Dimsdale) 302, 314, 315, 352
Triumphant Parnassus (espetáculo teatral) 232
Tronchin, Théodore 93, 241
Tsárskoie Selô 14, 111, 120, 125, 126, 189, 191, 192, 195, 196, 199, 200, 201, 204, 206, 209, 216, 219, 228, 238, 249, 278, 280, 294, 301, 306, 308, 312, 328
Tupia 284
Turpin, Dick 47
Turquia 20, 50, 251, 332
e a Rússia 117, 176, 188
e Catarina II da Rússia 199, 233
e inoculação 81

V

vacinação 20, 21, 27, 323; *ver também* sentimento antivacina
e a covid-19 340
e a Inglaterra 336
e a Rússia 333
e o mundo 335
Vaktsinov (Petrov), Anton 325
varíola 22, 27, 45; *ver também* inoculação
e a população pobre 38
e a Rússia 108, 120, 124
e causas 315

e cicatrizes 47
e disseminação 43, 292
e erradicação 28, 318, 337
e índices de mortalidade 256, 262
e Luís XV da França 280, 281
e Montagu 48
e primeiros tratamentos 39
varíola bovina 21, 159, 325, 332, 334
vermelho (cor) 24, 41
Vigor, dr. North 178
vírus da varíola; *ver* varíola
Voltaire 79, 80, 81, 88, 93, 196, 198, 232, 239, 240, 241, 244, 253, 280, 307, 326, 328, 343
    e Catarina II da Rússia 111, 115, 127, 195, 251

W
Wagner, pastor 103
Wagstaffe, William 57
Walpole, Horace 54, 146, 244
Washington, George 335
Watkinson, dr. John 295
Watson, dr. William 149
Wedgwood, Josiah 40
Whitaker, William 71
Wolff, barão Jacob 169
Woodville, William
    History of The Inoculation of the Small-pox in Great Britain 331
Woodward, John 42, 60, 61

Z
Zhdanov, Viktor 338
Zybalin, Sergei 253

Em www.leyabrasil.com.br você tem acesso a novidades e conteúdo exclusivo. Visite o site e faça seu cadastro!

A LeYa Brasil também está presente em:

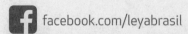 facebook.com/leyabrasil

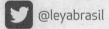 @leyabrasil

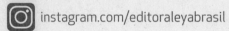 instagram.com/editoraleyabrasil

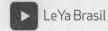 LeYa Brasil

ESTE LIVRO FOI COMPOSTO EM DANTE MT STD,
CORPO 12 PT, PARA A EDITORA LEYA BRASIL